今日の命を救うために

移植医療とわたし—移植支援の活動から

TRIO

国際移植者組織
トリオ・ジャパン 編集

はる書房

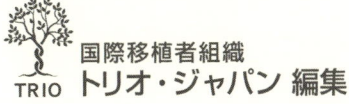

はじめに

古代ギリシャの医師ヒポクラテスの時代から移植は人類の夢でした。それが現実のものとなり治療法として確立されたのはたった二十数年前、20世紀の奇跡のひとつとすらいわれます。そして今では日常的医療の一分野としてすっかり成熟し、先進諸国は言うに及ばず世界中で、毎年、何万人もの人が臓器移植によって命を救われています。

それは同時に、予期せぬ死を迎えた何万人もの人の家族が、悲しみのただ中で臓器を提供するチャンスを得、それを実行されたことをも意味しています。目の前でいま失われた命が無意味に消え去るのではなく、この世の誰かを助け、新たな命として受け継がれ、日々輝いて生き続けることができますように……。そんな〝希望〟と〝祈り〟をしっかりと受け止め、最善を尽くして移植へとつないでくれる社会システムがある。それを信頼し、それに託すことができる。そのとき、遺族の心には絶望のただ中で一抹の希望の光が差し込むのではないでしょうか。

予期せぬ突然の別離の悲しみの真っただ中で、深い〝慰め〟と〝安らぎ〟の機会を得る。これも移植医療の重要な側面でしょう。

互いに支えあい、助け合って生きる。それが私たちの日々の生活の基本です。いやそれは生きとし生けるすべてのものが生命を維持する上でいちばん大事な、たぶん唯一無二のルールでしょう。現代の移植医療はまさにこの命のルールの、人類が手に入れた最高の到達点を示しているのです。

ところが、この広い世界にたったひとつ、医療技術も経済力も人びとの善意もすべてあふれるほどありながら、移植で救われるはずの命が救われない国があるのです。そしてわれわれはたまたまその国、日本に住み、今日もこうして苦楽を共にして生き、喜び笑い、泣き悲しみ、病を得、時としては延命の機会を与えられずみすみす死を迎えざるをえないのです。

もし、わが子が脳死になっても臓器すら救出してやることはできません。あるいは移植でなら助かって再び元気に飛び跳ねるはずの命が、手のほどこしようもなく最期を迎えているのです。

いや、後者の場合、可能性が全くないわけでもありません。命のチャンスを求めて日本を脱出するのです。それは医療難民として文字通り命がけで海外に亡命するに等しいことです。

それを成功裏に実現させるためには、受け入れてくれる国、病院を探し、経済的裏付けを確保し、人びとの善意にすがって渡航にこぎつける、というとてつもない幸運に恵まれなければなりません。そして無事渡航できた時点から、言葉もままならない異郷の地で、命の可能性を求める闘いを一から始めなくてはならないのです。

このような日本の移植の実情は、ほとんどの人にとっては日々の忙しさの中で気にも留まらないことかもしれません。ある日突然、愛する家族が、あるいは自分自身が命の危機に直面し、この現実を突きつけられるまでは……。

ここに、そんな現実に直面した人々の記録があります。なぜそんなことになってしまったのか、いったい何がどう起きたのか。それは一人ひとり違います。

でもひとつ、本書に収められた体験すべてに共通することがあります。幸いにも、渡航して移植手術にこぎつける、という命のチャンスに恵まれたという事実です。その結果が悲しみに結びつこうと喜びの帰国を迎えようと、命の尊さと尽くされた努力にはなんらかわるところがありません。

私たちの人生も、愛も、結果が確実に予想でき、その通りになることなどないかもしれません。でもきっと明日は、と信じて今日を生きるのです。愛し尽くすのです。愛すればこそ希望に燃えて努力の限りを尽くすのです。

そんなひとつひとつの愛と努力にまつわる物語を一冊にまとめて、ひろく皆さんと分かち合おう、という本書作成のプロジェクトはトリオ・ジャパンの青木慎治前会長の下で進められました。トリオは臓器移植を受けた者とその家族が中心になって自分たちの体験をもとに、移植の必要な患者さんとご家族の助けになりたい、と集っているボランティアグループです。
ここに収められた文章のひとつひとつに愛があふれています。本書は、命の輝きに向けて多くの人が力を合わせ、勇気を持って立ち向かった愛と努力の希有な記録です。
トリオ・ジャパンを設立した青木さんは20年以上前にサンフランシスコで肝臓移植を受け、77歳という日本人男性の平均寿命に届く天寿を全うされ、一昨秋、安らかに他界され、本書の完成をわれわれに託されました。間もなく肝臓移植後20年目を迎える筆者にとっても、本書出版のプロジェクトが、このような形で結実したことはこころからの喜びです。

本書を、渡航移植に携わったすべての方々、わけてもそのパイオニアであり、「今日の命を救うために」との強い信念をもって、トリオ・ジャパンの設立と活動を通して多くの方々に命のチャンスを開かれた前会長、青木慎治さんに捧げたいと思います。

２００９年４月

国際移植者組織トリオ・ジャパン会長　野村祐之

今日の命を救うために＊目次

1部 救われた命

2部 移植医療とかかわる中で

3部 明日に向かって

1部
救われた命

18年前の回想

青木　慎治
東京都八王子市　故人

手術の記憶

1989年3月9日、サンフランシスコは朝からどんよりと曇り、僕のブランケットでは肌寒い。ブランケットとは名ばかりの、綿の粗織りのようなタオル地である。鳥のガラのようにやせ細った僕には、寒くて仕方がない。ナースに頼んでさらに何枚かのブランケットを上に重ね、やっと落ち着いた。サンフランシスコにはこういう日がたまにある。

廊下の方からストレッチャーの来る音が聞こえた。数分後、僕の乗ったストレッチャーはエレベーターの前で止まり、妻と一時の別れの挨拶を交わす。僕も彼女も「待ちに待った手術ができる」と喜び勇んでいた。

手術室に入ると、女性のドクター・プレガー（麻酔科医）に「あっちのベッドよ」と指示され、僕は素裸のまま手術台の上にのった。冷たかった。

ベッドを温めるくらいの心遣いがあってもいいのに、と僕は思った。

ドクター・プレガーがアメリカ人にしては小柄な、どちらかというと小さい顔に笑みを浮かべ、「ミスター・アオキ、あなたの肺活量を生かして、深呼吸するのよ、ワン、ツー、スリー……」と言う。僕の意識は急速に遠のいていった。

気がついたのは、数人のナースが忙しく立ち働く部屋のベッドの上だった。今考えてみると、そこはICU（集中治療室）だったのだ。

すこしの痛みも覚えず、はっきりと覚醒した。「移植」は成功したのだ。誰かの肝臓が僕の腹の空洞（ポッカリと空間があったそうだ）に移植されたらしい。でも、恐くて傷痕にさわれないし、見ることすらできない。自分の傷を初めて見たのは、抜糸の済んだ夜、バスルームに入ったときだった。大鏡に映った傷口を垣間見た程度だが。

移植医療に対する考え方——日米の違い

その日の昼、抜糸のときに耳に入った音は、糸を抜く音じゃなかった。パッチン、パッチンとホッチキスの止め金をはずす音で、僕は思わず「痛い」と声をあげたが、コーディネーターのシンデイは容赦しなかった。「ソリー」と言いながらも作業をやめず、ついに全部、引き抜いた。ホッチキスで留めてあったのだ。止血をするでもなく、消毒もしない、ましてや、包帯などは一切ない。これがアメリカ式なんだ、と僕はその無造作かげんに驚いた。

だが考えてみれば日本では、医師も患者も世間も、移植を特別視し、大げさに受け止めすぎるのではないか。アメリカではしごく一般的な医療だと捉えられている。

感染に対しても、出血のある場合は別だが、マスクなどしているとナースに笑われる。「ちゃんと感染の防止処置はしてある」というのだ。日本では、マスクをかけさせ、まるで「おかいこさん」のように過保護に扱う。

一事が万事で、移植に対する報道も特別扱いだし、新聞なども大げさすぎる。そのことも、日本でいまだ脳死肝移植が普及しない理由のひとつだと思う。マスコミが騒ぐから、ついつい本人もその気になって、何か特別な人間のように思いがちである。

確かに、移植後は免疫抑制剤《めんえきよくせいざい》その他、多量の薬を服用しなければならない。僕が移植を受けた時分は、免疫抑制剤のシクロスポリンなどは液状で、瓶からスポイドで吸い上げて飲んでいた。それもいまは錠剤になって、いたって便利だ。

また、特筆すべきこととして、ナースたちはピロー（まくら）のマジシャンで、病院もピローをたくさん用意している。どのナースもピローのマジックを看護技術のひとつとでも心得ているようで、ピローを使って患者の寝姿を巧みにとらえる。いろいろな形のピローがあることがプライドのひとつになっているようだった。僕もそのおかげで、傷にさわらず、ピローの中に埋まって、随分楽にすごせた。

日本でも、このあたりのことはもう少し研究されてしかるべきではないか。

回復の過程

回復してくると、ダイエッター（栄養士）のお嬢さんの勧めで、何でも食べた。とくに、チキンの料理がうまかった。

料理の素材に下味をつけず、塩とコショウで自分の好きなように味をつける。塩分の取りすぎにならないよう、塩はだいたい3グラム以内に収めるようにダイエッターに教えられた。その分、コショウを上手につかって味つけをする。たまにマグロのソテーも出てきたりして、これも僕にはおいしかった。

そのうえ、メニューを持ってきてくれて、お金さえ払えばその中から好きなものが頼めた。中華もあったので、食卓は随分にぎやかなものになった。お運びさんは東南アジア系の女性。料理をつくる人も多分、そうなんだろう。掃除人は黒人、ナースはほとんど白人で、なかにはハッと思うくらいの美人もいる。色とりどりの鮮やかな私服に髪の形も思い思いのデザインで、私の目をたのしませてくれた。

こういったところもわが国でも見習ってくれれば。

日本でもTRIOを

アメリカで、移植患者のサポートや移植の啓蒙運動を手広くやっているTRIOというNPOがあることを聞き、僕もぜひその一員になれたらと思い始めていた。ピッツバーグに留学していた北嘉昭医師に橋渡ししてもらい、500ドルのデポジットを払って日本支部として認められた。そのときにもらった金ぶちの楯を、いまでもわがTRIO JAPAN（トリオ・ジャパン）は保持している。

この原稿を書いているとき、トリオ・ジャパンにおける先日の運営委員会の案件が荒波嘉男事務局長から入った。それによると、B型肝炎の患者さんで58歳、家族も全員病人を助けるためお金も労力も惜しんでいないという。

ロサンゼルスにある大学附属病院の受入れの書類もすでに用意されており、後はデポジット（預託金）を払い込めばビザなしで緊急渡航の手はずも整っているので、資金的な援助をしてほしいという書簡がFAXで送られてきた。至急に私のOKを取りたいとの事務局の依頼であった。

58歳、私が吐血して、あすの命も心もとない緊迫した状態で、伊原邦行医師と妻和子、哲治（長男）を同行してあらかじめOKを取ってあった病院で移植をする道を選び、一途にそれに命をかけてみることにしたときのことを思い出した。

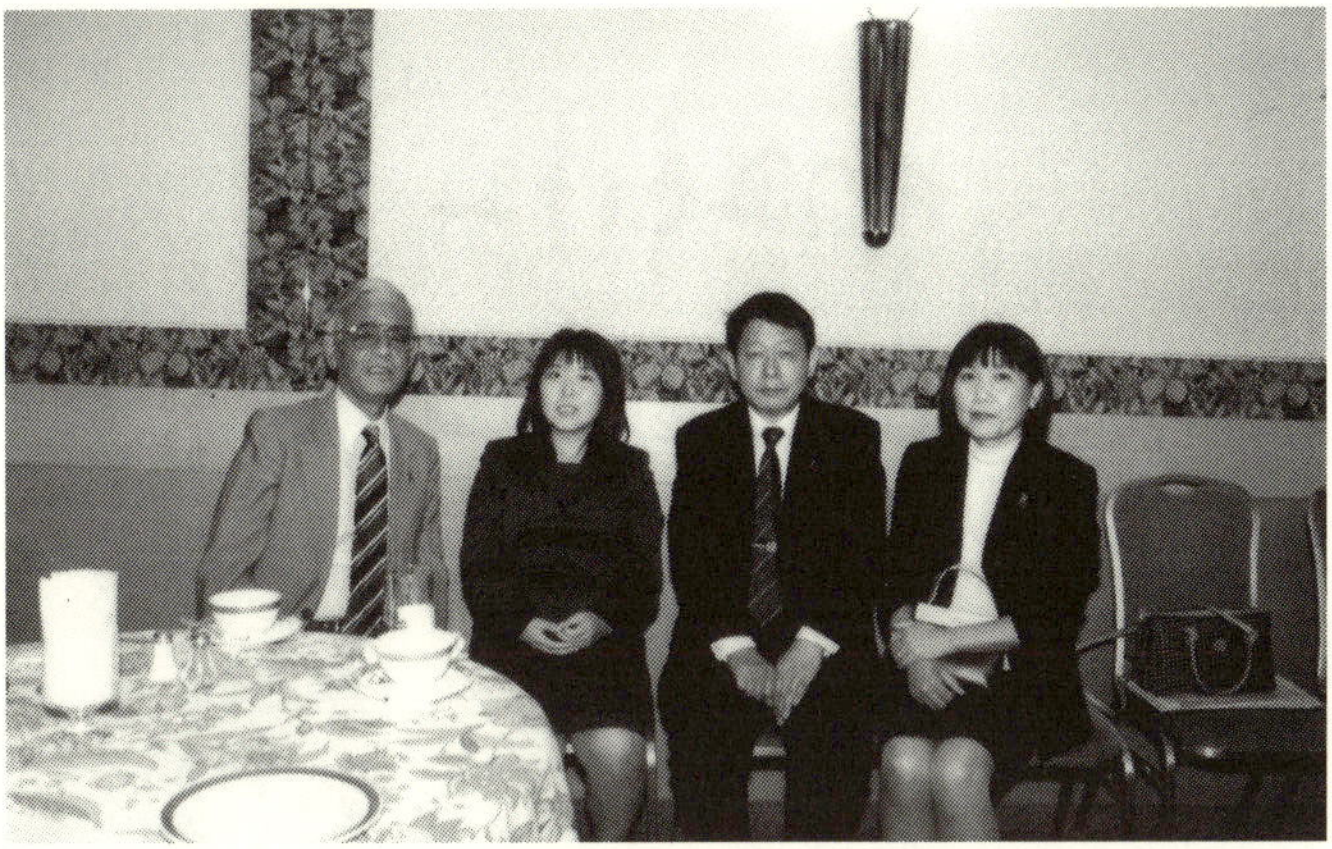

第7回トリオ・ジャパンセミナー「いのちを見つめる」(1999年10月16日開催)にて——向かって左端が筆者。

58歳はまだまだ若い。家族も全員賛成であるならば移植を決行すべきである。私は一も二もなく援助にサインした。

「今日の命を救う」、これが私たちトリオ・ジャパンのコンセプトである。

われわれは国会請願や陳情に奔走してきた。私も衆議院の審議委員会に参考人として呼ばれ、移植による救命以外に方法のない患者は、勇を鼓して移植をするしかないのだ、と国会の皆さんやマスコミに力説したものだが、足して二で割る式の妥協案しか裁決されず、幾人の方々が亡くなられたことか。

この原稿を書いているのも、ひとえに今日の命を救うための一手段なのだ。

不可欠な医師の協力

悲しいかな。医学の助けを借りなくては、私の命を守ることはできない。

幸い横田和彦氏のご努力、ご尽力で、八王子医療センターの長尾桓教授が私をあずかってくれることとなり、そのかわり、私も住居を八王子に移し、最善の態勢をとった。

おかげで、それから2年、打てる手はすべて打ち、いまの元気を手に入れたのだ。

繰り返して言う。決行する勇気、それを支える家族の愛。

加えて医療の尽力。

私は身をもって実行し、自分の命を守った。

＊1991年2月9日にトリオ・ジャパンが発足してから約17年間、青木さんはトリオ・ジャパン会長として会を率いてくださいました。成人では肝臓移植後最長寿となられ、それまで以上にご自分の健康に細心の配慮を払われていましたが、2007年12月14日、愛するご家族に看取られ77歳の生涯を閉じられました。移植後20年を目前にした中での出来事でした。

2度の肝臓移植の経験から

野村　祐之
東京都杉並区　61歳

残暑の午後

暦の上では秋とやら、でも現実は相変わらずの残暑厳しき日暮れ時、けだるさに気力も失せて身を持て余していると、蝉しぐれとハモるように電話のベルが鳴った。受話器を耳にあてると、久しぶりの幼なじみの声だった。

挨拶もそこそこに、ぜひ会ってもらいたい人がいるという。彼女の知り合いで、医者から肝臓移植が必要だと告げられ、ショックで打ちのめされていて、見ちゃいられない。取りつく島もない様子なので、あなたにその島になってもらえはしないか、というのだ。それを聞いて、18年前（１９８９年）、自分が肝臓移植に直面したときの姿がよみがえってきた。これは放っとけない。がってん承知の助、すっ飛んで参りやす、と二つ返事で告げると、じゃあ今夜、今から、ということになった。

サッとシャワーを浴び、気分をスキッとさせたところで冷房のきいた電車に跳び乗り、約束のホテルのロビーへ向かった。

僕を見つけた幼なじみが手を振るすぐ横に、同年代と見受けられる男性がうつむき加減に座っていた。

こんなにすぐ駆けつけてくださって、と恐縮しながらもその男性は戸惑いを見せた。長らくC型肝炎を患いインターフェロン療法で気力が失せ果てたところへ半年前、肝臓がんが見つかり経過が思わしくない、という。地方在住で、今回は東京の病院にセカンド・オピニオンを取りに来て、今日その結果をもらい、明朝の飛行機で帰郷する予定だという。よくぞこのタイミングで連絡をくれた、と思わず幼なじみをほめてしまった。

東京での診察結果は、地元の総合病院のものとほとんど変わらず、根本治療となるとやっぱり移植ということになる、と言われたという。

2度目の体験

僕も、2度目の移植は肝臓がんの治療が目的だった。ダラスの病院の先生は、僕がそれまで日本で受けていた治療は、当座しのぎの対症療法でしかない、とにべもなく言ってのけた。肝臓がんの根本治療は全肝移植《ぜんかんいしょく》しかない、というのだ。それも一刻を争う。いったんがんが拡がったり、つぶれたり、転移してしまったら移植の適応外となり、何もしてあげられない、というアメリカの先生の言葉に背中を押されて、3年前（2004年）の夏、僕は家族と共に日本を後にする決心をした。

アメリカでも提供臓器は不足状態にある。そのため、手術まで半年、1年待たされるのはざらで、待機期間中に亡くなる患者さんもまれではない。そうしたリスクを承知の上での渡米である。

妻は長年勤めている職場に、差し当たり半年間の休職願いを出した。認められなければ辞職届けに切り替える覚悟だったが、幸いこれは認められた。

小学4年生の娘は1学期を終えたところで休学届けを出した。しかし帰国時期の定まらない休学は認められず、退学扱いとなってしまった。すでに夏休みで、クラスの仲良し仲間にさよならを言うチャンスさえなかったが、パパのためなんだから、と幼い胸で受け止めてくれた。

アメリカに着いて3日目の夜、家族はぐっすりと寝ていたが僕は時差と緊張と不安とで寝つかれずにいた。時計は午前3時をまわっていた。突然、けたたましく電話のベルが闇に鳴り響いた。いまどきいったい誰からだ。そうか、東京は午後5時過ぎか。僕のことを心配してくれるのは嬉しいけれど、時差のこととかもちょっとは考えて電話くれなきゃな、と受話器を手に取ると、流暢な英語が聞こえてきた。

野村さんですか。あなたの肝臓がいま届きました。すでに手術態勢に入るゴーサインが出ています。どれくらいで病院に来られますか、と落ち着いた声でメッセージは的確に伝えられた。

その3時間後、僕は移植病棟のベッドの上で手術室へ向かうストレッチャーの到着を待っていた。その後、7時間にわたる手術を終え、ICUで目覚めたとき、時計に目をやると午後3時を指していた。あの夜明けの電話から12時間。西日が窓から差し込んでいる。

すべては時差ボケのうちに、あっけなく終わってしまった。なぜこうも早かったのか。血液型や体型のマッチングのよさも、幸運もあったろう。しかし何よりも、僕のがんが緊急度の高いもので、優先順位を押し上げ、僕の名前は待機リストのトップになっていたのである。一刻を争う、と医師の言ったことの意味をいまさらながらに理解した。

思えばその年、正月明けに肝臓がんが発見されてから8月15日の手術まで正味二百二十日と少し、台風襲来ではないが、嵐のように過ぎ去った半年であった。

それから丸3年、こうして元気にしている僕の前に、いま、ひとりの男性が肝臓がんを抱えて座っている。BとCとのウイルスの型の違いこそあるが、肝炎から肝硬変《かんこうへん》、さらにがん併発と、そっくりな経過をたどり、いま、移植の可能性に直面しておられる。

素人が、根拠なく医学的判断をするのはご法度だ。善意からであってもそれは無責任なことで、不必要な混乱を招きかねない。ただ一体験者として、患者の立場からなら、忌憚なく僕なりの真実をお話しすることはできる。せめてそれが何かのお役に立てばと願いつつ、過ぎ行く夏の夕、限られた時間を共にした。

以下はそのときの会話の（差支えない限りでの）再現である。仮に彼をA氏と呼ばせてもらおう。

予後の生活

A　肝臓移植、本当に受けられたんですか？
僕　はい、2度も。初めは18年前、B型肝炎の肝硬変ででした。2度目はちょうど3年前、肝臓がんの治療のためでした。
A　2度もですか、全然、そんなふうに見えないですねえ。
僕　そうですか。ありがとうございます。
A　いまはどんなふうな生活をなさってるんですか？
僕　いまは夏休み中ですが、大学で7クラス、毎週7〜800人の学生を相手に授業をしています。その準備もありますし、先週やっと700人分の前期の成績をつけ終わったところで、けっこう忙しくしています。
ですから普段は移植したことなんてすっかり忘れちゃっててね。免疫抑制剤は毎日欠かせませんけれど、それ以外はごく普通の生活です。
A　食べ物の制限とかないんですか？

僕　何にもないですね。手術の後、移植の先生に、日本へ戻ってもスシやサシミ等、生ものは避けなさいと言われました。一方、主治医の先生は予後の生活指導のとき、こうおっしゃいました。「食事については、守るべきルールがただひとつ。食べるのはおいしいものだけにしなさい。せっかく命拾いした人生、食事の回数なんて知れてるんだから」って。「でも値段が高けりゃおいしいってものでもない。家族や友だちと楽しく食べるに勝るおいしさはない。胃袋はおろか心まで満たしてくれるからね」って。

A　アルコールはやっぱりダメですか？

僕　多少ならかまわないようです。僕はもともと飲まないんで手をつけませんけれど。

免疫抑制剤と副作用

A　ああ、そうですか。それから免疫抑制剤っていうのは毎日欠かせないんですか？　どれくらいたてば止められるんですか？

僕　やめると拒絶反応を引き起こすでしょうからね。これぱかりは生きている限り止められないと思います。

A　そうですか。よそさまの臓器を戴くわけですものね。

僕　そうですね。臓器移植っていうのは他人同士だったふたつの命が支え合い助け合って、ひとつの命として共存するってことですからね。折合いをつけていく上でも免疫抑制剤が欠かせないんです。

A　将来、拒絶反応が起こらない方法でも発見されれば別なんでしょうけれどね。

僕　おっしゃる通りです。トーマス・スターズル博士という、世界で最初に肝臓移植を手がけた先生から面白い話を伺ったことがあります。たとえば僕の口の中の粘膜の細胞を取って調べると、ドナー（臓器提供者）のDNAも出てくるそうです。つまり、僕とドナーとが入れ子になってるっていうんですね。

さらにスターズル先生は、移植後、トラブルなく10年以上経過した人だったら、5人に2人は免疫抑制剤なしでも共存できる、つまり薬を止められるっていうんです。果たして自分がそのラッキーな2人に該当するかどうかは、実際に薬を止めてみないとわからない。それで、もし拒絶反応が出ちゃったら、すぐ免疫抑制状態に戻せばいいから、ノープロブレムって先生はおっしゃるんですが、患者としてはかなりのリスクですからね。

先生は、いま、それを事前に察知する方法の研究の真っ最中だ、とおっしゃってました。あれからかれこれ十数年、いまだに免疫抑制剤を止めるって話は聞いたことがありませんから、きっとまだ夢なのだと思います。

でも最近は分子レベルでの研究が発達してて免疫学も最先端の領域ですからね。ある日、新聞の第1面にグッドニュースの見出しが踊るかもしれません。きっとノーベル賞級の発見のはずです。まあ、それは将来のお楽しみということで、差し当たりは毎日、薬を忘れずに呑むことが最善の策でしょう。

A その免疫抑制剤って、かなりきつい薬なんでしょ。わたしはC型肝炎でインターフェロンをやって、髪はごそっと抜けるし気分が落ち込んで食欲はなくなるし、その上いい結果も出なくて、散々な目にあったんです。もう生きる気力もなくなってしまって。正直な話、あんなにしてまで生きていたいとも思えないんです。

僕 よくわかります。僕もB型でやっぱりインターフェロンをやったんですが、風邪を引いて悪寒がするときのような症状が続いてね。つらいですよね。

免疫抑制剤にはああいった副作用は全然ありません。手術直後は大量投与で指先が震えたり気分が揺れたりしましたが、薬の量がどんどん減るにつれてそういった副作用もすぐ消えてしまいました。

ただ長期的に呑み続けていると、腎臓への負担があるようです。自覚症状はなくて、自分じゃ気がつきません。それだけに要注意というか、まあ、先生と相談しながらね。

A それを毎日決まって呑まなければならない……。

僕 そうですね。毎日2回、12時間おきです、っていうと難しく聞こえますが、要するに9時なら9時と決めて、朝晩9時になったら呑むという習慣をつけちゃえばいいわけです。でも僕もいまだに、たまにうっかり忘れてて、パパ、お薬呑んだのちゃんと、なんて子どもに叱られてます。

親バカですが一人っ子で、いま中学1年生。この8月で13歳になりました。英語でいえばサーティーン、いよいよティーンエイジャーの仲間入りです。実はこの娘、肝臓移植を受けた親から生まれた日本で最初の子どもなんです。親といっても父親ですからたいしたことはないんですが……。いまでは移植した女性で、お母さんになった方もおられます。このような子どもは言ってみれば、父と母とドナーと3つの命に支えられて生まれて来ている。移植がなければこの世に生まれてくることもなかったわけですからね。移植を通しての世代を超えた命のリレーだなってつくづく感じますよ。

旅行の心得

僕　そうそう、免疫抑制剤の服用を続ける上でひとつ注意しなければならないのは、泊まりがけでどこかへ旅行するときです。

万一、薬を忘れて出ちゃうと大変なことになります。紛失しても大騒動です。おいそれとその辺の薬局では手に入りませんからね。それに旅先の病院のお医者さんだって処方箋は出せませんからね。結局、家まで取りに戻るはめになる。とくに海外旅行だったらパスポートと同じくらい、いや、パスポート以上に大事です。パスポートは紛失しても現地で再発行してくれますからね。

この点アメリカは合理的で、もし忘れちゃったら最寄りの処方箋薬局に行って、そこから主治医の先生に連絡してもらうんです。すると先生が処方箋を薬局にファックスしてくれて、一件落着です。

もっとも特殊な薬なんで店にストックがないときもありますが、その場合でも、薬屋さん同士、連絡取り合ったり至急便で取り寄せたりして、半日くらいで手に入れてくれます。ですからアメリカ国内にいる限り心配しなくていい。でも、日本国内とかサハラ砂漠の真ん中ではそうはいきません。

A　サハラ砂漠って、移植した身でそんなところ行けませんよね。

僕　いや、僕は去年の春、念願のサハラ砂漠の東の端にある修道院を訪ね、1週間ほど寝泊まりして来ました。

A　発展途上国への旅行とか、問題ないんですか。

僕　免疫抑制剤を呑んでる、ってことは体の抵抗力が抑えられてるってことですからね、あまり勧められないでしょう。感染の心配だけでなく下痢も大問題なんです。下痢をするとせっかくの免疫抑制剤が体に吸収されず、そのまま外に出てしまいますからね。

まあ、そのあたりは自己責任ということで……。飲み物、食べ物、自分の手を清潔に保つこと、それと寝具の清潔さには気を使いました。

QOL――「いきいきと生きる」ために

僕　これもアメリカ流に考えると、QOL、つまりクオリティー・オブ・ライフ「生活の質」の問題だと思うんです。せっかく命拾いして元気にさせていただいている。だからこそ感謝しなければならないと同時に、与えられた人生を思いどおりに楽しむ。生きがいを持ってハッピーに生きる。それがドナーをはじめ、お世話になった方々への感謝の印にもなる。自分らしく命を輝かせて生きるっていうか……。

A　納得できます。本当にそうだなと思わされました。

それにしても、野村さん、よくそこまでのエネルギーがありますね。私は生きているのがやっとで、とても人生を楽しむなんて気力はありません。死ぬわけにもいかないから生きているというか……。肝臓移植の手術も怖いだけじゃないんです。正直、いまさらそんなことまでして、という思いもあるんです。家族やまわりにもえらい迷惑をかけることになるだろうし……。

それよりも何よりも、今日は野村さんにお会いして、本当に励まされたというか、いままで心に引っかかっていた悩みやこれからの人生のこととか、ほとんど全部根っこから引っくり返されちゃった感じです。

僕　それはよかった。僕もアメリカへ行って、移植後元気にしてらっしゃる方の姿を見て同じように感じたのを思い出します。

A　18年前のことですか。

僕 はい。2度目は3年前だったのですが、はじめのときほどの感動はありませんでした。移植慣れしちゃったわけじゃないんですけどね。

生体肝移植と日本の事情

A いまはアメリカまで行かなくても、日本でもやってますよね。家族がドナーになるって場合もあるんでしょ。

でも実際の話、うちの子どもたちも独立してそれぞれの所帯も生活もありますし、家内はもう歳だし。そのへんのこともあって……。

僕 ああ、生体部分肝移植（以下、生体肝移植）ですね。亡くなった方から提供された臓器じゃなくて、元気にしてらっしゃる家族のどなたか条件のあう方の肝臓の一部をいただくという。

でも世界的にはそれは変則的な形で、肝臓移植といえば脳死提供が一般的です。アメリカの場合ですと毎年、5000から6000例近くの肝臓移植が行われていますが、その99パーセントが脳死提供による移植です。日本の人口はアメリカの半分弱ですから、これを日本に置き換えれば年間2500人から3000人近い人が肝臓移植を受けているのと同じことになります。

ここ10年、日本では脳死提供による移植は年間せいぜい5、6例ですからね、数字でいえばアメリカの半日分です。皮肉な言い方をすれば、アメリカなら移植で生きるチャンスが与えられる何千人もの人が、日本に住んでいるというだけの理由で、命をあきらめなきゃならない、という現実があるのです。

脳死に対する考え方の問題もあって臓器提供がほとんどない日本では、次善の策として、身内の健康な方から肝臓をいただく生体肝移植が世界で唯一、だんトツに発達しました。さっきAさんがおっしゃってたのがこれですね。

当然、元気な方の肝臓を全部いただくわけにはいきませんから、その一部を移植する部分肝移植になります。不思議なことに肝臓は、人間の体の中でただひとつ、半分くらい失っても2、3カ月で元の大きさまでに回復するんだそうです。移植された部分肝《ぶぶんかん》も、その人の体を支えるのに十分な大きさにまでなるんですね。

臓器の提供者は家族内の近親者に限られるだけに、身体的のみならず精神的にもいろいろな条件やご苦労など、クリアしなければならない問題が多くあるようです。欧米では、健康な人の体を傷つけて臓器を提供させること自体、倫理的に問題ありという考えも強く、生体肝移植に消極的な傾向があって、あくまでも脳死提供による移植が一般的なわけです。

アメリカの貧困層と移植医療

僕　肝臓移植は、アメリカではもうすっかり日常的な医療として定着しています。一般の人はもちろん、貧困層の人でもメディケイドという医療保障制度があって、お金の心配をせずに移植手術が受けられます。

18年前のとき、僕と同じ頃手術を受けた黒人の高校生の女の子がいて、患者用マンションでも同じ階だったので仲良くしていました。あるとき彼女のお母さんが、ちょっと助けてほしい、と書類の束を持ってきました。見るとメディケイドの用紙や病院からの請求書で、それに署名して提出するようになっていました。

お母さんに、ここにサインして送ればいいだけですよ、と言うと、お母さんは署名欄に×印を書き込んだんです。これは、ハンコのないアメリカ社会で自分の名前が書けない人のするサインです。

教育のチャンスに恵まれなかった彼女は、将来、美容師になりたい、と職業高校で頑張る娘さんに移植のチャンスが与えられ命が救われたことをそれは喜んで誇りにしていました。

僕A　移植医療にも人種問題のようなものはあるんでしょうか？
アメリカでの臓器提供の現状をみると、ドナーになるのは白人が圧倒的に多く、黒人のレシピエントはそれなりにありますが、臓器提供の数はずっと少ない、と黒人の臓器移植コーディネーターから聞きました。彼女はナースですが肝臓移植の体験者でもあり、この事実を知るに及んで一念発起して移植の臓器コーディネーターになり、仲間の黒人たちに臓器提供を呼びかけることを使命としていたのです。

黒人の提供率が低いことの裏には、彼女によると、社会的事情もあるといいます。アメリカでの臓器提供をみる限り、ドナーになる意識の高さと教育レベルの高さとはみごとに対応している、とのことでした。また、人種に関係なく、医療システムに不満、不信感を持つ人の間では臓器提供率が大変低い、ということもわかっているそうです。宗教的に素朴で素直な信仰を持つクリスチャンの間での臓器提供率も低いそうです。死後の復活を信じており体の一部が欠けていたらそのときに、困りはしないか、と心配するそうです。

この、教育、医療不信、宗教の3点が黒人のおかれた社会的状況と相まって、彼らの臓器提供率を低くしている、ということでした。臓器提供率を上げるにはこの3点を中心に社会改革が同時進行する必要がある、というのです。

彼女のこの説は、僕にとっても説得力がありました。というのは日本の状況を考えてみると物質的には恵まれていて教育程度も高いのですが、「移植」というテーマについていえば、中学、高校でも、マスメディアでも取り上げられる機会が限られています。また日本には一般的に医療システムに対する不満、不信感があります。さらに脳死問題をめぐっては日本人の宗教観、死生観と関係する部分が多分にあるでしょう。

つまり、臓器提供にだけついていえば、日本社会とアメリカの黒人社会には相通ずるところがあるというのは示唆深いと思いました。

脳死移植手術の実際

A　なーるほど。野村さんの場合も脳死移植でらしたんですね。

僕　ええ、そうです。

A　その場合、肝臓のどの部分をどれくらい移植するんですか？

僕　どの部分って、全体です。

A　分量で言うと……

僕　肝臓は人間の体の中でいちばん大きな臓器で脳よりひと回り大きいそうです。僕の場合1500シーシーくらいで、約1・5キロ、レバー1キロ半、って言うと妙にリアルになりますが要するにそういうことです。

ペットボトルで1本1500シーシーってやつがありますよね。形こそ違いますがボリュームとしてはあれ1本分を丸ごと入れ替えるような手術なわけです。

A　えっ、肝臓移植って、肝臓を全部入れ替えちゃうんですか？　どこか小さな一部分じゃなくて。

僕　僕の場合は肝臓をそっくり入れ替える全肝移植手術でした。脳死提供の場合、それが原則だと思います。

A　そのとき、もともとの自分の肝臓はどうなるんですか？　残さないんですか？

僕　全部摘出《てきしゅつ》されます。残せるくらい肝臓が機能しているなら、きっとまだ移植の必要はないんだと思いますよ。とくにがん化した肝臓は残すわけにいかないでしょう。

A　はぁ、だったら大変な手術になりますね。

僕　ええ、「侵襲度《しんしゅうど》が高い」っていうんですけど、人体への手術の中でも最大級の手術だそうです。お腹全体を開いたまま7、8時間かけてする手術ですからね。技術的には心臓移植のほうが簡単らしいですよ。

A　えっ、せいぜい3、4時間じゃないんですか？

僕　天才的な先生だと4時間くらいでやることがあるそうですが、それはもうギネス級のスピードらしいです。

A　8時間もの間、お医者さんたちは飲まず食わずで……

僕　いや、けっこう交替で飲んだり食べたり、休憩したりするらしいですよ。手術は集中力が勝負だし、立ち仕事だから大変ですよね。

気分を和らげるためにBGMも流したりするようです。モーツアルトとか、よさそうですよね。外科のナースが、今日は誰々先生が執刀だから最新のロックが聞けて楽しみだわ、って言ってるのを病院のカフェテリアで耳にしたことがあります。その間、こちらは全身麻酔で寝ているわけですから楽しみも何もないですけれど、それで先生やナースの人たちがいい仕事をしてくださるんだったら、大いにけっこうですよね。

A　すごいこと聞いてしまったなぁ。だったら手術の傷痕もハンパじゃないでしょう？

僕　ご覧になりますか？

A　ええ、よろしければ、ぜひ。

僕　これが3年後の姿です（と、Tシャツを胸まではだけて見せる。みぞおちから左右の脇腹へ向かって「人」の字型にお腹全体に広がる大きな傷痕が残っている）。

これ、アメリカでは「メルセデスのキズ」っていうんですよ。ベンツのマークみたいでしょう。もっともホンモノのベンツより、こっちのほうがずっと高いんですけどね。

A　うわぁ、壮絶というか、壮観ですね。

僕　そうですね。ところで肝臓ってどのあたりにあるか、ご存じですか？

胃袋がこのあたり、ちょうどみぞおちの下。食べすぎたときとか膨らむのでよくわかりますよね。肝臓は、その胃袋のすぐ右隣なんですね。ほら、ちょうど右の肋骨の下部がカバーしているこの下ですね。人間の体って本当にうまくできてて、いちばん大切な心臓と肺、肝臓を肋骨が鎧《よろい》のようにしっかりとガードしてくれてるんですね。

だから肝臓を全部入れ替える移植手術にあたってはこの肋骨がじゃまになる。そこで手術のときには、お腹を「人」の字形に切開して、肋骨が露出したら、大きな、先が丸くなったステンレスの道具で左右の肋骨をぐーっと上体のほうに引き上げて、肝臓を露出させた状態にして手術するそうです。

A　それは大変な手術だ。最近、お腹に穴を開けて内視鏡でする手術とかの話を聞きますよね。あれで肝臓の一部を植え込むとか、そういう手術かと思ってたんです。

僕　ああ、聞きますね。胆嚢《たんのう》っていう胆汁《たんじゅう》を溜める小さな袋が肝臓の下側についてるんですけど、それを摘出する程度の手術ならその方法でやれるんだと思います。しかし肝臓全体を交換するわけですからね。

予後の回復——昔と今

A　予後の回復も大変でしょうね。入院の期間はどれくらいになるんですか？

僕　いいことを聞いてくださいました。実はそれが今度、いちばん驚いたことなんです。18年前というのは、アメリカでもまだ肝臓移植が珍しい頃で、人に話すと奇跡かＳＦの話のように驚かれたものです。

手術後も、４人に３人は拒絶反応を経験し、５人にひとりは再移植を余儀なくされていました。僕自身もひどい拒絶反応を経験し、一生に一度しか使えない強い薬を使いました。それで何日も生死の境をさまよって再移植寸前までいき、臓器調達の手配までされたんです。でもギリギリのところで突然、薬が効きだし、おかげさまで無事、回復に向かったんです。

そんなこんなで大変な思いをしたんですが、それでも手術の日から数えて28日目の退院となりました。体重も10キロ以上ゴソッと落ち、車椅子での弱々しい退院だったのを覚えています。

ところが今回はどうだったと思いますか。入院期間はぴったり１週間です。僕だけがラッキーだったわけじゃなくて、みんな、よっぽどのトラブルでも起きない限り１週間前後で退院してるんです。今回は僕も、自分の足ですたすた歩いて退院してきました。

手術直後のＩＣＵも昔は１泊でしたが今回はたった６時間の滞在で、麻酔から覚めてひと休みしたら、もうそのまま一般病棟へ移されました。食事も手術翌日の夕食から、ビフテキの一般食でした。

３日目の昼間でしたが、僕がベッドに寝ていると、先生がそれを見つけてびっくりしたように、「具合でも悪いのか」って聞くんです。「どうしてベッドに寝ているんだ？」って。「まだ術後３日ですし」と言うと、「手術したのはもう３日も前の話だよ、起きてどんどん歩いてごらん」って言うんです。

悔し紛れじゃないんですけどナースステーションを１周、やっとの思いで伝い歩きしました。それでもほめてくれるわけじゃない。通りがかりのナースに、「はい、その調子よ、がんばって」とか声かけられただけでね。

翌日の朝には３周でき、そのあたりから急に自信がついて、もうベッドなんかに寝てられないって感じでした。まぁこのペースですから１週間で歩いて退院するまでにこぎつけられるんですね。以前と比べると、拒絶反応や感染症といったトラブルの話もほとんど聞きませんでした。

こういったところがこの15年間にいちばん進歩したことじゃないでしょうか。少なくとも患者側からはそうみえます。これは肝臓移植という医療システムがいまや完成の域に達したということなんでしょうかね。

A　すごいですね。ちょっと想像を絶します。でもお話を伺って、移植の実像っていうか、実際のところがよくわかりました。

僕　それはよかった。聞いていただいたかいがありました。

「ノー」と言える移植を

僕　気心の知れた同志ということで率直に申したいんですが、僕の話だけお聞きになって移植しかないとか、ノーと言えなくなった、なんて思い詰めたりご自分にプレッシャーをかけたりなさらないでくださいね。

僕自身は移植してよかったと心底思っています。でも、これはひとつの「成功例」ですからね。宝くじで当たった人の調子のいい話みたいなもので……。移植は一例一例、本当に違います。ご自分の命の一大事ですから、野村の場合はそうだったんだ、と軽く聞き流して、Aさんなりに心の底から納得のいく結論を出していただきたいんです。

医者と患者――日米の違い

僕　これはセンチメンタルな思いじゃなくて、日本とは違うアメリカ式の考え方で、肝に銘じておいたほうがいいことと関係してるんです。

「インフォームド・コンセント」っていう言葉はお聞きになったことがありますよね？

A　ええ。わたしの主治医がそのあたりとってもさばけた先生で、患者の言うことをよく聞いてくれますし、インフォームド・コンセントっていうのも大事にしてくれて、今回も東京の病院に紹介状を書いて必要なデータも持たせてくれました。そのお蔭で今回のセカンド・オピニオンにこぎつけたわけなんです。

僕　そうでしたか、それは素晴らしい。いい先生に巡り会われましたね。

そのインフォームド・コンセントですけれど、日本ではまだ定着した訳語すら定まっていないと思うんです。お医者さんがちゃんと説明して、それを患者が納得、了解すればいい、といった医師中心の話じゃない。患者自身が自分の治療について最終的な決断をし、決定を下すっていう患者側の姿勢の問題、患者の意思決定権に基づく確認ですからね、難しくいうと。

最近は日本でも患者中心の医療っていうことをいうようになりました。病院でも「患者さま、患者さま」って言ったり書いたりされてるけれど、あれ、ちょっと慇懃無礼なような落ち着かない感じがしませんか？

お医者さんは「医師」ですし、看護婦さんもいつの間にか「看護師」で、みんな偉い「師匠がた」になっちゃった。で、患者だけ置いてけぼりなんて皮肉言っちゃいけませんが、医療者と患者の関係ってどこかぎこちなくて、ちょっとねじれた権威主義っていうか、上下関係みたいなのを感じますよね。

アメリカの場合は患者と医療者は平等、水平な横の関係です。医療はサービス業であり患者はお客様で、現にクライアント（顧客）と呼びます。もっとも日本じゃお客様は神様、と祭り上げてそのまま神棚ならぬ棚上げ状態ってこともありますけれどね。アメリカではあくまでもサービスを受ける対象です。その点ではむしろホテルのサービス、接客マナーに近い。そういえば英語ではホテル、ホステルとホスピタル（病院）はみな、同じ語源から出た言葉ですね。

「診療」とは

僕　日本からアメリカへ行くと、新しく見えてくることがいろいろあります。そのひとつが日本語の「診療」という言葉ですけれど、これはもともとは2つの言葉が合体してできてるんだということを、アメリカの病院にかかって初めて気づいたんです。

「診療」の「診」は診察、診断の診、「療」は治療の療ですね。診断と治療、この2つを合わせて「診療」ってわけです。でも、日本でお医者さんにかかるときって、患者はまな板の鯉よろしく、「どうぞよろしく」と、診察から治療までワンセットのことと受けとめていませんか。

アメリカでは、「診察」は「コンサルテーション」といいます。お医者さんがコンサルタントとして僕の問題点を発見、指摘し、そのうえで対応策つまり治療法やその長短、リスクなどいろいろとアドバイスしてくれる。ここまでがコンサルテーション、つまり「診」の部分で、納得がいくまでじっくりと話が聞けますす。これで「診」はいったん完結します。

さて、それから患者は、「診」で得られた情報、インフォメーションをもとに自分の置かれた状況を把握し、思いをめぐらせ、自分なりの信念、人生観、希望などに基づいてどうしたいかを決めます。別の意見を参考にしたければ、セカンドオピニオンを、ということになりますね。

そしてこういう治療をという決心がついたら、いよいよ「療」のプロセスに入るわけです。担当の医師が決まり、治療方針を具体的に十分相談し、患者のコンセント（同意・承諾）が得られたところで実際の治療に入ります。あくまでも患者の希望に沿って、合意された内容に基づいて最善を尽くし、望むべきいい結果を出してくれる、それが名医の条件です。

要するに、アメリカでは、患者が自分の考えをはっきりと持ち、医師とのコミュニケーションをしっかりとることが大切な大前提だ、ということです。そしてこれこそがアメリカ流の患者中心の医療で、それを可能にする前提としてインフォームド・コンセントがあるわけです。

ある日本人女性患者の場合

僕　診療の「診」と「療」は別ものだっていうことで、アメリカで出会ったひとりの日本人女性のことを思い出しました。

ある日、ナースが、僕を日本人と見込んでたっての頼みがある、と壮年の白人男性を連れてきたんです。聞くと、彼の奥さんが日本人で、移植が必要だと診断されたのだけれど、どうしても首をたてに振ってくれない。「僕は愛する彼女を失いたくない。お願いだから君が日本語で彼女を説得してほしい」と目に涙を浮かべているのです。

奥さんと2人きりでお会いしました。「日本語を使うのは30年ぶり」って、少女みたいに喜んでおられました。聞けば、戦後、GIだった彼と知り合い、親の反対を押し切ってアメリカに渡り、それ以来、日本とは連絡を取っていない。彼はとっても優しくて、いまでは子どもたちも独立し、孫に囲まれて、こんな幸せな人生はない。これ以上、何かほしいなんて言ったらバチ当たりですよ、っていうんです。

そして、こんな病気になったのも何かのご縁。感謝して定められた通りに従うつもりです。いまさら我がまま言って、家族に迷惑をかけてまで生き恥さらすなんて、私の大和魂が許さない。この気持ち、あなたならわかってくださるわよね、って言うんです。

僕は自分の体験について少しお話しし、何よりも旦那さんがどんなに彼女を愛し、彼女に生きていてほしいと願っているか、伝えました。

だったら、もう一度、真剣に考え直してみます——彼女は最後にそう約束してくれて、旦那さんのドライブする車に揺られながら、一路、アリゾナの自宅へ向かわれました。

翌年、検査で病院へ行ったとき、彼女のことをナースに尋ねてみると、結局、あれきり戻っては来なかったようでした。「診」の結果を真剣に受けとめつつも、移植という「療」には結びつかなかった。ちょっとあてが外れてがっかりもしましたが、それも彼女なりの人生の決断だったのでしょう。

すいません、思い出話になっちゃって……

A いや、そうですか、大和撫子だなぁ。いまどきの日本にはいませんよね。確かに、自分で決めろって言われても難しいし、いろいろと説明されてもよくわからない。うーん、その日本女性の気持ち、わかるなぁ。共感してしまいますね。

自分だけのものではない「自分の死」

僕 お互い生きている限り、遅かれ早かれ、いつか死ぬ身ですからねぇ。初めての移植のとき、僕も決心がつくまでさんざん考えましたよ。

肝硬変の最期って意外と苦しまないって聞いたんです。肝臓が解毒できないアンモニアが脳にまわって肝性脳症《かんせいのうしょう》になり、意識を失っちゃうんだそうです。ところが移植となれば、大変な思いをして海を渡り、運よく手術にこぎつけても七転八倒の苦しみの末、生きて戻れる保証もない。向こうで葬式はどうするのか、というような事態にでもなったら家族にもとんでもない迷惑をかけるでしょう。

自分としては、もういいよ、覚悟できてるから、って心境でした。入院中もベッドの上で、来る日も来る日も天井ばかり眺めてて暇なもので、自分の葬式のプランを立ててました。連絡先から式順のアイデアとか、思いつくこと、ひととおりメモしてね。それを枕の下に置いていてました。楽でしょ、家族が。後になって……

でも現実には、家族や友人が、一生懸命動きまわって、渡航移植の話がいよいよ具体化し、80歳に近い父親が首を垂れて、この通りだ、ぜひ行ってくれ、と言う。ありがとう、みんなのその気持ちだけで僕は十分だから。正直、アメリカ行きは勘弁してって感じでした。

ところが、枕の下から例のメモを引っ張り出して見ているうちにハッと悟ったんです。素直にアメリカに行こうって。みんなの担ぐ神輿に乗ってってね。

いや、僕の葬儀の席でのこんな会話が聞こえてくる感じがしたんです。

「アメリカ行って移植してれば助かったかもしれないのに。あれだけ努力して、お願いだからって頼んだのになぁ」という父の声。そこには慰めもあきらめもない。

一方、渡米を断行し、途中で息絶えるか、手術結果が悪くて死んだ場合、どうなるか。「あいつもみっともない死に方しちゃったね。でもできる限りのことはしてやった。かわいそうだったけど運命とあきらめるしかないね」、といったことになる。

寝たきりで何もできないそのときの僕にできること、それは家族の願いに素直に従って、その結果がどう出ようと、この、慰めとあきらめのチャンスをみんなに残すことだ、と悟ったんです。

A うーん、そうですねぇ。いや、わかります。たしかに自分だけの問題じゃない。家族のことにしても、こっちの思い込みじゃなくて、本人たちが本当のところどう思ってるのか、ってあたりも大事ですね。

明日、検査結果を持って家に帰るんですけれど、家族の意見もじっくり聞いてみようと思います。

僕 ぜひ、そうなさってください。死んでしまえば当人は、それでおしまい。でも残された家族や友人は残りの人生、その記憶を思い出として背負いながら最後まで生きていくことになりますからね。

生きとし生けるものすべて、お互いどこかで助け合って生命を支えて支えられて生きてきている。そのあたりに命の本質があるような気がしますね。

A氏との面会は2時間を超えてしまった。体にさわらなければいいがと反省しつつ、これからもできる限りの協力を約束し、彼にとって最善の結果を願いつつホテルを後にした。

蟬しぐれを聞きながら

数日が過ぎ、いま、降りしきる蟬しぐれを浴びながら、これを書き綴ってきた。

アブラゼミは7年もの間、地中で生活した末に地上に出てきて、ああして鳴いて暮らすのは7日前後のことらしい。ほんの1週間、長い生涯の最後のひとときを、虫の息どころか、命の限り鳴き誇って過ごしているというわけだ。

いま、テレビの速報が大型台風の接近を伝えている。明日にも関東地方が暴風域に入るらしい。庭の木々も風にゆれだした。今年も早や、二百十日を迎えた。花も嵐もある人生で、2度の肝臓移植で命救われつつ、いま、術後4年目に踏み込んだ。

パリでの移植と、日本の脳死論議

石井 直志
東京都港区 故人

手術の記憶

「手術のあと、まだ歯を磨いていないでしょう」——そう語りかけてくる看護婦のババさんは、にこやかな笑みを浮かべながら、まるで何かいたずらでもしようとするときのような表情を私に向けている。彼女の本当の名前はイザベル、まわりの人たちは「ババ」という愛称で呼んでいる。

最後の手術から——というのも、1回目の肝臓移植は初期肝機能不全（Primary non-function）状態に陥ったため、4日後に再移植、さらにドナー肝の胆管の一部壊死も発見されて、胆管修復再建手術も受けたので、5日間に手術は3回、計40時間も手術室にいたらしいから——もう何日経っているのだろうか、私にはそんなことはまったくわからない。今日は朝からベッドを縦に上げられ、体を起こしているので腹部がひどく重く感じられて、早く横になりたいと思い続けているだけだ。

ババさんはわたしの妻（フランス人）が置いていった水玉模様の小さなサックの中をのぞいて、何か探している。「ボワラ、ボワラ（あった、あったわ）」と小さな声をあげて、サックの中から歯ブラシと歯磨きチューブを取り出すと、高さ調節のできる移動テーブルを私の前に寄せ、ガラスのコップに水を入れてくれた。どうやら歯を磨きなさい、ということらしい。口拭き用に何枚かのティッシュもテーブルの上に置いてくれる。

しかし、私はもう何カ月も歯を磨いていない。手術前は何をしたわけでもないのに歯茎からの出血が絶えなかったし、まして歯など磨いたら口じゅう血だらけになって、ティッシュを何枚も赤く染めることになってしまうのだ（肝硬変末期には血小板減少《けっしょうばんげんしょう》などのため、止血機能が急速に低下する）。

移植後数日で消えた出血傾向

記憶が手術室に飛んで、「今日の**プロトロンビン率**（血液凝固率）は14パーセントだから、凍結新鮮血漿《とうけつしんせんけっしょう》400ミリリットルを2本点滴静注《てんてきじょうちゅう》しなければなりません」という、インターンで直接の治療担当医だったチュルネール青年

プロトロンビン率……肝臓の蛋白合成能［たんぱくごうせいのう］の指標。血液凝固因子［けつえきぎょうこいんし］は主として肝臓でつくられる。

(29歳)の判決文を読むような厳かな声を思い出し、目の前にあのシャーベットのように白濁した薄黄色の凍結血漿のイメージが浮かぶ。プロトロンビン率は点滴をした翌日にはまず間違いなく20パーセントを超えていて、いつ来るかもしれない移植手術への備えが何とかつくことになるのだ。

ババさんは相変わらず少女のように澄んだほほえみを私に向けたまま、ベッドの横に立っている。声には出さないが、顔には「大丈夫、歯を磨いてもいいのよ」と言いたげな表情を浮かべている。

都合のいいことに、点滴静注用の針は左腕の血管に入っているので、自由のきく右手でまず歯ブラシを持つ。しかし、これでは歯磨きチューブを左手で持たなければならない。ごちゃごちゃと何本ものチューブが絡み合い、いくつもの回路から輸液《ゆえき》を取り入れられるよう工夫されたプラスチック製の分岐装置のようなものを静かに移動させながら、左手をゆっくりと上げていき、ひとまず歯ブラシを左手に移し、それから右手で歯磨きチューブをつかみ、チューブを押して——しかし、何という力のなさだろう——白い中身を押し出し、歯磨きの用意を整える。

ガラスのコップに歯ブラシをつけて水でぬらし、赤い血のイメージを思い起こしながら、歯と歯茎を静かにゆっくり磨き始める。ちょうどテレビのスポットコマーシャルで俳優たちがするように、まじめに、行儀よく、模範的に。

いつの間にか、ババさんの姿が消えている。右手のガラス窓の向こうに広がる朝の光がひどく美しい。おそらく1分間も磨いてはいなかっただろうと思う。目の前に見える歯ブラシには血がついていない。口の中に血の味わいというか、匂いのようなものも感じられてこない。

コップの水を少し口に含む。鼻に挿入された栄養摂取用の細めのチューブがじゃまをして、一度にたくさんの水を含むことはできない。何とか適量の水を含み、口を閉じて、水を口腔《こうくう》の中でゆっくりと回転させる。テーブルに置かれていた紙製の深皿の容器を取り上げて、その中に水を吐き出してみる。赤くない。まったく出血していないのだ。

何か不思議な映像を見ているような気分がして、しばらくは目の前のあまり美しいとは思えない濁った液体に親近感の湧いてこない時間が続く。遠い世界の出来事のようにしか思えないからだ。ただ、次第に羞恥心に似たような喜びの感情が襲ってきて、喜びの感情の勢いに抵抗できなくなる。

それは「肝硬変」という疾病が消えたという証拠を突き付けられ、失って久しいあの懐かしい「健康らしさ」に不意を打たれて、事態の急変に驚き、降伏したような気分とでもいえるだろうか。心の喜びの速度に唐突な変身を前にした体の喜びの速度が追いつけずに、奇妙なズレの感覚に一瞬わたしはとらえられていたのかもしれない。

ババさんが何ともタイミングよく、アクセサリーのようにいつも顔につけているあの笑みを振りまきながら部屋に戻ってきて、「ボン・ブザレ・マントナン・ブ・ラベ・ル・ビザージュ(それじゃ、今度は顔を洗わなくちゃね)」と言う。彼女は知っていたのだろう、歯を磨くという単純なしぐさがどれほどの喜びを患者の心に呼びさますことになるのかを。私は彼女のいたずらっぽい笑いが病む者への深い愛情の表現だったのだということを理解する。

B型肝炎から肝硬変、そしてパリでの移植

私がB型肝炎ウイルスのキャリアであることを知ったのは1982年の秋だった。勤務先の定期健診でわかったことだったので、大きな病院で診てもらったほうがいいと思い、東京・港区の医科大学付属病院第1内科で診察、検査を受けた。

検査結果には異常がなく、今後は6カ月に1回、肝機能検査を受けるよう指示を受けた。「抗体《こうたい》が出ていないから、ウイルスがうじゃうじゃいる状態」という説明を聞いた記憶がある。その後、ほぼ1年に2回、同じ医師に診察を受け、その都度、「検査結果に異常はないが、抗体はまだ出ていない」と言われていた。

1985年3月のある日、その頃根をつめてある仕事をしていたこともあり、過労のためか、夜遅い入浴のあと、冷たい水で手を洗っているときに意識を失い、その場に倒れる、という突発的出来事が起きた。数日後、先の医大病院を訪ね、肝機能を含む血液検査、脳波検査、頭部のCTスキャン（意識を一時的に失ったので、そのため）を受け——以前かかっていた医師はもうお辞めになっていて、ほかの医師の診察だった——、しばらくして結果を聞くために再度、

病院を訪れた。

脳波、CTとも異常はなく、血液検査も「大丈夫」――肝臓はどうでしょうかと尋ねた私に、医師は「大丈夫」と返事をした――という説明だった。「ただ血圧が低いから（104だったと記憶している）、薬を出しておきましょう」と言い、意識を失ったのは入浴で血圧が低下した状態で、冷水によって身体の末端部（手）を冷却したため、急激な血圧上昇が起きたからでしょうとの解釈を示して、2種類の薬を処方した。

薬については血圧を少し上げるためという説明だけで、ほかには何も言わなかった。渡された薬の一つが〈ステロイド剤〉だった事実を私はのちに知る。つまり、この病院の内科医は、私にいかなる説明もすることなくステロイド剤を処方したということになる。

実際にはこのときすでに肝機能は異常を示していて、GOT、GPTは80近くあり、カルテには**慢性肝炎**と診断する旨、記載されていたことも私はあとで知る（今回、確認のため、1985年当時のカルテの閲覧を求めたところ、フランス転院時の主治医は、カルテは保存期間の5年間を過ぎているので処分した、と答えた。研究教育機関でもある大学病院でカルテを廃棄するというのは、それが事実だとすれば、私にはかなりの驚きである。彼は転院前のカルテの閲覧も拒んだ）。言い換えれば、ウイルス肝炎はこの時点ですでに活動型に移行していたはずなのだ。にも

慢性肝炎……6カ月以上肝臓の炎症が持続する病態で、自覚症状として全身倦怠感、食思不振［しょくしふしん］を訴える。

かかわらず、医師はその点について一言も説明することなく、肝臓は「大丈夫」と言った、ということになる。

私自身はすっかり元気になっていたし、疲労感も取れていたので、血圧が多少低いくらいで薬など呑む必要はないと考えて、出された薬にはほとんど手をつけなかった。そして、その後、この新しい医師の診察を受ける気持ちになれず、病院から縁遠くなってしまう。

どこかで検査を受けなければと思いながらも、三重大学などでの医師、看護師の院内感染事故（B型肝炎キャリアに使った注射針を過って刺して感染、劇症《げきしょう》肝炎《かんえん》で死亡）が大きく新聞報道されたりしてつまらない自己規制も働き、経過観察していなかったことが、大変な結果を生むことになる。次に具合が悪くなって、B型肝炎の再燃とパリで診断されたときにはすでに肝硬変になっていたからだ。

1989年5月、在外研究員としてパリ滞在中の私は、数カ月前から体にかゆみがあり、食欲もなく、体調はすぐれなかった。6月に入るとさらに胃の調子が悪くなり、空腹は感じるのに食べると胃がひどく重くなる状態が続いた。身体もひどくだるく、匂いに敏感になり、外を歩くのもおっくうになる。そして、ある日黄疸《おうだん》症状が現れ始めた。

眼が黄色いというので近くの開業医を訪ね、翌日に血液検査。その結果、GOTは800を超えていて、ベッドでの安静を命じられる。7月の末になり、住居のあったマレー地区からほど近いサンタントワーヌ（St-Antoine）病院に肝臓専門医がいることを知って、予約を取って診てもらうことにする。すでに、しばらく歩くとかなりの疲労感に襲われる状態だった。

主任のプポン（Poupon）教授は夏期休暇中で、助手のシャズイエール（Chazouillère）医師が診察を引き受けてくれた。彼との出会いが私の運命を変えるのだが、この医師との間で私の運命を変えるほどの出来事が起こるまでには、数回の診察と私の日本への帰国、日本での入院と検査、病状の末期化といった病気の進行に伴うさまざまな経緯が存在している。

確かなことは、「あなたの前にいた人は2カ月前に肝臓移植を受けたんですよ」とか、「昨日23歳の女性に移植手術をしたんで、これからちょっと見にいかなくては」とか、移植の可能性のシグナルを私に投げていたらしいシャズイエール氏の暗示を私はまったく理解せず、日本に舞い戻り、悪戦苦闘の末に再びパリに帰って肝臓移植を受け、いまこの文章を書く現実を手にしているということだ。

移植適応第1位のB型肝炎後肝硬変

移植手術は1991年2月22日と26日に行われた。2回の手術はすでに述べたように、1回目の手術のあと移植肝から胆汁が産出されず、放置した場合、不可逆的な脳細胞の損傷、他臓器の不全化が危惧されたため、再移植を受けたことによる。

再移植後の生存率は20パーセント程度というから、私はかなり運がよかったらしい。しかし、緊急の再移植実施が決定された翌日にはすでに提供臓器がサンタントワーヌ病院に搬送されたという事実は、むしろフランスとヨーロッパにおける臓器提供システムの機能整備と充実こそが私の命を救ったことを証明している。

第1回目の移植の執刀医、パルク（Parc）教授はフランス・トランスプラント（フランスにおける提供臓器統括センター）に〈超緊急〉指定を要請、ドナー肝の探索がヨーロッパ規模に広げられた。言い換えれば、オランダのライデンに置かれたユーロトランスプラントにも、国境を越えて臓器提供への協力が求められることになったのだ。

こうしたケースでは平均してほぼ2日以内に移植が可能になるといい、最近発表された調査報告書では、フランスで行われる肝臓移植の約3パーセント（ちなみに心臓移植では5パーセント、腎臓移植では1パーセント）に国外から搬送されたドナー肝が用いられると記載されている。実際にはドナーについての情報が医師から私に与えられることはないから、ドナーがフランス人であった可能性もあるのだが、ヨーロッパ各国の協力関係が確立されている事実の重さには留意しなければならない。

昨年の夏、ユーロトランスプラントから〝国境を越えて〟搬送されたドナー肝を、まるで金銭で購った商品ででもあるかのように「輸入臓器」と呼ぶことをためらわない人びとのいるこの国の風土を考えると、なおさらそうした思いに駆られざるを得ない。

再移植の執刀にあたったアヌーン（Hannoun）教授——まだ40代半ばだが、看護婦たちには「肝臓移植のチャンピオン」と呼ばれていて、絶大の信頼を勝ち得ている——は、病院がその付属施設でもあるピエール・エ・マリー・キュリー大学（パリ第6大学）の解剖学の講義も担当しているのだが、彼は手術前にも私の病室を数回訪れ、「あなたは〝緊急〟指定になっている、必ず移植を行う」と力強く言い放って、何とも頼りがいのある外科医だった。

移植対象の患者はこうして〈超緊急〉〈緊急〉〈通常待機〉に分類されており、肝臓・消化器病棟の両端にある、いわば看護管理事務所のような部屋の壁にそれぞれの患者の名前、入院・非入院の別、病名、緊急度などが書き出されている。

サンタントワーヌ病院では、肝臓病学教授のプポン氏の方針でアルコール性肝硬変を移植適応から除外している。これまでの移植例の経験から多くの場合、せっかく移植手術を受けても術後の自己管理ができず、しばらくしてまた同じ疾病で病院に戻ってくるからであるが、異論を唱える若い医師もいた。私が退院後、時折あいさつに立ち寄った際に目にした限り、B型、C型肝炎後肝硬変が移植対象患者の病名として挙げられていることが多い。

このことはしかし、サンタントワーヌ病院に特有の現象ではない。最近、日本の肝臓移植研究会の招きで来日し、「ヨーロッパにおける肝臓移植の現況」と題する講演を行ったパリ郊外ビルジュイフ、ポールブルス（Paul-Brousse）病院のビスミュット（Bismuth）教授――彼は1978年、フランスで最初の肝臓移植手術を行い、現在ではヨーロッパ最大の肝臓移植センターとなった同病院の統括責任者である――もその講演の中で、ヨーロッパにおける移植適応の第1位はB型肝炎後の肝硬変、肝がんの患者だと述べている。

これにはもちろん、それなりの理由がある。私もその恩恵を蒙ることになったのだが、ビスミット教授を中心とする医師グループは以前からＢ型肝炎の移植後再発予防の方法として、術中術後の**抗ＨＢｓ免疫グロブリン**大量投与を採用し、これまでに有意味な成果を得ているからだ。

仄聞するところによれば、日本では今後、移植手術が開始された場合、Ｂ型肝炎ウイルス抗原陽性（ＨＢｓ抗原《こうげん》（＋）、ＨＢｅ抗原（＋））の肝疾患患者（私がまさにそうだったのだが）を移植適応から除外する議論が出ているようだが、そうした方針が仮に存在するなら、再考のうえ変更されるべきだろう。

確かに私も渡仏の前、先の医大病院の内科医から「あなたの状態では移植は不可能であり、無意味」と言われた——医学文献を見てもＨＢｅ抗原（＋）で移植適応になった例はない、とのことだった——から、こうした声があることは予想のつくことだが、日本にはこの病いで苦しむ者の多いことを考えれば、もっと積極的な病気との闘いの姿勢があって然るべきである。

私が移植を受け、ウイルスから解放される——少なくとも現在までのところ再発はなく、ＨＢウイルス血清検査も陰性が続いている——治療の恩恵に浴したという事実は、私がただフランスで病気を発症し、妻がフランス人だったという特殊要因に帰されるべき性質の問題ではない。

社会問題化する提供臓器不足

さて、フランスでの肝臓移植は当然のことながら、先に挙げた2つの病院（ポールブルス病院、サンタントワーヌ病院）でだけ行われているわけではない。パリではこの2病院のほか、フランス・トランスプラント副会長で、昨年、10歳の少年に心肺肝同時移植を行い成功した**ウッサン**（Houssin）**教授**のいるコッシャン（Cochin）病院、著名な肝臓専門医ベナムゥ（Benhamou）教授のいるボジョン（Beaujon）病院など6病院が移植センターになっている。

このほか、リヨン、ストラスブール、レンヌ、マルセイユ、ニース、リモージュ、クレールモン・フェラン、ボルドー、ブザンソンなどの主要都市を中心に、フランス全土に24の肝移植センターがあり、きわめて難度が高いといわれる肝臓移植手術もすでに多くの病院でルーティン化しているとみていい。なお、これらの病院はすべて移植実施につき国の認可を受けた公的病院で、営利を目的とする私立病院（Clinique）での移植はまったく認められていない。

腎臓以外（最初の腎臓移植は1952年）のフランスにおける臓器移植は1970年代後半から始まっているが、移植手術数が3桁に達したのはシクロスポリンの使用が一般化した1980年代半ばで、この時期以降、移植数は急速な伸びを示している。

フランス・トランスプラントの年

抗HBs免疫グロブリン……B型肝炎ウイルスを中和する働きのある免疫グロブリン。B型肝炎の感染時の治療薬として用いられる。

ウッサン教授……小児の肝臓移植の世界的権威として知られ、1993年5月には、日本から肝臓移植のため訪仏した五十嵐崇史君の治療にあたった。フランス移植管理理事会理事。

次報告書によれば、1989年度の移植実施数および待機患者数（括弧内数字）は、腎臓移植1957（4462）、心臓移植626（527）、肝臓移植585（220）、心肺同時移植74（119）、肺移植35（63）、膵臓移植57（28）、また1990年度は、腎臓移植1950（4731）、心臓移植636（712）、肝臓移植664（382）、心肺同時移植86（163）、肺移植91（111）、膵臓移植87（不明）で、年ごとに待機患者数が増加しているのがわかる。フランスの人口がアメリカの4分の1である点を考慮すれば、人口比でみたフランスの肝臓移植数はアメリカを上回っているのである。

1991年度については年次報告書をまだ見ていないが、『ル・モンド』紙（1992年6月6日付）に掲載されたフランス・トランスプラント名誉会長ジャン・ドーセ氏（HLAの発見でノーベル医学生理学賞受賞者）、同会長クリスチャン・カブロル氏（フランスにおける心臓移植のパイオニア）の共同執筆による寄稿文には、「6250人の患者が現在、待機リストに載っており、提供臓器を不安の中で待つ生活を送っている……。臓器移植は日常的医療行為となっており、1991年度には平均すれば1日10例以上の移植手術が実施されたが、まだ提供臓器の不足のためにあまりに多くの人びとの命が失われている」とある。

この文章は新しい国家規模の臓器提供拒否者リストの作成を呼びかけるために書かれたものだが、こうした呼びかけがなされることは提供臓器の不足が社会問題となりつつあることを示している。

1992年6月、社会問題総検査局（IGAS）から提出されたレポートで、移植手術を受ける患者の国籍についての指摘があったのも、こうした状況と無縁ではない。とくにイタリア人患者の多いこと――肝臓移植だけをみれば、移植総数の34・6パーセントが非居住者によって占められ、そのうち75パーセントがイタリア人、ただしEC諸国間には医療費に関する相互協定があり、移植に要した費用は原則としてイタリア政府が負担している――が問題視されたのだが、こうした行政当局からの「介入」に対して、たとえば資料提出を拒否したといわれる肝臓移植の第一人者であるビスミュット教授は、『ル・モンド』紙記者に「患者の国籍に関わる情報の提出を求めることは不適切であり、医の倫理に反する」と答え、臓器移植の抱える問題全体をめぐる公開の議論を呼びかけたうえ、こう付け加えている。「唯一の問題は、フランス人の権利が侵害されたのかということだ。外国人患者に対する移植のために、不当に臓器を待たなければならなかったフランス人がいるのだろうか」。IGASの指摘した問題点には、外国人患者に移植手術を行った場合の術後経過観察の困難など、「良心的」な示唆も含まれており、非居住者を除外すべきだといった姿勢は認められないから、フランスの誇る「人間的な連帯（Solidarité humaine）」の精神が後退したとは一概にいえない。いずれにせよ、ビスミュット氏の発言には日本の医師も学ぶべきものがある。

臓器摘出拒否者のリスト化の是非

フランスにおける脳死者からの臓器摘出は、いわゆるカイヤベ法（1976年12月22日付臓器摘出に関する法律、法案提出者カイヤベ上院議員）によって律せられてきた。この法律は5条から成る短いものだが、その2条に「臓器摘出は治療あるいは科学的目的のため、生前、臓器摘出へ拒絶の意思を示さなかった個人の死体（Cadavre）に対し行うことができる」と定められている。

つまり、摘出拒否の意思が書面などで明らかにされていなければ、脳死者からの臓器摘出は基本的に適法とされているのである。これは「推測された同意（Consentement présumé）」と呼ばれており、「未成年者、無能力者については法定代理人の許諾を必要とする」ほか、臓器摘出に際して医療現場では脳死者家族からの承諾が求められてはいるものの、交通事故で身元が判明しないまま脳死状態になった場合などに、字義通り適用されていると考えていい。

しかし一方では、近親者の死を前にし、悲しみに包まれている人びとに、臓器摘出の許諾を迫ることは望ましくないとする意見もあり、また医師と脳死者家族との意思疎通の不手際から、最近、臓器摘出後に訴訟事件が起こるといった不幸な出来事が発生したため、カイヤベ法の改正が日程に上りつつある。先に触れた、国家規模で臓器摘出拒否者のリスト化を進めるというのがそれだ。

ドナーとなる意思のない人びとは小型端末機ミニテル（フランスのＮＴＴともいうべきフランス・テレコムが無償または少額で貸与していて、普及率は高い）でその旨のリスト登録をし、その情報を国全体を統括するコンピューターに入れて臓器提供拒否者リストを作成すべきだ、というのがフランス・トランスプラントの提案である。医師たちの間には現在のシステムが「偽善的な」状況を生み出しているといった認識があり、個人の意思が明瞭に表明されうる制度的改革が求められているとみていいだろう。

ミニテルによる意思表示の守秘は入力コードシステムで保証されるし、意思変更も随時可能である。また、当然のことだが、臓器提供拒否者に移植の必要が生じた場合、彼らが移植による治療行為を享受できない、などということがあってはならないとされている。

生前、ドナーとなる意思を明示した人のみを臓器提供の対象とすべきだという声も確かに少なくないが、現健康・人道的活動担当大臣ベルナール・クシュネール氏（世界的なＮＧＯとして知られる「国境なき医師団」の創設者で、彼自身医師）はフランス・トランスプラントの提案を受け入れて、法案整備に着手しつつあるともいわれており、フランスにおける、いわゆる「生命倫理」の諸問題について諮問委員会的役割を果たしてきた国家的倫理委員会（Comite national d'èthique）も法律整備を条件にこの提案に賛意を示している。

「多数の人びとが臓器提出を拒むのであれば、私たちはそうした事実を銘記するが、移植手術の数は減ることになるだろう」。フランス・トランスプラントの当局者は『ル・モンド』紙の記者にそう答えている。こうした発言はやや冷ややかな印象を与えかねないが、実際にはそうではなく、移植によって多くの命を救ってきた医師たちの自信の表明、あるいは社会に対する懸命な訴えかけとも、私には思える。

〝他者に開かれた自己〟としての人間

1992年2月、15歳の少年が、マスコミを通した臓器提供の呼びかけも実らず、肺移植を待ちながらのう胞《ほう》性《せい》肺《はい》線《せん》維《い》症《しょう》（ムコビシドージスともいい、遺伝病）で亡くなった。少年が亡くなった日の夜、国営テレビのニュース番組に出演したフランス・トランスプラント会長カブロル教授の「社会がこの少年を殺した」という発言は、こうした医師たちの態度を裏打ちしているといえるだろう。

この発言は一部の人たちから強い非難も浴びたが、終始静かな怒りの表情を浮かべながらアナウンサーに答えていた教授の言葉はきわめて真摯なもので、数日後、『ル・モンド』紙のインタビューに「私が言いたかったのは、移植は今日ではもう医学の問題ではなく、社会問題になったということなのです……。あの言葉はわたしの心が言わせたものでした。多分、心からあふれ出る気持ちに注意しなければならないのでしょう」と述べたことは印象的だった。

また、移植の問題について積極的に発言する哲学者も珍しくない。たとえばイメージ論、身体論など多くの著作のある科学哲学者、フランソワ・ダゴニェ教授（パリ第1大学）は『レベヌマン・ドゥ・ジュディ』誌の最近号で、「死体からの臓器摘出はすべて認めるべきだ」と語っている。

人間は閉じられた系として存在しているのではなく、「自己」は関係の網目のつくるインターリレーションとして成立しているとして、「他者に開かれた自己」にとっての身体とは何かを問いかけるダゴニェ氏にすれば、移植はまさに身体をめぐる哲学的思考の枠組みの変革をさえ促す問題として考察されているといえるだろう。

日本へ帰る飛行機の中で手にした日本の新聞には、脳死についての鼎談が掲載されていた。その中で、ある哲学者が「日本人が本当に、脳死はまだ承服できないというコンセンサスをつくって、日本では（移植を）一切やめようと決めるならそれでもいいと思う。そのかわり、移植のために外国へ行かないでほしい。そういうところに日本人の国際感覚のおかしいところが出てくる」と述べていて、そのあまりにも貧しい思考に愕然としたことを私は思い出す。ここには、日本人にとって「他者」の存在が希薄であることが、日本で移植の再開を遅らせている大きな原因になっていることへの問題意識さえみえない。

日本で移植医療が大きな渦となりえないのは、ただ脳死に関わる問題のためなのだろうか。私にはそうは思えない。移植はインフォームド・コンセントに始まり、日本の医療が十分な考慮を払ってこなかった多くの問題に解決を迫るはずだ。

たとえば、移植医療はチームワークを必要とする。外科医、集中治療医（術後管理のスペシ

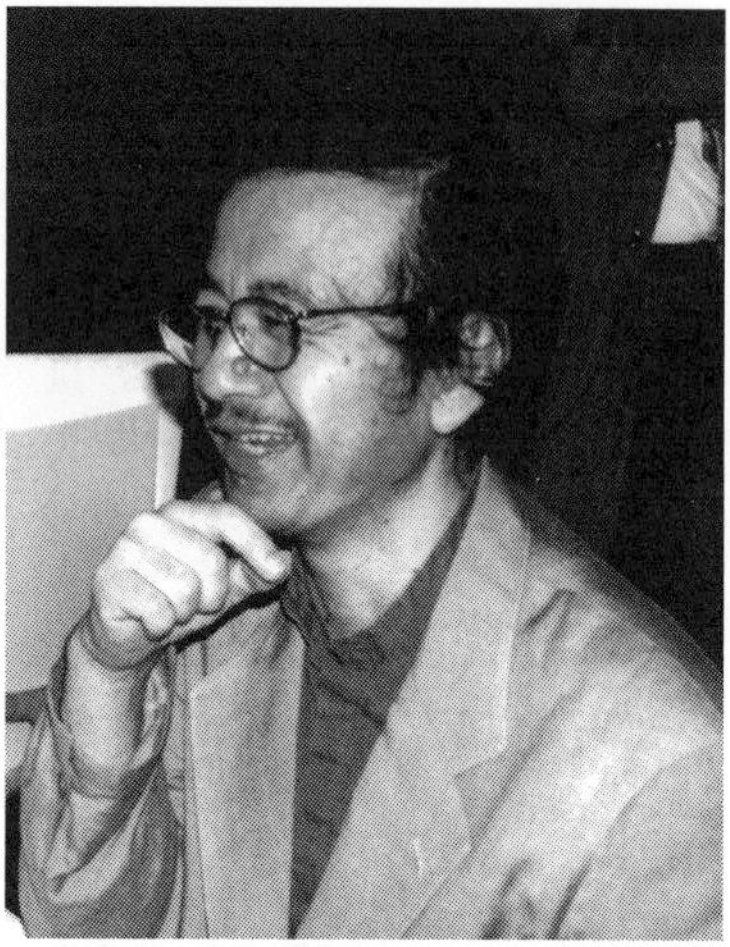

トリオ・ジャパン副会長（1991～1995年）をつとめた石井直志さん

ヤリストでレアニマターと呼ばれる。患者がＩＣＵを出るまでの間の管理を担当しており、点滴の指示など一切を行う）、内科医、麻酔科医、放射線科医（とくにエコーグラフィー専門医）、心理学者、看護婦たちが緊密な協働関係を結びながら、治療にあたらなければならない。日本にそうした態勢はあるのだろうか。外科医だけが集まって「肝臓移植研究会」が開かれているのは正しいことなのだろうか。

私が知る限り、フランスで行われている移植関連のコロック（専門家会議）には外科医、内科医、放射線科医などの参加があり、問題を複合的に捉える姿勢が確立されている。病院内でも同様で、外科医のアヌーン氏は内科医のプポン氏、あるいはシャズイエール氏を伴って病室に現れていたし、ＩＣＵでは彼らに集中治療医のマジニ（Mazini）氏、エコーグラフィー（超音波診断）のタブリ（Taboury）氏が加わって、拒絶反応についての議論を私が横たわるベッドの前で行っていた。

彼らのフランクな意見のやりとりを耳にしながら、私はある安心感を覚えたのを記憶している。そこには、私が経験した日本の病院でのような、患者に虚偽の報告を繰り返し、自分たちだけが理解できると思っているらしいある種の隠語の氾濫する、他者（患者）不在の医師たちの会話はなかった。

帰国前、エコーグラフィー専門医のタブリ教授に最後の検査をしていただいているとき、日本製のカラー画像装置を操作する氏はどうにも合点がいかないような表情で、「日本ではなぜ肝臓移植が行われていないのか」と尋ねてきた。和田移植事件、脳死論議などいくつかの事情を挙げたあと、私が、移植医はいて、技術的にも移植が可能な中で、ほとんどの患者は死んでいくほかない現状に言及すると、彼は不意に「サ・セ・アベラン、イニュマン（それは常軌を逸していて、人間的でない）」と口にしたのを思い出す。

「イニュマン（**Inhumain**）」という言葉は「残酷な」という意味も持っている。移植を待つ人びとは、わたし自身がそうであったように死につつある人間たちだが、死につつある病者に日本の医療が「残酷な」ままであり続けていていいはずはない。移植による治療に目を閉ざし続けるのは正しい選択ではないはずだ。

1992年の夏、検査もかねて再度フランスに旅立った私は、飛行機の中で異種肝臓移植を成功させたピッツバーグ大学の藤堂、岩城両教授のインタビュー記事を読むことができた（その後、患者は残念ながら死亡し、彼がＨＩＶ抗体陽性であったことが公にされた）。

執刀医の一人だった藤堂氏は、「臓器移植の反対論者にどう答えられますか」との質問に、しばらく考え込んでから「人に対する優しさですよ」と答えたとあった。「ちょっとキザかもしれないが、そうとしか答えられない」という藤堂氏は、明らかに私の看護婦だったババさんの、あの「人に対する優しさ」を共有している。私はそう思わずにいられない。

（出所：『医療'92　vol.8 No.11, 12（前・後編）』メヂカルフレンド社、１９９２年）

＊トリオ・ジャパンの副会長をつとめてくださった石井直志さんが、突然の脳内出血で倒れたのは１９９５年12月１日。治療の甲斐なく、同月26日に急性心不全で亡くなられました。47歳の若さでの急逝は誠に惜しいことでした。石井さんのことは、「おわりに――移植医療の現実とトリオ・ジャパンの活動」の中でも触れています。

第二の人生はロサンゼルスから

神奈川県津久井郡　故人
安田　義守

発病と仕事からの撤退

私の心筋症の自覚症状が始まったのは、１９８７年夏の終わりごろだった。その年は雨が多くて仕事も思うようにはかどらず、気も心も焦り、工務店からの電話のベルにもドキッドキッと動悸を覚えた。９月中旬からは、風邪をひいたときのようにのどがヒューヒューとなり、少し動いても息苦しく感じるようになったが、「どうもおかしい」と思いながらも仕事を続けていた。

９月30日、現場での仕事中、突然息苦しくなり、何が何だかわからなくなった。ただ口をパクパクするだけで、しばらく横になって休んでいたが落ち着かず、仕事をあきらめて家に帰った。

翌日、知り合いのＳ先生を訪ねると、聴診器をあてるなり、「これは簡単な病気ではないかもしれない。心電図とレントゲンを撮ってくるように」と指示された。

診断は**拡張型心筋症**《かくちょうがたしんきんしょう》とのことであった。Ｓ先生は、「あなたの心臓はポンコツ寸前のエンジンと同じなので、無理をするとすぐに壊れるから大事に使ってください。そうすれば長持ちするから安心して」と優しく説明してくれた。なおも動揺している私に、「現在、日本では心臓移植はできない状況だが、アメリカ、イギリス、フランスでは手術が行われています。５～６年先には日本でも手術ができるようになると思うから、悲観しないで、のんびりと病気と付き合っていきましょう」とさらに説明してくれた。

第１回目の発作後は、毎日毎日、体重、水分摂取のコントロールのために好きな食べ物や飲み物も我慢して、おいしそうな料理も横目でにらむだけだった。仕方なく、テレビのグルメ番組で欲求を抑えた。このように頑張っても、入退院の繰り返しであった。医者にはこうした努力が認めてもらえず、ムッとしたことがあったのを思い出す。仕事仲間には「無理するな」と声をかけられたが、子どもが成長するまで「頑張る」という思いで頭の中はいっぱいだった。いまから振り返ってみると怖いことだが、目先の仕事を優先して、危機が迫っていることに気づかなかったわけだ。これが過労死に共通するものかと思った。

次第に病状も悪くなり、１９９１年ごろになると、体を動かすと苦しく、仕事はとてもできない状態となった。不本意ではあったが廃業を余儀なくされ、辛いことだったが妻に胸の内を話した。

出口のない闘病

その年の年末に、S先生に八王子医療センターへの転院を申し出て、紹介状を書いてもらった。医療センターの主治医M先生は若い方で、まず私の薬の種類の多さに驚かれた。そこで、薬を減らして様子を見ることになった。その後、**心不全**に陥り、急変した私に何をしていいかM先生はわからなかったようだ。M先生は「大きく吸え、大きく吸え」と言うのだが、私はフーフーとしかできなかった。M先生には私がふざけているように見えたらしいのだが、本当に息が苦しく意識が薄らいできて、そのうち気持ちがよくなり、意識がなくなった。後で聞いたところによると、M先生は妻に次のように質問をしたそうだ。

「こんなときはどのような治療をしましたか?」。日ごろ、オシッコの出ないときは**ラシックス**の注射でオシッコが出る旨を私は妻に話していたので、このことを妻は伝えたよう

拡張型心筋症……原因不明の心筋疾患を「突発性心筋症」といい、拡張型、肥大型、拘束型、内腔閉鎖型「ないくうへいさがた」などに分かれる。このうち拡張型心筋症は、心拡大「しんかくだい」をきたす疾患で、しばしばうっ血性心不全を伴う。左心室あるいは両心室の心筋の変性、壊死などのため、心筋細胞の機能低下や心筋細胞数の減少をきたす。心臓の収縮力の低下やポンプ不全が起きる。根本的な治療法はなく、予後は重篤となる場合がある。

心不全……心臓のポンプ機能の低下で、全身に十分な血液を送り出すことができなくなった状態。

ラシックス……利尿剤の一種。

だ。これを聞いて、M先生は同様の処置をしたらしいのだが、私は朦朧としたままで、臨死体験ともいうべき経験をした。

川が流れており、右手にきれいな鉄橋があり、向こう岸にはとても美しい女性たちが水着姿で泳いでいた。私は彼女たちの近くに行こうと思い、川の中に足を踏み入れた。数歩行くと足に何かが当たった。よく見ると胎児だった。テレビや雑誌で見たことのある、母親のお腹の中にいるような身体を丸めた赤ちゃんであった。「こんなところに流れてきて、変だなあ。風邪をひいてしまうよ。かわいそうだから連れて帰ろう」と赤ちゃんを胸の中に抱いて川から出ていくところで、気がついた。後で知人に話したところ、「恐山で聞いた話と同じだよ」と言われ、ゾッとした。

M先生の治療により、尿も出始め、8時間で1升瓶6本分ほどの大量の尿が出た。私が徐々に意識を回復するのを見て、尿を取っている妻の顔にも、微笑みが出てきたとのことだ。

このような危険な状態を繰り返しているときに、看護婦さんは一日も欠かさず温かく励ましてくれた。いつしか看護婦さんが我が子のように思え、病院を我が家のように感じるようになった。私は病気を通して、人に対する優しさの大切さを学んだのだ。

移植の決意

しかし、心不全は止まらず、真夏の辛い水分制限と闘う私や、懸命に治療してくれる先生方をあざ笑うかのようであった。首から何本も点滴の管が通されて、導尿のチューブを置かれたことで、「もうだめだ」と思わざるを得なくなった。一進一退が続き、このころが最も辛い時期であった。

このようなとき、病院のホールで「友竹正則赤トンボコンサート」が開演された。自分には参加は無理だと諦めていたが、看護婦さんたちが車いすを押して見に連れて行ってくれた。30分ぐらいのステージではあったが、小学校唱歌や童謡を全員で口ずさみ、自分への苦しみを忘れさせる応援歌にもなった。その後、私の母校である神奈川県津久井町立中野中学校校歌が脳裏に浮かび、心静かに移植手術を決意した。

1、末遠き相模川辺　草もえて　若木命の　若木命のいぶき　そめたり
2、遥かなる　城山の上　星さえて　望みの光　望みの光　心みちてり

その日、妻に移植を望んでいることを話した。自分の性格に正直に、「やれるだけやってだめなら諦めるが、やらずに諦めたくない」と言った。妻からは、「思うようにしたら」と覚悟ができているような返事が返ってきた。これまで何度となく死が迫り、生きることを諦めかけたが、妻の支えのお蔭で頑張ってこれたこと、健気に尽くしてくれたこれまでの妻の姿が走馬灯のように浮かんできた。

数少ない外泊の日、風呂好きな私だが湯舟に入ることができなかったため、妻が私の瘠せ細った身体にシャワーを流した。心なしか妻の手は悲しみに震えていた。申し訳なさと情けなさに、あふれる涙をシャワーでごまかしたことを思い出す。身体の辛さより辛く、私は妻の有難さを深く感じ、「死んでなるものか」と、武者震いのような闘争心が沸いてきたのである。

2日後、部長回診のとき「心臓移植をしたい」と申し出た。主治医をはじめ先生方全員は一様に驚き、一瞬異様な雰囲気になった。主治医は「おお、大変なことになったぞ」と言い残して部屋を出ていった。すぐに戻ってきて、「あれは反則だよ。こんな大事なことは、僕に相談してからにしてほしい」と大目玉をくらった。そして、「安田さんが、点滴が外れて退院でき、外来通院が可能な身体になってから、もう一度考えてみよう」と、移植を諦めろとばかりに言った。

私の移植希望を叶えさせるべきか、諦めさせるべきか、主治医を交えてミーティングが行われ、涙ながらに訴える看護婦もいたそうだ。

はやる気持ち

発作から1カ月ほど経って退院のめどがつき、先生にいつ切り出そうかと機会を探していたところ、私の知らないところで主治医、ケースワーカー、コーディネーターの方々の尽力によって移植の話は着々と進み、東京女子医科大学病院へ橋が掛けられていた。このことを知ってから、家族皆で話し合いを行い、手術費用、募金活動などについて激論になった。

　子どもたちは、「お父さんが出した結論には反対しないよ。手術の結果がどのようになっても、きちんと受け止めるから心配しないで大丈夫よ」と言ってくれた。我が子ながら、私を気遣う子どもたちの成長を頼もしく思った。

「よし、子どもたちのためにも負けられない。絶対に生き抜いてみせる」と自らを励ました。

　1993年1月18日、東京女子医大病院の八田先生から「二、三日中に入院してください」と連絡があり、移植への第一歩が始まった。

　小柳教授、八田先生の診察後、野々山先生、星**コーディネーター**から、**ドナー**への感謝の気持ちを中心に、移植へ向けての心構えを教えていただき、その一言一言が命の大切さを深く感じさせてくれた。しかし、教授と家族の面接後、一向に吉報が届かず、「焦るな、焦るな、勇み足をするな」と自分に言い聞かせ、はやる気持ちを抑えていたのであった。

　1月29日、教授の尽力もあって、私の心臓移植が審査会で認められたことを知り、感激でいっぱいであった。その後、UCLAメディカルセ

コーディネーター……臓器移植コーディネーター。臓器移植に際して、脳死状態のドナーの家族への説明にあたったり、移植を希望する患者や家族の対応にあたるなど、移植病院と救急病院との連絡・調整を行なう人。アメリカではすでに2000人以上いるが、日本ではまだ少ない。

ドナー……臓器提供者。〔レシピエント……臓器の提供を受ける人。〕

ンターからも受入れの話が届いた。この1年間、苦しみを分かち合い、支えてくれたみんなの夢が現実となり、嬉しくて手当たりしだいに握手を求め、喜びにひたった。

一路アメリカへ

大勢の友や看護婦さんや先生から祝福を受け、幸せをかみしめて、2月17日を待った。出発の日は、朝から雨が降っていた。成田空港で友だちや看護婦さんの見送りを受けて、飛行機は離陸した。大きく旋回する飛行機の丸い窓から夕暮れの富士山が黒いシルエットを見せてくれた。「必ず帰るから」とつぶやいて、後ろに流れゆく富士山を目で追った。特攻隊員が戦場に向かったときの思いといまの自分の思いとは「同じだったのか」と、私の心は複雑に絡み合っていた。

シートベルトも外れ、2時間が過ぎたころに、心電計の波形に異常が見られたため、機内に持ち込んだ病院の酸素マスクを付けると、周りの乗客は何事かと心配そうに覗き込んだ。

私と妻は、主治医から、「機内で発作が起きたら地上にいるような対応はできないよ。そのときは諦めてください」と言われていた。血圧が下がり、異常な波形が続き、先生と心電計との睨み合いが続いた。頼りにしていた酸素ボンベは1本しか積み込んでおらず、不安な気持ちでいっぱいだった。心配そうな機長やスチュワーデスの方々の励ましの中で、私はマスクを付けたままコックリコックリと寝入ってしまった。気がつくと、日付変更線を過ぎたことがアナウンスされた。「半分来た。もう少しだ。頑張らねば」と自分に言い聞かせた。

雲の切れ目から海が見え、「Pacific Ocean の真上だ」と、アメリカに近づいていることに興奮が増してきた。しばらくすると海岸が見え始め、近づくにつれ街全体がクッキリと浮かび、ロサンゼルスの上空だとわかった。感激と、やっと着いたという安堵の思いで、大きなため息と同時に目頭が熱くなり、涙があふれてきた。

高度が下がるにつれて、とてつもない大きな街が朝の光を受けて輝いて見えた。私は、「助かった。ここで手術が受けられる。ここまで来れば成功したも同然だ」と妻の手を握り締め、あとは無事着陸することを祈った。車輪のゴツンという振動が伝わり、思わず拍手をしたい心境になったのを覚えている。

ロスでの奮闘記

スチュワーデスの案内で外に出ると、サポートしてくれるボランティアの方がおり、笑顔の中に白い歯が目立って、とても印象的だった。ボランティアの方にお礼を言うのにも言葉がわからないので、ただ「サンキュー、サンキュー」と繰り返し頭を下げるばかりであった。

レンタカーを借り、空港からフリーウェイに乗った。映画で見たクリント・イーストウッドの「ダーティーハリー」がハーレーに乗って横を走っているのではないか、との錯覚に陥った。街に出ると並木道があり、30メートルもあるパームツリーの木が並んでいた。また、右側通行のためか、日本とはまったく違った光景であった。

30分ほどでUCLAメディカルセンターに着いた。ここでは、身長が2メートル以上もあるかと思われる黒人の男性が、優しくサポートしてくれ、身体を前屈みにして車椅子を押して案内してくれた。

病院で紹介されたカワタ先生は、丸顔とメガネの奥の優しい眼差しで、緊張した私の気持ちをほぐしてくれた。先生はとても上手に日本語を話されるので、安心した。

早速、検査が始まり、その結果、即刻入院となった。

移植スタッフは3人の日系の先生で固めてくれた。それに、外科医のラックス先生が担当してくれたが、カワタ先生以外は日本語がまったくと言っていいほどだめで、辛いものがあった。

入院して4日目の夕方、妻が帰ろうとしているときに、突然心臓停止に陥った。このときは、ベッドに座って妻と話しているうちに急に妻がいなくなった。いなくなったのではなく、心臓が止まって、意識がなくなってしまったのだ。「何だろう、何だろう」と思っているうちに、コーンコーンコーンと信号音がして心停止を知らせていた。気持ちがよくなってしばらくすると、胸が苦しくなってきた。

後で妻に聞くと、7、8分くらい心停止になり、人工呼吸をし、円盤状のものを胸に当てて、ドーンと電気ショックを与えたようだ。我に返ったときには、「俺は生きている、俺は生きているのだ」と大声を出して踊っていたそうだ。

幻覚症状のためか、お釈迦様の話のように、地獄から天上界に向かい、クモの糸や千羽鶴を伝って、大勢の人がゾロゾロと昇っていくような光景が見えた。「ああ、これかな。これを切ったら俺も落ちるのかな、死ぬのかな」と思った。このような幻覚は、不思議にいつも夜中の12時ごろに起き、目が覚めてしまうのであった。

入院13日目、看護婦さんたちが私のところに集まってきた。その様子がちょっとおかしいなと思っていると、「今夜、手術をします」という。嬉しくて嬉しくて、夢でも見ているような気持ちになった。

ボランティアとして日本語の話せる看護婦さんが来てくれて、手術のことをいろいろと説明してくれた。妻の居住先にも連絡をしてもらった。

身体全体をきれいに拭いてもらい、手術に備えた。麻酔が効いてきたのか、その後の記憶はない。

スタートした第二の人生

「すごい、すごい」という声が遠くから聞こえた。手術が終わったようだ。「ああ、女房の声だ。ああ、手術で助かったのだ」と思った。周りの声が聞こえるので、「生きている、助かったんだよ」と妻に知らせようと手足を動かそうとしたが、どうにもならなかった。そして、再び意識が薄れていった。

気がつくと2日が経過していた。3日後に一般病棟に移されると二人部屋で、隣は白人だった。その白人が、「どうして、このような黄色い人間と一緒なのか」と言っていると、英語がわかる子どもから聞いた。これが人種差別というものかと辛い気持ちになった。

しかし、捨てる神あれば拾う神ありという言葉通り、斜め向かいの部屋の患者が、「私のところに来い」と言ってくれたのだ。

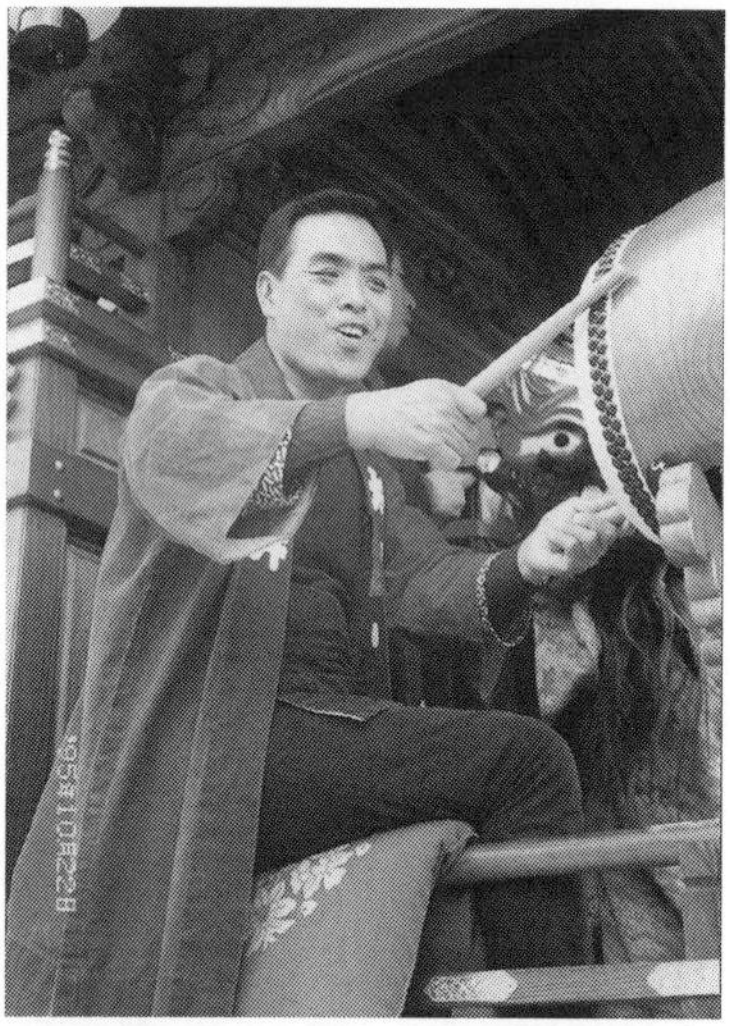

自治会の祭りにて特技の和太鼓を披露

その方は、心臓移植を待っている63歳の白人の患者で、非常に親日的な人だった。かつて日本に行ったことがあるということで、日本語を少し知っており、「フクオカ、ナゴヤ」と日本のまちの名前を挙げて、日本人と仲良くしたいと言ってくれた。気持ちがとても楽になった。

その白人は、私が移植手術を終えたことについて、「ジャパンボーイはラッキーだ」とうらやましそうに言っていたそうだ。彼も、真夜中になると看護婦さんを大声で呼び、何か言っていた。「こういうことは、かつての自分にもあったなあ」と、辛かったころを思い出してしまった。

4本刺されていた**ドレーン**もとれ、退院が近くなったが、肺に水が溜り若干遅れた。荒療治と思えるほどに、身体を左右にひっくり返して背中をドンドンとたたき、無理に咳をさせ痰を出させた。肺に刺激を与えて、肺をきれいにさせる治療法の一つである。

手術後10日目、待ちに待った退院となった。朝9時ごろ、肺に挿入してあるドレーンを抜き、皮膚から出血があるので縫合するかと思っていたが、大きめのカットバンを貼るだけだった。

午後2時ごろ、自分の靴を履き、恐る恐る歩いてみた。歩いたのは2年ぶりだったが、歩けた。一歩、一歩、また一歩。感触を確かめた。早歩きもしてみた。エレベーターで玄関に出ると、本当に大きな病院で、東と西の病棟の間を幅50メートルもある大通りが走っていた。幅10メートルほどの歩道が両側にあり、大きな木が並んで立っている。雨期は過ぎたというのに3日前までは雷雨と大雨だったが、退院当日は晴れ渡り、日差しが強く、大樹は木陰をつくる役目をしていた。ところどころに置かれているベンチに腰をかけて、胸一杯の深呼吸をした。

私の第二の人生の始まりはロサンゼルスからである。現在こうして生きていられるのは、先生や看護婦さんと大勢の方々の善意によるものだ。とくに、愛のギフトをくださったドナーの方には最大の感謝をささげたい。

ドナーの方が、自分が脳死になったとき、人の役に立てればと臓器提供をしてくださった勇気に敬服する。キリ

ドレーン……手術の際、体内に留置する管の一種。体内に貯留する液を排出させるのが目的。

ストは、みんなの苦しみを自分ひとりで受けたと聞く。私は、いくら感謝してもしすぎることのない第二の人生を最高にエンジョイすることを誓い、健康で長く生き続けることがドナーの命の贈り物に対する、私のできるささやかなお礼だと思っている。

（出所：安田義守・宮城亮編著『涙の後には笑おうよ』「生きてふたたび」育文社刊、１９９８年）

［追記］

平成10年8月14日に、夫・義守が旅立ってから長い月日が流れました。久し振りに、その当時の写真、ビデオ、本、健康チェック帳などを目にし、当時は無我夢中ながら今振り返ると一日一日を大切に、いとおしく生きていたと感じられます。

10度目の今年（２００８年）も「安田さんがいなかったら今の自分はいない」という方々に集まっていただけました。私の家で仏壇の中の住人とともに食事をしながら、移植後の現在や義守の思い出話に花が咲きます。私も皆さんの様子を横目に幸せを感じています。

こうしたひと時を過ごせるというのも、義守がドナー、トリオ、移植をサポートした仲間へ感謝しつつ残していってくれた、私への置き土産だったのでしょうか。（あさ子）

＊石井直志さんのあと、副会長を引き受けてくださったのが安田義守さんです。心臓移植後、安田さんはやめていた建築関係の自営の仕事を再開しました。また、特技であった

和太鼓をたたくことができるようになったのをとても喜ばれていました。ところが移植から5年が経った頃、安田さんはB型肝炎ウイルスによる肝機能の低下により入院、1998年8月14日に亡くなられました。54歳でした。安田さんのことは、「おわりに――移植医療の現実とトリオ・ジャパンの活動」の中でも触れています。

ドイツでの移植、不治の病に克つ

磯田 省三
兵庫県神戸市　62歳

闘病の始まり

1989年5月（42歳）、この日も仕事を終えて帰宅。ベッドに入るまでは日常通りの平穏な一日だったのだが、夜中に異常な脱力感と疲労感に襲われ、神戸市立中央市民病院の救急へ行った。

下血そして大量吐血。原因は肝硬変の合併症《がっぺいしょう》で、食道静脈瘤《しょくどうどうみゃくりゅう》の破裂。長時間食道にバルーンを入れ、なんとか止血には成功したが、退院間近になって**輸血後肝炎**になり、かなり苦しい入院の日々が続いた。やっと退院できたのは9月で、これがB型ウイルス性肝硬変との闘病生活の始まりとなった。

私のこの病気はおそらく母子感染と思われる。母も兄も同じB型ウイルス性肝硬変で亡くしている。だからこの病気が不治の病で、こうなればおそらく10年は持たないだろう、ということも察しがついていた。

肝硬変が発病したのは不幸だが、いまにして思えば、飛び込んだ救急で偶然に出会い、適切な処置をしていただき、そのまま主治医として治療を受けることになった、樫田博史先生（現・昭和大学横浜市北部病院准教授）と出会えたのは大変な幸運だった。

血液検査、胃カメラ、エコー、CT等を定期的に行い、年に一、二度入院して静脈瘤の処置をするといった治療が続く。先生と顔を合わせるたびに信頼感は増し、最後まで命を託すのに、何の不安もなかった。それでも病状は徐々に進んで、腹水《ふくすい》や胸水《きょうすい》が溜り、肝性脳症を抑える点滴もほぼ毎日となってしまった。

私はいくつかの趣味を持っていたが、闘病生活に入ってからは音楽を聴くという趣味だけが残り、その世界で遠藤友一郎先生（大阪市阿倍野遠藤クリニック院長）と出会い、お宅へ伺った。かなり遅くまで音楽の話が弾み、そろそろ失礼しようと思いながらも話題が病気の話になり、もちろん閉まっていたのだが、階下の医院で診察していただくことになった。エコーの画面を見ながら先生の第一声は、「これはあかん、1年保たんなあ」。

輸血後肝炎……手術などの目的で、血液や血漿が輸血されたときに起こる肝炎のこと。1997年以降、B型肝炎ウイルス、C型肝炎ウイルス、HIVに対する血液スクリーニングが行われるようになって、輸血後肝炎はほとんどみられなくなった。

振り返れば静脈瘤破裂から4年が過ぎている。不治の病とわかってはいても、私のような俗人に覚悟などできるわけはない。面と向かってこう言われると、かなりショックだ。

遠藤先生は大阪大学医学部の出身で非常勤講師もなさっている。そんなわけで、阪大附属病院に肝臓の権威がいるからと紹介状を渡された。しかしこのときは、あまり気が進まなかった。B型の肝硬変が治るわけはないし、いまさら病院を変える気もない。でも遠藤先生も心配してくれている。一度だけ阪大にいく決心をした。

突然現れた移植への道

1993年8月（47歳）、阪大病院に電話を入れると、大阪市内から吹田への移転の真っ最中で、予約は9月中旬となった。

門田守人先生（現・大阪大学理事・副学長）の診察を受けた。CTを撮り、そのフィルムを見ながら、「移植に行きますか」とおっしゃる。なんということだ。肝硬変は決して治らぬと思っていたのに、移植すれば治るのか、そして私でも移植してもらえるのか。

われわれ一般人にとって移植などというのはマスコミの中の出来事であり、新聞・テレビ等で報道されるというのは非常に稀な出来事であるからで、自分には無縁と思い込み、その知識もまったくない。臓器移植法もなかったそのころは、それが普通のことだった。

ところがいま、私の目の前に移植が現れた。後先も考えず、「お願いします」と言ってしまった。

帰途、我に返ったときの気持ちは複雑だった。内緒にしておくつもりだったけれど、樫田先生には報告しなければならない。阪大病院への転院を言われるに決まっている。いままでさんざん世話になりながら——。

それでも仕方なく、診察日にことの成行きを話した。

「そうですか。移植に行くのですか。それでは協力します。後で書類を渡しますので、阪大へ持って行ってください」

樫田先生はまだ30歳を少し過ぎたばかりの若い医師だ。たくさんの患者も診ている。それでも私の信頼に応えようとしてくれている。おそらく、私の病歴やデータの書類が入っているのだろう、大きな封筒を、まず遠藤先生に手渡し、見てもらった。

「君はすごい医者に診てもらっているんだ。命を助けられたのは一度や二度じゃないです。磯田さんの移植の成功を祈っています」

遠藤先生とはまだ3回ほどしか顔を合わせていない。それなのに私を移植に導いてくれた。いま私は夢の中にいるのかもしれない。

医師たちの連携——ドイツの病院へ

2度目の門田先生の診察にて、「アメリカのＵＣＬＡに頼んでみましたが、『Ｂ型は移植できない』と断られました」と告げられた。もちろん私は知らなかったが、Ｂ型ウイルス性肝炎は肝臓を取り替えても、血液中に残ったウイルスが新しい肝臓に取り付き、再発する。ということで、移植できないというのが常識であったようだ。夢であったと思えばなんでもないことだと自分に言い聞かせようと思ったとき、門田先生の言葉が続いた。

「先日、ドイツの医者が『B型でも大丈夫』と講演していたから、そこに頼んでみます」

門田先生は肝臓の権威だ。B型は移植が駄目なことは当然ご存じのはずで、1度目の診察で移植の話は出さずともよかったはずだ。ましてUCLAに断られた段階で終わっても仕方のない話なのに、先生はまだ諦めようとはしなかった。

後日、電話で〝ドイツの病院の受入れ承諾〟を知らされ、樫田先生に報告した。

「私の患者は落ち着いているし、磯田さんは点滴しないといけないから、1週間ほど休みを取って一緒に行きます」

信じられないことばかりが続いている。3人の医師が職域をはるかに越えて、私を助けようとしてくれている。友人知人の励ましもすごい。まだ手術が成功したわけでもないのに、いままで経験したことのない幸福を感じている。

当時、関西に肝臓移植した成人のレシピエント（移植者）はいたのだろうか。移植後の生活を知りたくて、門田先生に紹介を頼んだが、二、三の失敗例しか教えていただけなかった。おそらく成功の確率は3割ぐらいのものだろう。駄目でも死が1年早くなるだけのことだ。もしも成功すればB型の患者に希望が出てくるし、日本の医師たちの常識を変えることにもなる。

出発前夜。妻に言った。

「多分箱を抱いて、ひとりで帰ることになるだろうが、誰も恨まないでほしい。皆、私を助けようとしてくれている。私の宝物だ」

出発の日、人生で最も辛い経験をした。出発ロビーで、もう二度と見られないかもしれない幼い2人の子どもの顔を目に焼き付け、飛行機に向かって歩き出したとき、滴り落ちる涙をどうしようもできなかった。

移植の意味

夜のベルリンは雪だった。予約していたホテルで1泊し、翌朝、ルドルフヒルヨウベルリン自由大学病院（現・フンボルト大学病院）へ行った。受付を済ませ、病棟に上がると、廊下で10人ほどの医師が出迎えてくれた。その中のボスらしき人と樫田先生が喋っている。

「遠方からよく来た。必ず元気で帰れるから心配するな。社会復帰できなければ移植の意味はない」

ピーター・ノイハウス教授という人は、人の心が読めるのだろうか。私がまだ一言も発していないのに、見事に不安に応え、励ましてくれている。本当にここへ来てよかった。病室に入り、荷物の整理をしていたら、一人の医師が入ってきた。出迎えてくれた医師たちの中に、日本人らしき人がいて気になっていた。その人だ。

「阿曽和哲（現・東和病院外科部長）といいます。北里病院から勉強に来ています。時間の許す限り、ここに来ますので、困ったことがあったら何でもおっしゃってください。奥様には妻を紹介します。きっとお役に立てると思います」

出会う人、出会う人、どうしてこんなに素晴らしい人ばかりなのだろう。肝臓移植のことはもちろん、病院のこと、必要なドイツ語の単語、ドイツの生活習慣、そのほかたくさんのことを教えていただき、妻の下宿先まで、お世話をかけてしまった。

樫田先生は予定通り1週間で、「頑張ってください、成功の報らせを待っています」の言葉を残し、帰ってしまった。

ついに移植手術

1993年12月18日、入院したまま待つこと1カ月でドナーが現れ、手術となった。

……

……

どれくらいうなされていたのだろうか。ひどい喉の渇きと、金縛りのような拘束感の中で目が覚めた。どうやら縛られているようだ。ぼんやりと妻の顔が見える。

「フゥー、生きていたのか」

私の声を聞いて、妻がベッドに顔を押しつけて泣きだした。そこは手術が終わったばかりの痛い腹の上なんだが、心細かったのだろうから、我慢してやろう。

術後の経過は良いものではなかったらしい。だからＩＣＵに2週間もいて、やっと大晦日に一般病棟に戻ることになり、扉を押して一歩踏み出して立ちすくんだ。なんと樫田先生が笑顔で立っている。

「成功おめでとう。正月休みで顔見に来ました」

「せ・ん・せ・い」

後は言葉にならなかった。

年が明けてもリハビリが続く。傷口は痛いが、体に入っていたチューブも数が減り、日増しに体が軽くなっていくのがわかる。意識がないうちにではあるが、人間愛にあふれるドナーとの劇的な出会いがあったに違いない。

すべての人に感謝を

1994年1月14日（金曜日）、ノイハウス教授と阿曽先生が部屋に来た。

「月曜日に退院です。教授は土、日と出かけるから、今日でお別れですって」

「ダンケシェン、ありがとう。本当にありがとう」ノイハウス教授の手を、両手で力一杯握りしめた。

退院した翌日、阿曽先生ご夫妻に見送られて、テーゲル空港を飛び立った。ご夫妻には本当にお世話になった。先生の人柄が素晴らしいからこそ、日本人を受け入れてくれたにちがいない。EUでも臓器は不足しているのだ。

帰国して翌日から、樫田先生のもとで1週間検査入院して、退院翌日、職場復帰した。

その年の8月、京都で世界移植学会が開かれ、ノイハウス教授と10人を超えるスタッフが来日され、再会できたのは嬉しい思い出だ。

翌年1月のあの阪神・淡路大震災、つながりにくい電話にまずかかってきたのはドイツからだ。

「ミスター・イソダは生きているか？」

術後3年を過ぎると薬も免疫抑制剤1種類のみとなり、その服用と月に一度病院へ行く以外、なんの制約もなく、健常人と変わらぬ生活となった。以降、心配された拒絶反応、感染症もなく還暦も迎えることができ、現在62歳。この14年余りというもの人生で最も充実した日々をすごせたし、これからもそうありたいと願っている。

おそらくドイツ人であろうドナーと、素晴らしい5人の医師とそのスタッフ、応援してくれた人々に感謝しながら、こうしてペンを走らせている自分に、生きている実感と喜びを感じている。

娘の肝臓移植を振り返って

上橋　晴子
鳥取県東伯郡　43歳

２００５年10月6日、ロサンゼルス国際空港に降り立った。今回は観光目的の気楽な旅で、私にとっては18年前（１９８７年）を振り返る感慨深いものとなった。いつか必ず再びロサンゼルスへ、そしてＵＣＬＡに美佐を連れて行きたいと思っていたが、こんなにも早く願いが叶うとは思っていなかった。主治医の連利博《むらじとしひろ》先生が、医学会で渡米されるのに便乗して、この機会に行こうということになり、美佐がバイトで貯めたお金を出してくれたり、とても積極的で、どちらかというと私の方が連れて行ってもらったようなものだ。

頼りにしていた連先生とは1日だけしか同行できず、飛行機もホテルも別々で、いざ行くとなると、飛行機が落ちないだろうかとか、無事に帰って来られるだろうかと心配になった。不安を感じながら、〈ああ、幸せな証拠だなぁ〉と思った。いまの幸せを守りたいから不安になるのだ。18年前の渡米のときは何の不安も感じなかった。あのときの私は、美佐を死なせたくない一心で、美佐の命が助かるならどんなところへも行く、という必死の思いで渡米したのだった。

胆道閉鎖症の子ども

美佐は１９８６年8月、元気なうぶ声をあげて誕生した。前の年に男の子を死産した私は、今度は無事に生まれて、本当に嬉しかった。体重も３０６０グラムあり、元気な子でよかったと安心した。でもそれは束の間の喜びだった。生後３週間が過ぎたころ、激しく吐乳し顔面蒼白になった。肝機能が悪く、ビタミンKの欠乏で頭蓋内出血を起こしたのだった。幸い頭蓋内出血の後遺症は残らなかったものの、肝臓の検査をするために、自宅から車で1時間半かかる米子医大（鳥取大学医学部附属病院）に入院することになった。

「先天性胆道閉鎖症《せんてんせいたんどうへいさしょう》」。初めて耳にする病名だった。この病気のことを詳しく知りたくて、当時、荒波嘉男さんが代表をされていた「胆道閉鎖症の子供を守る会」が発刊した『胆道閉鎖症のすべて』という本を、何度も何度もボロボロになるまで読んだ。

美佐は生後1カ月が経った9月から翌年の2月までの半年の間に、4回も手術を受けた。術後は黄疸を示すビリルビン値が6 mg／dl程度（普通は1 mg／dl以下）に下がるのだが、再び上がってきて、手術を繰り返した。生後7カ月になっても体重が5キロしかなく、手足は細く腹水が溜り、黄疸で色が黒かった。点滴が漏れて、小さな手が風船のようにパンパンに腫れあがることもしばしばあり、痛いことばかりだった。4回目の手術で腸瘻《ちょうろう》を出し、お腹にはチューブが刺さったままであった。パックを付けて胆汁を採り、それをチューブから流し入れるのだが、しばらくすると胆汁はほとんど出ない状態になり、ガーゼを貼るだけになった。

心ない看護師さんは、テープで赤くただれた同じ場所に、またテープを貼るので痛々しかった。私は少しでも美佐に痛い思いをさせたくなくて、自分でガーゼを交換したり、さらしの布を縫って美佐専用の腹帯を作ったりして、腸瘻から出血しないように心掛けた。

そんな辛い毎日だったが、唯一美佐は元気だけはよかった。それだけが私にとっては救いだった。美佐の病状は、4度目の手術でも黄疸が下がらず、生後8カ月になって、余命は1、2年と宣告された。

「救う会」と募金のこころみ

そのころ、新聞やテレビのニュースで、同じ胆道閉鎖症の子どもが、外国へ肝臓の移植手術を受けに行ったと聞き、助かる方法がひとつだけあることを知った。主治医の先生に移植について詳しく知りたいので調べてほしいとお願いしたところ、神戸の兵庫県立こども病院に詳しい先生がいるので問い合わせてみましょうと言われ、後日報告してくださった。外国で移植を受けるには、3000万円から5000万円（当時）は必要だということ、長期滞在となるため、英語力が必要ということ、受け入れてくれる病院があるかどうかわからないということ等、難しいことだらけで、「大変ですよ、夢のような話だ」と、前向きな態度は見せてもらえなかった。

そんな中、5度目の手術の話があった。今度は肝臓を深く切って太い胆管を探し、腸とつなげ、腸瘻を元にもどすという。私はこの手術の意義が理解できなかった。この子の肝臓では長く生きられないと感じていたし、どうせまたお腹を切るなら肝臓の移植手術を受けたいと、5度目の手術には同意しなかった。こども病院に紹介してくださいと何度もお願いして、やっといまの主治医の連先生と出会うことができた。

こども病院での検査でもやはり、美佐にはいい胆管はなく、これ以上手術をしても効果は得られないとのことだった。主人は最後の望みをこども病院にかけていただけに、諦めの境地だった。私より世間やまわりがよく見えている主人は、他人のお金に頼ってまで何とかしようとは思っていなかったのだった。私は、連先生の「前向きに移植を考えますか」という言葉に救われたような気がした。条件は何ひとつ揃っていなかったが、美佐が生きられる方法を一緒に探してくれる医師がいることがとても心強く思えた。だがどうすればいいのか。

ふと『日本海新聞』という地元紙に目が行き、誰かに知ってもらわなければという思いで電話をかけた。電話に出た記者は親切に話を聞いてくれて、「一度原稿を寄せてください」と言われたので、すぐにペンを執り、外国では助かる命なのに日本では臓器移植ができないから、お金がないから諦めなければならないという憤りを必死に書き綴った。いまではもう、どう書いたのかも覚えていないが、それを読んですぐに取材に来てくださり、「難病の乳児に愛の手を」という見出しで、大きく新聞に載せてくれた。

それを見た主人の友人が中心となって、「美佐ちゃんを救う会」ができ、地元の青年団の人たちも協力してくれて、街頭募金に立ってくれたり、街のあちこちに募金箱を設置したりしてくれた。一軒一軒家を訪ね歩いて頭を下げてくれた人たちもいた。ドア越しに、「あんたら、本当に募金の人か」と疑いの目を向けられた人もいたという。本当にたくさんの人たちが、美佐のために一生懸命になってくださった。

当初は、「救う会」を発足して力になろうという友人の申し出に、主人はとてもためらったようだ。私に「本当に募金をして助けたいか」と尋ねた。私は、「このまま何もしないのは簡単なことだけど、一日一日美佐が死ぬ日が近づいてくるかと思うと辛くてとても耐えられない。たとえ叶わなくても希望を持っていたい」と言った。主人も同じ思いだった。

こうしてたくさんの人が支えてくれ、美佐に生きてほしいと願ってくれていることがとても心強く、感謝の思いでいっぱいだった。それまで私は、美佐を抱いて崖っぷちに立っているような心境だったが、太い太い命綱を結んでもらい、安心して立っていられるようになった。必ず助かる。それだけを信じた。

いろいろな方々のお力添えのお蔭で、募金は目標額を上回り、8000万円を超えていた。

誰でも受けられる医療

連先生がアメリカの病院と連絡をとってくれて、受入れ先も決まり、1987年11月3日に渡米した。ＵＣＬＡの小児科の移植外来で、肝臓の移植を受けて健康になった、生後6カ月の男の子に会った。移植を受けた人に会うのは初めてだ。丸々としていて、見るからに健康優良児そのもののこの子は、いったい何の病気で肝臓移植が必要だったのか知りたくなり、通訳の人に聞いてもらったところ、「何の病気かは知らないけど、医師が移植したほうがいいって言うから受けたのよ」と、意外な返事にとても驚いた。

アメリカでは保険に入っていれば、誰でも受けられる日常的な治療方法なのだ。日本から移植を求めて来る人たちは、みんな重症で最後の望みをかけてやって来る。「もっと早く移植手術を行えば、成功率も高く回復も早いのになぜなんだ」というのは後日ＵＣＬＡの医師から聞いた言葉だが、私たちにとって移植手術が夢のような医療だということが理解できないらしい。

たとえお金ができて外国へ行けても、臓器の提供者が現れなければ手術は受けられない。それも大きな壁のひとつだと思っていたが、実際はまったく違った。肝臓移植だけでも週に1、2回の割合でコンスタントに行われていた。美佐の順番は、同じ型の待機患者の中ではリストの最後にされていたが、次々に順番が近づいて来ているとの報告もあり、実際渡米して3カ月後に美佐の提供者（ドナー）も現れた。

こんなにも次々と善意が寄せられることが不思議な感じだった。日本では考えられないことだ。正直、提供者を待っている間、私たちは誰かの死を待っているような気がして嫌な気分になった。決して誰かに死んでほしいと思っているわけではない、善意を待っているんだ。そう思おうと努力した。美佐の肝臓の提供者はカリフォルニア州に住む生後7カ月の男の子。それだけしか聞かされていない。どうして脳死になったのか。いまごろどこかで子どもを亡くして悲しんでいる親がいるんだと思うと、胸がつぶれそうになる思いがした。

でも、美佐の手術が成功し、待ち望んでいた胆汁の色のついた黄金色のウンチを目にしたとき、健康な肝臓がこの子の体の中で生きづいていることを実感した。子どもの死の悲しみの中での、誰かの命が助かって生き続けてくれたらという願いを痛切に感じて、そのとき初めて、無償の、善意の臓器提供を心から嬉しいと思えた。その人たちの願いも叶えているんだ、手放しで喜んでいいんだと思うと喜びが倍増した。

臓器移植（とくに心臓と肝臓）は、誰かの死の上に成り立つ医療だ。実際に受けるまでは、亡くなった人（ドナー）は犠牲者であるかのような感覚がどこかにあった。これは日本人独特の考え方だろうか。アメリカでは、脳死イコール人の死という認識が定着していて、悲しみの中から得られる唯一の慰めであり喜びなのだ。そう実感したとき初めて、臓器移植の素晴らしさを知った気がした。私ももし、自分が脳死になったら迷わず提供したい。美佐が元気になった恩返しとかではなく、心からそう思うようになった。

お金には換えられない心の宝

日本でも法律が制定され、脳死者からの臓器提供も可能になったが、提供者はとても少ない。

先日、ニュースで子どもの臓器提供も認める法案を検討中だと流れたとき、ある団体の方々が反対意見を述べていた中に、「少しですが、手の握り方で会話もできるのです」と話していた人がいた。それは脳死ではないのではないだろうか。脳死と植物状態はまったく違う。

脳死が人の死だと法律で定められたからといって、人工呼吸器で生き続けている人たちの生きる権利を侵害するわけではない。たとえ脳死の人でも、ドナーカードに提供しないという意思を表明していたらドナーにはならない。心配しなくても、あなたのご家族の人工呼吸器を外したりはしないから、どうか移植を必要としている人たちの生きる望みを断つような反対運動を安易に起こさないでもらいたい。

連先生も、初めから率先して外国の病院へ紹介していたわけではない。美佐が出会う前に、肝臓移植を望みながら亡くなった子どもさんがいると聞いた。安易に外国へ臓器を求めて行くわけにはいかない。本来国内で、国民の理解を得て脳死移植を治療として認めていくべきだと。しかし待っていては間に合わない。悩んだ末に外国の病院と連絡をとり、OKをもらったときはもう手遅れだったという。そんな子どもさんがいたから、いまの美佐があるのだと思う。

日本でも欧米のように移植医療が定着するのはいつのことだろうか。病院（医師）と患者の間の信頼関係や、死生観等々、さまざまな問題があると思う。アメリカでは運転免許証に臓器提供の意思表示がされているが、それを日本でも実施してはどうだろうか。

美佐は今年（２００６年）20歳になる。毎日とても有意義な日々を送っている。小さいころは体調を崩すたびに心配したが、中学では厳しいバスケット部に入り、心身ともに強くなった。高校を卒業して栄養士の専門学校に通い、この4月からは夜間の調理師科にも行くと言い出し、アルバイトで貯めたお金で学校の近くにアパートを借りて、一人暮らしを始めた。あまり帰って来ないので、母としてはとても寂しいけれど、病気だったことが嘘のように本当に頑丈な子に成長したものだ。

私たちは病気を通して大切なことをたくさん教えてもらった。お金には換えられない〝心の宝〟をありがとうと言いたい。私にとって移植医療とは、一言で言うと「感謝」である。この気持ちをずっと忘れないでいたいと思う。

［追記］

２００８年4月に夫と私と三女は、鳥取で暮らし始めました。美佐と次女は神戸で働いています。美佐は老人ホーム（介護医療施設）で栄養士の仕事をしています。連先生も転勤され、事実上、本当に一人立ちの生活を送ることになりました。

私たちが鳥取へ帰郷することを決めてから連先生の転勤を知り、美佐の周りから皆がいなくなるのがとても心配に思えました。不安がる私に美佐は、「連先生もお母さんたちも外国に行くわけじゃないんだから近いもんだ。メールもできるし、心配せんでもええよ」と逆に励まされました。1、2年の命と宣告された子がもう22歳です。ありがとうございます。

ミラクルボーイと呼ばれて

阿波 ひろみ
山口県長門市 39歳

突然の余命宣告

当時、私たちは、5歳、3歳、1歳の3人の男の子に恵まれ、まだまだ手のかかる子どもたちを必死に育てるのに大奮闘の真っ最中だった。私は、三男が生まれたとき、育児休暇期間を利用して、その間専業主婦になった。仕事に復帰するその時まで、育児にどっぷりと浸りたいと考えていた。

命をつなぐために海外での移植手術が必要で、募金活動をして移植手術に希望を託す重症の子どもたちとその親の姿は、テレビのニュースや新聞の記事で何度か見かけたことがあった。しかしそれはあくまで、テレビや新聞の中の話で「募金をして海外に行かなければならない病気があるなんて。親御さんはさぞかし心痛だろうな」という程度の捉え方でしかなかった。まさかわが子が同じ重病にかかることも、自分たちが同じ立場にたつことも、まったくこれっぽっちも思わずに過ごしていた。

テレビで見た、悲痛な面持ちで記者会見に臨む親に自分たちがなるなんて、そのとき誰が思っただろう。おそらく、移植に進んだ子どもの親御さんは皆、わが子の病気を知るまで同じような状況にあったと思う。

その「まさか！」が私たち家族に起こってしまった。

2005年3月、三男・宏典が1歳3カ月のときの出来事であった。風邪をひき受診した際、以前から気になっていた腹部の異常なふくらみを小児科の先生に診てもらった。

肝臓は通常の5倍までに腫れており、すぐに検査のため大学病院を紹介された。私たちは、大学病院を受診する日まで、医師があげた肝臓の病気をインターネットで調べた。そこに書かれていた肝臓の病気はどれも深刻なものばかりで、私たち夫婦は言いようのない不安を覚えた。ところが、大学病院での検査の結果は、肝臓の病気ではなく、心臓の病気であった。

医師から告げられたのは「拘束型心筋症の疑い」であった。聞いたこともないその病名と、病気についての説明がその場でなされた。心筋が線維化するとか、心不全状態であるとか、なぜ、それが他の臓器、肝臓に影響を及ぼしているのかなど一応説明を受けるものの、それが自分の息子のこととしては、まったく耳に入ってこない状態だった。

医師からの「手の施しようのない末期がんのようなものと考えてください」との言葉に、どれほどの重病であるかは理解できた。私の心臓はいいようのない不安でドクドクと波打ち、足元をすくわれそうな感覚に陥っていた。さらに「助かる道は、海外に渡って行う心臓の移植手術しかありません。予後は非常に悪く、余命一、二年です」と申し渡された。医師の説明を夫は神妙な面持ちで聞き、私は途中から涙が止まらなかった。

いきなり後ろから頭をかなづちで殴られたような激しい衝撃。まだ何が自分たちに起こったのか把握しきれないでいた。ぼーっとした意識の世界にいた。ただ涙がポロポロと頰を伝って落ちた。とんでもないことが起こったということと、わが子が長く生きられないということが強烈に胸に突き刺さった。

医師の説明が終わり、病室に帰り息子を抱きしめ、私はまた泣いた。そばにいた師長さんがなにも言わずに、私の背中に手を添えてくださった時の温もりが忘れられない。

家に戻る車の中、宏典は私の腕の中で気持ちよさそうに眠っていた。その寝顔と温もりを感じながら、私たち夫婦は、それぞれハラハラとこぼれる涙を拭うこともできずに泣いた。運転手の夫はきっと、道路も信号も涙でにじんで運転が大変だったと思う。

家に戻ってから、医師からもらった資料を参考にするだけでなく、「拘束型心筋症」、「心臓移植手術」をネットを使い死に物狂いで調べた。調べれば調べるほど、その重症度と立ちはだかる高い高い壁が見えてきて、絶望感と深い悲しみに私たちは押しつぶされていった。

私たちは、とてつもない恐怖感から逃げるかのように、「拘束型心筋症の疑い」の診断に疑いを持ちはじめた。わが子がそれほどまでに重症の病気であることを受け入れられない〝もがき〟である。

「まさか、うちの子がそんな重病にかかるわけがない」、「何かの間違いがあって、間違った診断を受けたにちがいない」、「50万人に1人の病気に間違ったってなるわけがない」。藁をもつかむ思いで必死に逃げ道を探した。

私たち夫婦は、他の病院の先生に診てもらえば診断が変わるかもしれないと2人の心臓内科の先生のもとへ宏典を連れて行った。しかし、そこでの診断もやはり同じだった。「重症です。初めの診断に異議はありません」と告げられ、どうか間違いであってほしいという望みは見事に打ち砕かれた。私たちは逃げ道をすべて失ってしまったのである。

逃げ道を塞がれ、わが子の病気を受け入れざるをえなくなった時、私たちはそれまで以上の深い悲しみと絶望感に襲われた。何をしていても涙が溢れてくる。まだ幼い上の子ふたりに、涙と動揺を見せまいと必死に隠すのが精一杯だった。それでも子どもたちを寝かせつけ、3人の寝顔を見ながら流した涙はどれほどだっただろうか。

毎日、夫が仕事に出かけると、大きな悲しみと不安が私を襲うようになった。これまでの幸せがガラガラと崩れていくような感覚に、少しうつに近い状態に陥っていた。大きな黒い渦に飲み込まれずに済んだのは、上の子ふたりの笑顔と、母としてこの子どもたちを守らなければという強い思いからだった。

診断が確定するまで

移植手術に向かうことを視野に入れ、私たちは2005年5月、診断の確定と移植認定のための検査を行うため、大阪にある国立循環器病センターに入院した。完全看護で夜は母子分離のその病院で、宏典は初めて母親と離れて夜を過ごした。翌朝、近くに借りたアパートから病院へ行くと、初めて母親と離れる夜を不安で泣き明かし、目から体までパンパンにむくんだ息子が目に涙をいっぱいためて、ベッドの柵にしがみつき私を待っていた。子どもは段々とその母子分離の状況に順応していくそうだが、私たちには辛い母子分離の経験であった。

国立循環器病センターでは、「拘束型心筋症の疑い」を「拘束型心筋症」と確定するための様々な検査と、それに加えて移植認定を受けるために必要な検査をした。そして検査の結果、「疑い」は「確定」へと変わり、私は一人戻るアパートの一室で泣き明かし、泣いても泣いてもこぼれる涙を止めることができずにいた。それでも翌朝は腫れぼったい瞼のまま病院に向かい、下手をするとこぼれそうになる涙を必死にこらえながら、まだ検査の続く宏典に微笑みかけていた。

自宅で上の子の世話をしながら最終的な診断が出るを待っていた夫は、拘束型心筋症であるとの確定を受けて、これからのことを考えていたようだ。宏典本人のことはもちろん、上の子ふたりのことも含めて、さらには移植の道を目指すのかどうか……。このとき宏典は1歳7カ月であった。

検査をすべて終え、退院前、夫婦で病気の経過と移植医療についての説明を受けた。

拘束型心筋症とは、心臓の心筋が線維化して心臓のポンプ機能が十分に果たせなくなる病気で、予後は非常に悪く、これといった有効な治療法がない。宏典の場合、進行を初期・中期・後期と分けると中期に位置するということであった。初期でないことにショックを受けたが、拡張型心筋症の子に比べて一見元気で、進行も早く、突然死も十分考えられる病気であり、余命は1年、3歳の誕生日を迎えるのは難しいだろうという説明だった。対症療法のある他の型の心筋症と違って、有効な手立ては何もなく、助かる道は心臓移植手術しかない。

移植については、移植手術に伴うさまざまなリスクのこと、募金活動をしたとしてもその手術にたどり着ける子はほんの一握りにすぎないこと、募金活動をすることで巻き込む家族のこと、そして、たとえ針の先ほどの希望にたどりついて移植手術が成功したとしてもその後の後遺症に苦しむこともあることなど、医師に質問しながら話は長時間に及んだ。その中で一番強烈に残ったのは、「移植に進むことが本人にとっての幸せとは限らない」という言葉だった。

移植に進んで成功した患者の経験を持たず、多くの悲しい結果を知るその医師の言葉には、移植に対して後ろ向きな発言が多かったような気がする。そのために、もう移植に進むしかないという思いでいた私たちは、移植への道をもう一度考え直すこととなった。

苦渋の末の決断――幸せ探し

「移植に進むことが本人にとっての幸せな道とは限らない」――そのことばは私たちに重くのしかかった。では、「本人にとっての幸せな道とは？」どこにあるのか。夫婦で思い悩み、考えるものの、いくら考えても容易に答えを出せなかった。

一つの道は、宏典の与えられた運命を受け入れ、残された時間を精一杯家族とともに過ごすということだ。しかし、その先には必ず訪れる悲しい別れがある。もう一つの道は、移植手術に希望を託して闘う道だ。しかし、募金活動をすることでたくさんの人を巻き込み、迷惑をかけることになるだろうし、たとえ成功したとしても医師の話の通り後遺症に苦しむかもしれない。

移植に進むか進まないかの決断は、特にまだ物事の判断のつかない幼い子どもの場合、本人の意思表示は難しく、その命の選択は、医師ではなく親の決断に委ねられる。その言いようのない重責と苦しみが私たちを追い詰めた。わが子の命の選択を親自身がし、その命を亡くした時にはまるで自分たちが殺してしまったかのような錯覚に陥るのだ。

生きる希望は移植手術しかない。「その生きる希望があるのに、その希望を親である自分たちが閉ざしてよいのか？」、「本人はそれでも生きたいと望むかもしれないじゃないか？」、「自分がもしも宏典の立場であったならどの道を選ぶであろうか？」、「移植の道に進まないのは、息子のためではなく自分たち自身を守るためではないだろうか?」。自問自答を繰り返す苦しい毎日であった。

移植への道を選択するには、実にたくさんの壁があった。募金活動をすることにより、巻き込むそれぞれの兄弟たち、親や親戚のことを考えた。また、不意に「それだけのお金があったら、どれだけの発展途上国の子どもたちの命が助けられるのであろう」との考えが浮かんだときには、罪悪感を感じた。自然の摂理に従うなら、短い命の時間を受け入れるべきではなかろうかという思いもあった。そして、移植医療に対する無知さと、日本人としての感覚からくる他の人の臓器の提供を受けてまで命をつなぐことに対する躊躇、〝抵抗感〟もこの頃にはあった。

さらには、移植を乗り越えたとしても、拒絶反応や合併症等で、その後に同じ苦しみを味わわせてしまうかもしれず、その時はきっと今よりももっと悲しい別れをしなくてはならないという恐れや、進むことで残された命の時間を短くしてしまうかもしれない怖さもあった。

一番心配だったのは、移植に進むとなれば、病気のことを公にして募金活動をすることで巻き込むことになる身内の反応であった。身内のほうでは、募金活動に進んだ後の私たち家族の生活、一生向けられるであろう世間からの目、中傷、そして上の子ふたりへの影響を心配していた。

移植に進むか、諦めるか、なかなか決心がつかずにいる中で、「たくさんの人を巻き込み迷惑もかけ、そこまでして生かしたいのか」と言ってくる人もいた。移植を受けて亡くなった子どもの記事が載った週刊誌を、泣いて拒む私に、それでも見ておくべきだと目の前で読まされたこともあった。そして、「もうあきらめなさい」と言われた時には、身を切り裂かれるような辛さと切なさ、悲しみに襲われた。

苦しんで、考えあぐねた末に私たち夫婦が選んだのは、与えられた宿命を受け入れ残された時間を精一杯過ごさせるという道だった。家族とともに、その愛のうちに、笑顔でもって、少しでも長く過ごせるように。最期は私の腕の中で看取る覚悟で、移植に進まない道を決断したのである。息子にいずれ訪れる死を覚悟し、腹をくってはそれでもまた諦めきれずに悩み、そしてまた腹をくくり直すことの繰り返しだった。苦渋の末の決断だった。

宏典は突然死の恐れを抱えながらも、5月の国立循環器病センターの検査入院以降、山口県内の病院に定期的に外来受診しながら利尿剤の内服薬のみで自宅で過ごせる時間を与えられていた。拘束型心筋症の場合、有効な治療法や手だては何もなく、唯一できるのが利尿剤の内服であった。残された時間がわずかであるのなら、一秒でも多く家族と一緒に幸せな時間を過ごせるよう私たちは必死だった。

この頃宏典は、夜2〜3時間おきにぐずっては起きた。そのたびに私は、もうほとんど出ないおっぱいを口にくわえさせ安心させて眠らせていた。風邪をひき高い熱が出た時には、一日中座いすで抱いて眠らせたこともある。まだ幼い上の子ふたりにもうがいと手洗いを徹底させ、感染症にかかった時には祖父母宅に預けた。上の子ふたりは、母親に甘えたい気持ちを懸命に我慢してくれ、宏典中心の生活に文句を言うことはなかった。

宏典は、腫れあがった肝臓に胃が圧迫され、食べることをあまり求めなかったが、私は米一粒でも多く食べさせようと懸命の努力を続けていた。少ない量でたくさんのカロリーがとれることもあって、チーズなどの高カロリーなものを選んで食べさせたりもした。

しかし、冬の風邪から腹水がさらに溜まり、定期的に行く外来受診で確実な病気の進行を告げられた。徐々に増えた腹水のためにお腹は風船のように膨らんで、とうとう歩くこともできなくなってしまった。2度目の大きな風邪をひいたときには、利尿剤の内服では利かなくなり、入院による点滴での投与を余儀なくされたけれど、その後また自宅での内服に戻れた。

病気が見つかって以来の主治医である、済生会下関総合病院の石川雄一先生は、私たちがどんな思いで自宅での時間を大切にしているのか、よく理解してくださっていた。少しでも長く自宅で過ごせるように配慮してくださった。これが、最後の自宅での生活になることを先生は知っておられたのだろう。その後、病気の進行は恐ろしいほどに進み、お腹は肝臓から染み出した腹水で膨れあがり、内服による利尿作用に限界が訪れ、家での幸せな時間は終わりを告げたのである。

生きるための闘い、移植へ

2006年7月の入院から病状の悪化により、24時間点滴が外せなくなり、二度と戻れない入院生活に入った。診断から1年4カ月が経っていた。

宏典と家族にとっての幸せな時間は終わり、生まれ育った家を離れ、家族とも別れた母親とふたりきりの辛い入院生活の始まりである。一日でも長く生きられるようにとの懸命な処置がはじまった。腹水が体内で再吸収され尿として体外に排出されるのは難しくなり、お腹に針を刺して注射器で抜く処置を何度も行った。麻酔は危険を伴うため使わずに、皮膚のしびれ薬のみでお腹に針を刺す。宏典は、苦痛に顔を歪めながら必死にその処置に耐えた。厳しい水分制限も続いた。

病室から漏れるカラカラと響く音は、厳しい水分制限を課せられた宏典が氷を少しずつ溶かして少量の水分をちょっとずつ摂るために、氷ひとつ入れられたコップを回し続ける音だった。

この頃、すでに宏典の病状は深刻な状態に達していた。移植に進まないとした私たちの決断も、この頃から崩れ始めた。わが子が本当にいなくなるという恐ろしいまでの不安。歯をくいしばり辛い処置を受けて、生きるために闘っているわが子の姿。死なせはしない、という思いが日を追うごとに強くなっていった。最後には、「たとえ周りの人全員を敵にまわしてもいい、自分たちの命に代えてもこの命を諦めるわけにはいかない!」と心の中で叫んでいた。

腹水でパンパンに腫れあがったお腹、骨と皮ばかりになってしまった手足、肩で呼吸をし、いつも顔をしかめているために眉間のしわはとれなくなっていた。BNPも7000を超え、宏典の命の限界が近づいたことを本当に悟った時、それまで自分たちを納得させてきたすべての理由は吹き飛び、ただ一つ「このまま死なせるわけにはいかない」という思いだけが残った。そして、宏典の懸命に病気と闘い生きる姿は、私たちだけでなく、様々な心配から移植に反対していた身内の心をも変えてしまった。皆の気持ちが一つとなった。

状態の悪化を医師から伝えられるたび、夜中に大急ぎで入るシャワー室で声を殺して何度も泣いた。これだけ頑張って闘っている宏典に、何もしてやれない自分が情けなく、それでもいま自分にできるのは、宏典に微笑みかけ、母の愛情で包むことしかないと言い聞かせ、自分の務めに徹した。

10月、宏典は3歳の誕生日を病室で迎えた。宏典の大好きな仮面ライダーの絵のバースデイケーキにローソクを3本立て、家族みんなに囲まれた嬉しい誕生日であった。かつて病気の診断を受けた時、医師から迎えることは難しいと言われた3歳の誕生日を、今こうして祝える喜びに涙が止まらなかった。わが子の強い生命力とこれまで必死に闘ってきた姿に、今度は親である私たちが応える番だと、宏典の3歳の誕生日の日、私たちは移植に進む決意をかためた。

進みたくても進めなかった道に、長い時間をかけ苦しんだ末、やっと辿り着いたのだった。削られていく命の時間を守る闘いから、生きていくための闘いに、この日から目標は変わった。生きていくための闘いに変わったその時、私は自分の中から湧き上がってくる、希望というエネルギーのとてつもない大きさを感じていた。

わが子の命に対する諦めを一つずつ自分に納得させていくことと、わずかな望みでも、希望を持つことで人はこれほどまで変わるものなのか。その違いを私はこのとき痛切に感じた。

命がけの渡航

募金活動に至るまでを書き記すと、次のようになる。

私たちはまず、巻き込むであろう人たちに移植に進む決意を示した。次に、トリオ・ジャパンに連絡を取り、東京の事務所へ相談に訪れた。移植に進む強い決意をトリオ・ジャパンに告げると、国立循環器病センターの対応が移植に前向きでないこともあり、大阪大学医学部附属病院の福嶌教偉先生を紹介してくれることになった。

連絡を受けた福嶌先生は、お忙しい身でありながら、宏典の状態の把握と私たちの意志を再確認するために、宏典の入院している済生会下関総合病院まで来てくださった。移植に携わる偉い先生がわざわざ足を運んでくださることに、私たちは感動していた。福嶌先生は、移植手術についての説明と術後の管理と生活について具体的な話をしてくださった。病状の進行具合から、福嶌先生に果たして移植手術が可能との判断をしてもらえるかどうか心配していたが、先生は終始にこやかな様子で、「よく頑張ってきたなあ。大丈夫。まだ間に合う。頑張ろうな、宏典君」と言って、宏典の頭をなでてくださった。その光景を目にした私たちは、この先生に任せておけば大丈夫と、はじめて移植に進むことへの安心感を覚えた。

先生は至急、アメリカのコロンビア大学附属モーガンスタンレイ・ニューヨーク子供病院に連絡を取り、受入れの許可を得てくださった。この時の福嶌先生との出会い、そしてまた先生の迅速な対応がなければ、私たちは宏典を失っていただろう。

その後、友人や同僚たち有志からなる救う会が結成された。そして、受入れ先からデポジッド額の提示を受けるとすぐに記者会見を行い、募金活動を開始。一刻を争う宏典の病状を考え、有志による救う会の募金活動は急ピッチで進められたのである。

善意の輪は、私たちの心配をよそに、知人の協力のもと、あっという間に全国のあちらこちらへ広がっていった。そして、励ましの温かいことばの数々や祈りのこもった千羽鶴の贈り物、お年玉を握りしめて募金してくれた子どもたち、お金がないからと自分の指輪を外して入れてくれる外国の方、風来坊みたいな〝お兄さん〟がむずかしい顔をして近づき万札を入れてくれる姿など、温かい善意の気持ちをたくさんいただいた。

私たちは、ただただありがたくて、他人の子のためにこれほどまでに走り回ってくれる友人たちの存在と、全国から寄せていただく温かい心に、どれほど救われ支えられたかわからない。親である私たちが守らなくてはと思っていた宏典の命が、多くの方に守られ、支えられていた。宏典の深刻な病状から、一刻も早くと、皆、自分の家のことなどかまわずに走りまわってくださった。

仕事を終えたあと、救う会のメンバーは毎晩深夜1時〜2時まで奔走してくれた。その姿が善意の輪を一気に広げ、私たちの予想をはるかに超える勢いで募金が集まった――宏典の命を救うために、我がことのように走り回ってくださった救う会のメンバーは、生涯大切にしていきたいと思える大切な方たちである。

結局、募金は1カ月で目標額の1億円に達した。

2007年1月23日、命がけの渡米の日を迎えた。急変の起こりうる深刻な状態で、たくさんの方々のご協力をいただきながら最善の準備がされた。実はこの日の2日前、私はとうとう体が動かなくなってしまった。目が回り、起き上がるに起き上がれない。点滴を打ってもらいながら、病室で渡米の準備をした。付添いの医師団のバッグには宏典のための準備一式と、急きょ私のための点滴も用意された。たとえこの身がどうなろうとも渡米の日をずらすわけにはいかない、明日の朝には、何が何でも体は動くはずだと念じ眠りに就いた。翌朝、宏典を守り抜くという必死の思いが体を動かした。

朝5時すぎ、病院スタッフ、救う会のメンバーなどたくさんの方々に見送られ、お世話になった病院を防災用のヘリで飛び立った。ヘリの中で、隊員の方たちからのメッセージと募金を手渡され、感謝の涙で景色がにじんだ。このとき、万が一に備え、もう一機エンジンをかけ待機してくださっていたことも後になって耳にした。たくさんの方々が宏典を無事に送り届けるために最善を尽くしてくださっていた。

30分ほどで福岡空港に到着し、空港では救急車が待機していてその中で搭乗を待ち飛行機に乗り込んだ。そこでまた、航空会社の職員の方々が、職場の皆さんに呼びかけ集めてくださっていた募金とメッセージをいただいた。人の心の温かさに励まされっぱなしだった。

成田まで飛ぶと、そこでも救急車が待機し控室までが用意されていた。いよいよニューヨーク行の国際線に乗り込もうとしたそのとき、大きな声が聞こえてきた。「ひろく〜ん‼ 頑張れ〜‼ 頑張れよ〜‼」。ふと見あげると、空港の屋上にちぎれんばかりに手を振り、大声で叫ぶ友人たちの姿があった。

私は宏典を抱き、涙をこらえながら必死に手を振って応えた。離陸とともに、私の胸には言いようのない感情があふれていた。

「これが宏典にとって最後の日本となるかもしれない。宏典よく見ておくのだよ。でも大丈夫！ さっきの声を聞いたよね。宏典にはたくさんの人が応援してついてくれている。ママは、絶対にまた宏典を連れて、この国に帰ってくるからね！」。そう決意を新たにしていた。

飛行中は、本人のわずかな状態の変化も見逃すまいと、同行の医師団と私たち夫婦と私の母親で細かな観察を行いながら、緊張の中、無事に13時間の長いフライトを乗り越えて、ニューヨークのＪＦＫ空港に到着することができた。病院を出発してから24時間後の到着であった。

試練のとき

空港では、救急車が待機していた。救急車に移された宏典は、ストレッチャーにくくりつけられ、母親がそばに寄ることさえも、規則だからとどうしても許されなかった。私はその状態がどれだけ本人の体に負担をかけるのか、説明したいのだが、うまく伝わらない。歯がゆくて唇を噛みしめながら、救急隊員の指示に従った。重症なうえに不安に震える3歳の子どもは、かなりひどく揺れるその車内で必死にストレッチャーにつかまり、病院に到着する頃にはぐったりしていた。

こうしてアメリカに到着するまで大事に大事に送り届けられた宏典だったが、この救急車での移動の30分の間に、一気に体力を消耗し状態を悪化させてしまっていた。私は、この一件によって、ここは日本ではないということをまざまざと思い知らされたのである。

コロンビア大学附属モーガンスタンレイ・ニューヨーク子供病院に到着すると、すぐにＩＣＵの病室に入った。ＩＣＵといっても日本のような密閉された空間ではなく、出入り口も開けっぱなしで、付添い用の大きなソファもあり重々しい無機質な感じではなかった。

病室で落ち着くやいなや、たくさんの医療スタッフが入れ替わり立ち替わり現れては、たくさんの質問をしていく。日本では一人の医師がその子の担当医となるのだが、アメリカではチームで役割を分担して関わるので、それぞれの担当に同じ質問を受け、同じ説明がまた繰り返された。関わるスタッフが多すぎて顔も名前も、何の担当であるかもわからない。ほとんど寝られず、また時差の関係でフラフラの私にとって、言葉の壁と、日本とはあまりに違う医療システム、それに到着早々、一息つく間もなく検査に追われたこともあって、私の精神状態は限界に近かった。

張りつめた気持ちを和らげてくれたのが、現地でサポートしてくださった日本人の方々の存在だった。移植患者とその家族をサポートする「ハート・トゥ・ハート」の皆さん、ニュージャージー日本人学校の先生ご夫妻、ニューヨークこどもの国幼稚園の園長先生と職員の方たち。おにぎりを差し入れ、生活に必要なものを揃えてくださり、買い物などのサポートをしてくださった。

その方たちと日本語で心おきなく話せる時間は、私たちに癒しを与えてくれた。「申し訳ないなんて、思わないでください。私たちは、できることをさせてもらうのですから」と言ってくださるその言葉が、ありがたくて心に沁みた。

宏典の状態の悪さから、移植が可能かどうかを見極めるために、心臓カテーテル検査が検討された。すでに少しの負担が命取りになりかねない状態だった。かなりの覚悟をもってカテーテル検査に臨んだ。この検査に入る前、私たちは宏典が脳死になった場合、ドナーとして臓器を提供する意思があるかどうかを尋ねられた。それまで、提供を受けることだけを考えてきた私たちにとって、その時、はじめて提供する側の親の気持ちを知ることになった。

説明を受けた際、即座に感じたのは〝忌避感〟だった。こんなに辛く苦しい思いをしてきたのに、さらに辛い目に遭わなければならないのかという感情が先に立っての承諾への抵抗である。が、しかし、その抵抗が承諾に変わるのに長くはかからなかった。私たちは、脳死となったドナーからの臓器提供を受け、宏典の命をつなぐためにここまできた。ドナーから提供される臓器によって、生かされるために。ならば、宏典が脳死となった時には、その臓器の提供をもって誰かの命を生かすことができるのであれば、短い生涯だったけれど、宏典は誰かの役に立てたことになるのだ。そして、宏典の細胞はその子の中で生き続けられる。そんな思いで臓器提供に応じるサインをした。

そのまま最期を迎えるかもしれないと言われた、カテーテル検査当日の朝、美しい朝日がマンハッタンの街に昇るのを宏典と眺めた。とても静かな朝だった。ストレッチャーで検査室に向かうまでの間、宏典は落ち着いていた。私はストレッチャーに寄り添い、宏典の手を握り頭をなでながら、何をされるのだろうと不安そうな宏典に懸命に微笑みかけ、その不安を最小限にしてやりたいと必死だった。カテーテル検査室の入口まで来た時、「私がついていてやれるのも、ここまでか」と思うと、眠らされるまでの間、宏典はいいようのない不安と恐怖に駆られるだろうと胸が張り裂けそうになった。ただでさえ状態の悪い宏典に、こんな危険な検査を受けさせなければならないことが、親としてとても辛く、私は顔を曇らせた。

ところがである。女性のドクターが、周りのスタッフに母親もカテーテル室に入ると説明しているではないか。一瞬、辺りがざわめいた。しかし、そのドクターは「この子にとってママの顔が見えていることが重要なの。そう、眠るまでね」とはっきり告げ、その場の雰囲気を鎮めた。おかげで、私は麻酔をかけられた宏典が眠りにつくまで付き添うことができた。宏典は私の顔を見ながら安心して眠りに入った。日本ではまず考えられない、この人間的な思いやりある配慮に心から感謝した。宏典は無事、検査を乗り切り、眠ったままその女性ドクターに頭をなでられながら病室に戻ってきた。私は、ドクターに宏典が安心して眠りに就けたことへの感謝の気持ちを伝えた。検査の結果、心配された肺血管抵抗（肺高血圧の程度を示す指標）の数値も心臓移植の適応範囲内と分かり、いよいよ待機生活に入った。

なんとも言えない複雑な待機時間であった。本人に残された命の時間は短く、早く移植手術を迎えたいが、それは同時に同じくらいの年齢の子が一人亡くなることを意味した。一つの消えゆく命から、消え入りそうな命がその命を紡いでもらい、2つなくなるはずの命の一つが助かり、新しい命を生きていく。助かった命は、ドナーの命とともにその後の人生を歩いて行くという、たいへん厳かで尊い愛の医療、それこそが移植医療なのだということを、複雑な思いで過ごしながら実感していた。

待機している間に、なぜ宏典は不安がって泣くのか、泣くことでたびたび状態を悪化させてしまっており、今の状態では宏典のそばに母親の私がついてる必要があることを周りのナースに理解してもらう必要を感じていた。日本の母子の密着の強さはアメリカのナースたちには理解しがたかったかもしれない。けれど、ある日、通訳を介して、思うところを私たちによくしてくれていた一人のベテランナースに説明した。すると、ありがたいことに彼女が宏典に関わるすべてのナースに申し送りをしてくれ、それ以来、宏典の不安は和らぎ落ち着いた入院生活を送ることができた。

ただ、泣くというそれくらいの行為さえ、命を縮める段階に来ていた。宏典は、手術に耐えうる体力をつけるために鼻からチューブを入れ、高カロリードリンクを胃に流し込んでいた。ところがその影響で、腹水はさらに増え、お腹から腹水を抜く処置をすることになった。

日本の病院では注射器を引っ張り、本人の状態を観察しながら少しずつ抜き、一度に抜く量も体内のバランスを考え慎重に見極めていた。その腹水を、アメリカのドクターはお腹にメスを入れ、垂れ流しの状態にしてしまった。孔を開けた瞬間、腹水が噴水のように噴出した。慌てた私は、日本で執っていた処置について、その理由とともに必死に説明を試みるが、聞き入れてはもらえなかった。アメリカでは、まずその処置を試してみて自らが得たデータのみから判断するのだという。強行で容赦ない処置に困惑した。

ちょろちょろ流れ出るお腹の孔をそのままにして3日が過ぎたころ、体内の大切な成分が外に流出し、危険な状態との報告を受けた。「だからあれほどまでに言ったのに！」と私は憤慨した。このときの憤りと悔しさはことばにならないほどであった。

点滴で、流れ出てしまった体内の大切な成分を補充し、どうにか危機は脱した。

待機日数はすでに1カ月近くになろうとしていた。もう限界に近い状態だった。厳しい処置と厳しい水分制限、そのうえ毎朝5時か6時に行われる採血に体は弱り切っていた。この頃は、眠りも浅く、ようやく朝方になり深い眠りに入ったところを採血で起こされ、宏典は針を刺される苦痛に耐えていた。

システムとは言え、この融通の利かないやり方に、何度もこの時間だけはしっかり眠らせてやってほしいと訴えた。何度目かのドクターへの訴えでやっと聞き入れられ、採血の時間が7時台に変更された。アメリカでは、こうしたい、また、こうしてほしいということがあったら、しっかりと自分の要望や意見を伝えなければ、聞き入れてはもらえない。かゆいところにまで手の届く、配慮のなされた日本の病院とはずいぶん違うのだ。

宏典の状態の悪化とともに、ドクターの処置やシステムの矛盾に対する寛容さは私の中から消えていた。宏典を守ることに必死だった。そして、とうとう宏典は高熱を発してしまい、移植チームのドクターに「残念だが、これ以上悪化すると移植手術はもう受けられないかもしれない」と深刻な顔で告げられた。いつもにこやかなそのドクターの深刻な様子に、限界がどれほど間近に迫っているのかが理解できた。

一瞬、異国の地で家族と離れ離れで迎える最期が私の脳裏によぎった。シャワー室に入り、一人泣いた。折れそうになる自分の気持ちを必死に奮い立たせた。「ここで諦めるわけにはいかない。ここまでこんなに苦しい思いをしてきたんだもの。痛くて辛いことも歯をくいしばって頑張ってきたんだもの。宏典がダメになるわけがない。日本のみんなが応援してくれているのだ。私が宏典の生命力を信じてやれなくてどうする！　絶対に宏典は大丈夫!!」。

シャワー室から出て、ＩＣＵの病室を見渡すと、どの子も必死に生きていた。そこには、エクモという生命維持装置を装着し、移植手術を待つアメリカの1歳の男の子と、その母親の姿があった。彼女は、宏典の病室にあった千羽鶴の意味を知ると、千羽鶴を折り続けた。脳梗塞で意識のない4歳の女の子を囲む家族の姿もあった。毎日枕元で話しかけキスをする家族。誰も諦めてなどいなかった。私は彼らに勇気と闘うエネルギーをもらった。

生死を分けた移植手術

移植手術がもう受けられないかもしれないと言われた日から2日後（2007年2月23日）、私は夜中にドクターに揺り起こされた。「ドナーが現れた。明朝から手術の準備をはじめるよ、いいね」という言葉だったが、私はにわかに信じられずもう一度聞き返した。ドクターは同じことばを繰り返した。

待って待っていよいよ限界となったその時にドナーが現れたのだった。深い悲しみの最中に臓器の提供を申し出てくださった、愛と勇気に溢れたご両親の申し出に感謝した。しかし、そのとき宏典は39・7度の熱があった。心配する私に、ドクターは「ヒロがこの移植手術を見送って、次のドナーを待つ余裕はどこにもない」と答えた。命が尽きる寸前の出来事だった。

いよいよ手術となると、急にいいようのない緊張感に包まれた。術中に命を落としてしまうことだってある。手術は数時間後に迫っていた。私はまだ眠っている宏典の頭をなで続けた。「ここまでよく頑張ってきたね。苦しかったね。辛かったね。手術が終わったらお茶も好きに飲めるよ。好きなこともたくさんできるようになる。元気になってパパやお兄ちゃんたちの待っている日本に帰ろうね」

眠っている宏典に話しかけながら、宏典と大切な穏やかな時間を過ごした。何度も生死の境を経験し腹をくくってはきたものの、やはりかなりの緊張感で気がパンパンに張っていた。ここまで歯をくいしばり辛い処置に耐えてきた息子に、精一杯の笑顔で微笑みかけながら、宏典が少しの不安も抱かずに手術室で眠りにつけるよう全力を注いだ。

ストレッチャーにともに乗り、宏典の両手を握り笑顔で話しかけながら、手術待機室へ向かった。ここで私は衛生着に着替え、宏典に付き添い手術室の中まで入ることを許された。宏典は、手術室の物々しさに、一瞬不安そうな表情を見せたが、東大病院から来られて、この病院に勤務され宏典もお世話になっていた大好きな平田康隆先生の優しく笑う顔を見て安心し、私に見守られゆっくりと眠りについた。

手術室を出た瞬間、涙が止めどなく溢れた。命をかけた手術に臨む最愛の息子に対してできること、それはやはり笑みを絶やさずに見守ることであった。母である自分にできた唯一の仕事をやり遂げた瞬間、張り詰めていた緊張の糸が切れた。

3時間半の予定が6時間以上にも延びた。途中で報告があり、臓器の到着を待ったため時間が延びており何の心配もない、すべて順調に進んでいる、ということだった。宏典の心臓移植手術は見事に成功した。

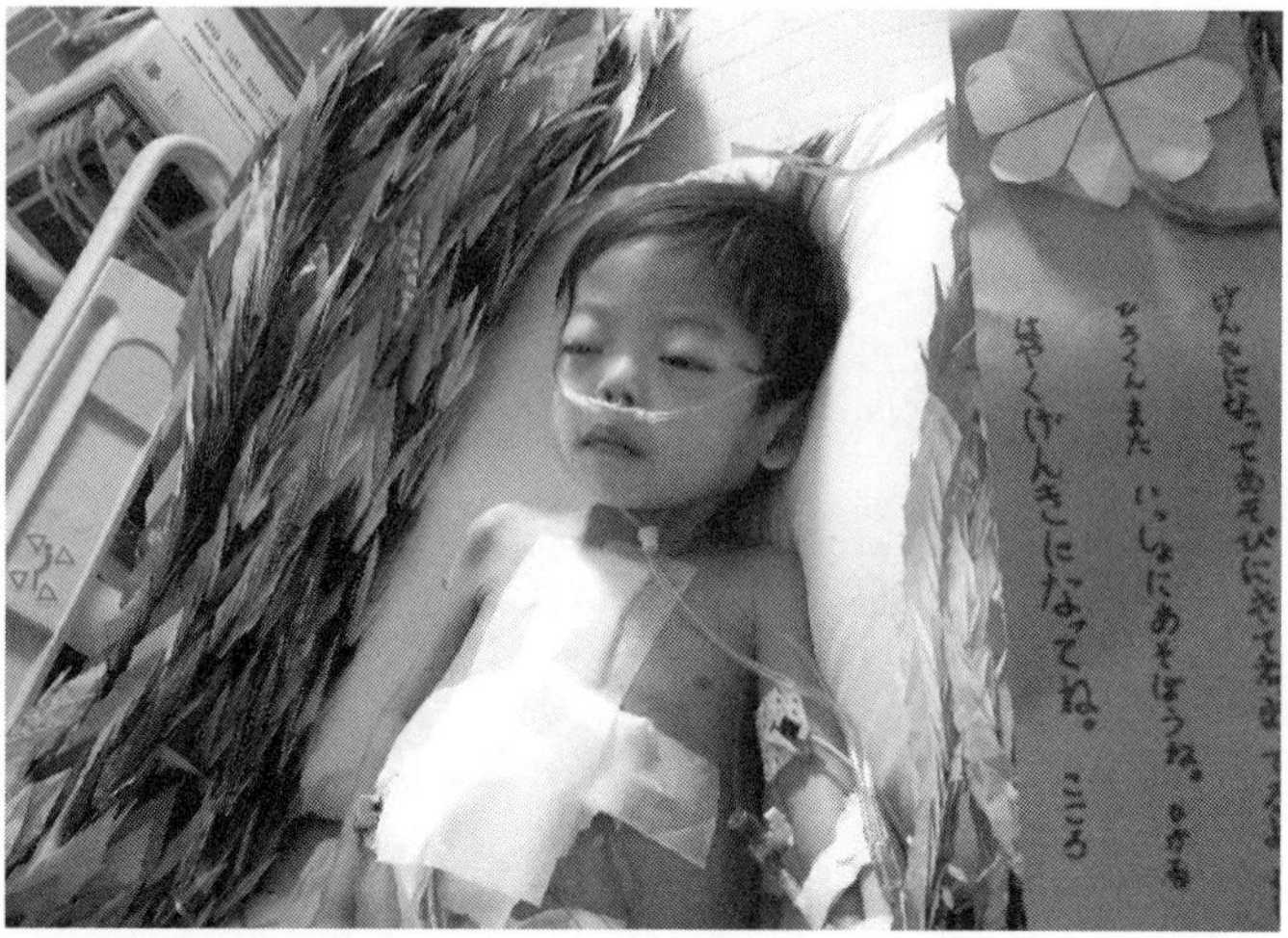

移植後、ICU に戻って 2 日後の宏典

6時間半の手術を終え、宏典が戻ってきた。たくさんのドレーンや点滴の管をつけ、人工呼吸器が装着されている。痛々しい姿だったが、私にはまぶしいくらいに神々しい姿にも見えた。「宏典、よく頑張ったね。ありがとう。愛しているよ」と私は頭をなでた。

術後のいちばん危険な2日間を何事もなく乗り切った。私はこのときはじめて朝までぐっすり眠りにつき、病院の外を歩いた。しかし、驚いた。道を歩くだけで息があがり、動悸がするのである。宏典のそばに寄り添った、病室での長い缶詰生活が、健康な私の体力を驚くほど奪っていた。

手術から2日後、宏典の意識が戻り、挿管の器具も外された。意識がはっきりすると、手術前に約束していた小さく切って凍らせていたフルーツを宏典はおいしそうに食べた。

宏典のように、ほとんど限界に近い状態での移植は、移植した臓器はよみがえっても、他の臓器がそれまでに受けたダメージまでは回復しないだろうと言い渡されていた。周りの心配をよそに、宏典は奇跡的な回復を見せ、たくさんの移植患者を診てきたアメリカの病院のスタッフに、その奇跡的な回復から「ミラクルボーイ！」と呼ばれた。退院の時には「君はぼくらに勇気を与えた。ぼくらのヒーローだよ！」と抱きしめてくれた。帰国の挨拶の時には「グッドラック、ヒロ！　また、ニューヨークに戻ってきて元気な姿をみせてくれよ」とその幸運を祈ってくれたのだった。

宏典が移植手術を受けた日、同じくドナーを待ち続けた1歳の男の子も移植手術となった。ほとんど同じくらいの待機時間を過ごし、しかも同じ日にドナーが現れ手術となった奇跡的な偶然。私たちの部屋に吊るされていた千羽鶴の意味を知ったその男の子の家族は、不器用な手つきで千羽の鶴を折りあげていた。そのことを知っていた人々は、「日本の千羽鶴が起こした奇跡だ！」ととても沸き立った。先に宏典の移植手術が行われ、その手術の途中にその男の子のドナーが現れた。そして、その日の夕方に、その子の移植手術が行われたはずであった。

翌朝はやく、その子の病室を覗くと何もなくなっていた。私は不吉な胸騒ぎを覚えながら、そこに立ち尽くしていた。その時、顔見知りのナースと目があった。彼女は黙って目をつぶり、首を横に振った。涙で病室がにじんだ。その男の子、ショーンは、手術中に出血が止まらなくなり亡くなったという。同じ日に移植手術を受けることとなった2人の男の子は、文字通り生死を分けてしまった。

翌日、荷物の片付けにきたその子の母親・ビクトリアが、宏典を見舞ってくれた。苦しい待機期間を励まし合ってきた私たちは、宏典がまだ麻酔から醒めずに眠るその病室で、強く抱き合い声を出して泣いた。ショーンの死は、今も私の中に強烈に残っている。

それまでにも何人もの幼い子どもたちの最期を見届けてきた。その子らのことは、私の胸に深く刻み込まれている。今ここにいてくれる宏典をみるにつけ、闘い抜いて逝ったショーンとその子どもたちの姿を私は生涯忘れないと、その誓いをあらたにするのである。

天使への祈り

あれから2年。3歳で手術を受けた宏典は5歳となった。移植手術を終えて現在2年目を迎えている。後遺症が心配された各臓器も奇跡的な回復を遂げ、大きな問題もなく現在に至っている。先日行った術後2年目のカテーテルによる心筋生検や様々な検査の結果は「異常なし」であった。毎回結果が出るまでは、安心できないものの、今回も異常なしの結果に胸をなでおろしている。

また、昨年5月からは、児童デイケアサービスのステップを踏んで、11月から一般保育園に元気に通っている。長引く闘病でベッドの上での生活が長かったこともあり、同年代の子から

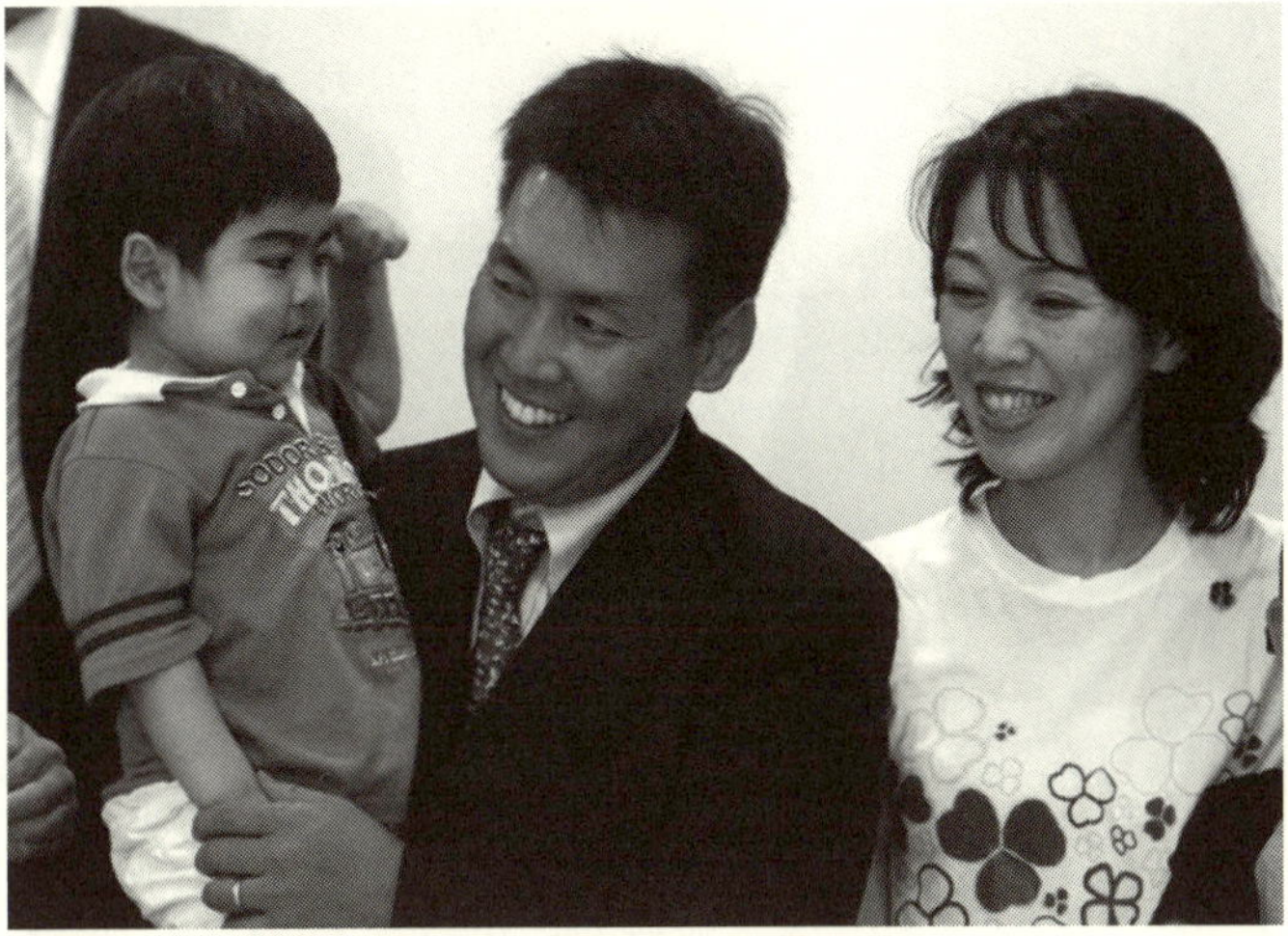

帰国した際の記者会見で

の遅れを心配していたが、ありがたいことに周りの受け入れ態勢にも恵まれ、今ではすっかり溶け込み、友達と元気に走り回り楽しく過ごしている。

2年近く成長が止まっていた体もそれまでを取り戻すかのように成長し、手術時身長88センチ推定体重8～9キロだった（当時も17キロあったが体重の半分は腹水の重みだった）のが、2年たった現在、身長107センチ、体重19・8キロまでになった。

ほんの2年前までは生死の境をさまよっていたことを思うと、その元気さとその後の体の成長に、移植医療の素晴らしさを感じている。ただ、生涯飲み続けなければならない免疫抑制剤とそれによってさまざまなリスクを抱えていることは確かであり、感染症に対するケア、食べ物の管理、生活の管理、月1回の大阪大学医学部附属病院への外来受診、年1回の入院によるカテーテル等の検査は必須である。

毎年、移植手術をした日には、ドナーの子の冥福を祈るとともに、宏典がこうして目の前に生きていてくれることに感謝を捧げている。また、夜眠る前の「天使ちゃん、今日もありがとう。おやすみ」というドナーの子へのあいさつは、この2年間ほとんど欠かしていない。私たちは宏典に、自分の命を紡いでくれたドナーの子への感謝の気持ちを、いつまでも持ち続けてほしいと思っている。そして、こうして紡がれた自分の命を大切に生きてほしい。いつの日か、自分が多くの人に助けてもらったように、誰かの助けとなれる人になってくれたらと願っている。

移植への道をあのまま断念していたら、宏典は、こうして目の前にいてくれることはなかった。私たちはドナーの子とともに生きる宏典の命を、これからも、感謝と喜びをもって守り育てていきたいと思う。

宏典の闘病をずっと見守ってくださり、大変お世話になったある方が、私たちに言われたことがある。「恩返しをしようなんて考えなくていい。皆さんへの恩返しは、ひろくんを立派に育て上げることだよ」。そのことばを胸に、体のリスクを持ち続ける宏典を、私たちは立派に育て上げていくことをここに誓いたいと思う。

命の危機がいよいよ差し迫った時、すべてを投げ捨てて祈っていた。「生きる望みがあるのなら、どうかこの子を助けて!! すべてを失ってもいい、自分の命を投げ出してもいい、どうか神様!!」――これが最後に私たちが辿り着いた答えだった。

日本ではまだまだ移植医療への理解は乏しく、また残念なことに歪んだ情報も行き交い誤解を招いている。そんな状況の中で、わが子が移植手術でしか助からないと告げられ、そのために募金活動まで行い移植の道に進まなければならないというのはあまりに過酷である。かくいう私たちもたくさんの苦しみを味わった。そしてまた、私たちと同じように、この重たい選択を迫られる家族はこれからも後を絶たないのだろう。

そんな中、２００８年５月に国際移植学会がトルコのイスタンブールでひとつの宣言を採択した。

世界的な移植臓器の不足を背景に、海外への渡航移植を制限し、自国内での移植臓器の獲得を謳ったこの宣言が２００９年５月にＷＨＯの臓器移植のガイドラインとして正式に採用される（その後、新型インフルエンザの影響で来年の次回総会に採択が持ち越された）と、毎年日本から海外に渡っていた移植患者は海外での移植手術を望めなくなる。助かる道を知りながら、死を待つのみということになるのだ。他国では助かる命が日本では助からないのである。

高い医療技術を持ちながら、これまで海外のドナーに頼りっぱなしだった日本への警鐘ともいえるものである。アメリカで、私たちが何度も受けた質問がある。「日本は、高い医療技術がありながら、どうしてあなたたちはこれほどのリスクをおかしてまでやってくるのか？　ドナーが不足しているのは、同じでしょう？」、「移植はアメリカでは当たり前の医療として行われているのに、なぜ、日本では受け入れられないのか？」――これが、世界から見た日本への疑問である。

移植医療に対して無知であった頃、私も多くの日本人の方がそうであるように、移植医療に対して大きな壁を感じていた。しかし、すべてをこの目で見、自らわが子がドナーになることを認めるサインをした経験を経て、今は脳死からの臓器提供は深い愛の行為であり、失われゆく2つの命が紡ぎ合う移植医療は、たいへん尊い医療であると強く思うようになった。

私たちは、息子が重い病気を抱え、長い苦悩の末、移植を決断し、命の限界が差し迫ったところで移植手術を受けることができた。絶望の淵に落とされたこともある、悔しくて悲しくて泣き明かした夜もある、神様に必死に叫んだことも。苦しく辛い経験であった。しかし、その中で学んだものは実に大きい。この経験は、それまでの人生観を一変するほどのものとなった。

現在、わが家は経済的に楽な暮らしを送っているわけではないが、心はいつも豊かで、幸せに満たされている。なぜなら、息子の今を生きる姿に、ドナーの子どもさんとその家族の深い愛、そして、息子の命を祈ってくださった日本全国の方々の心をみるからである。

苦しみの中で、私たち家族にとって、本当の幸せとは何かを教えられた気がしている。そして、その幸せを心の中で温めることも。この先どんなことがあろうとも、この家族の原点に立ち返って、今ある命を大切にし家族とともに強く生きていきたいと思う。

2部
移植医療とかかわる中で

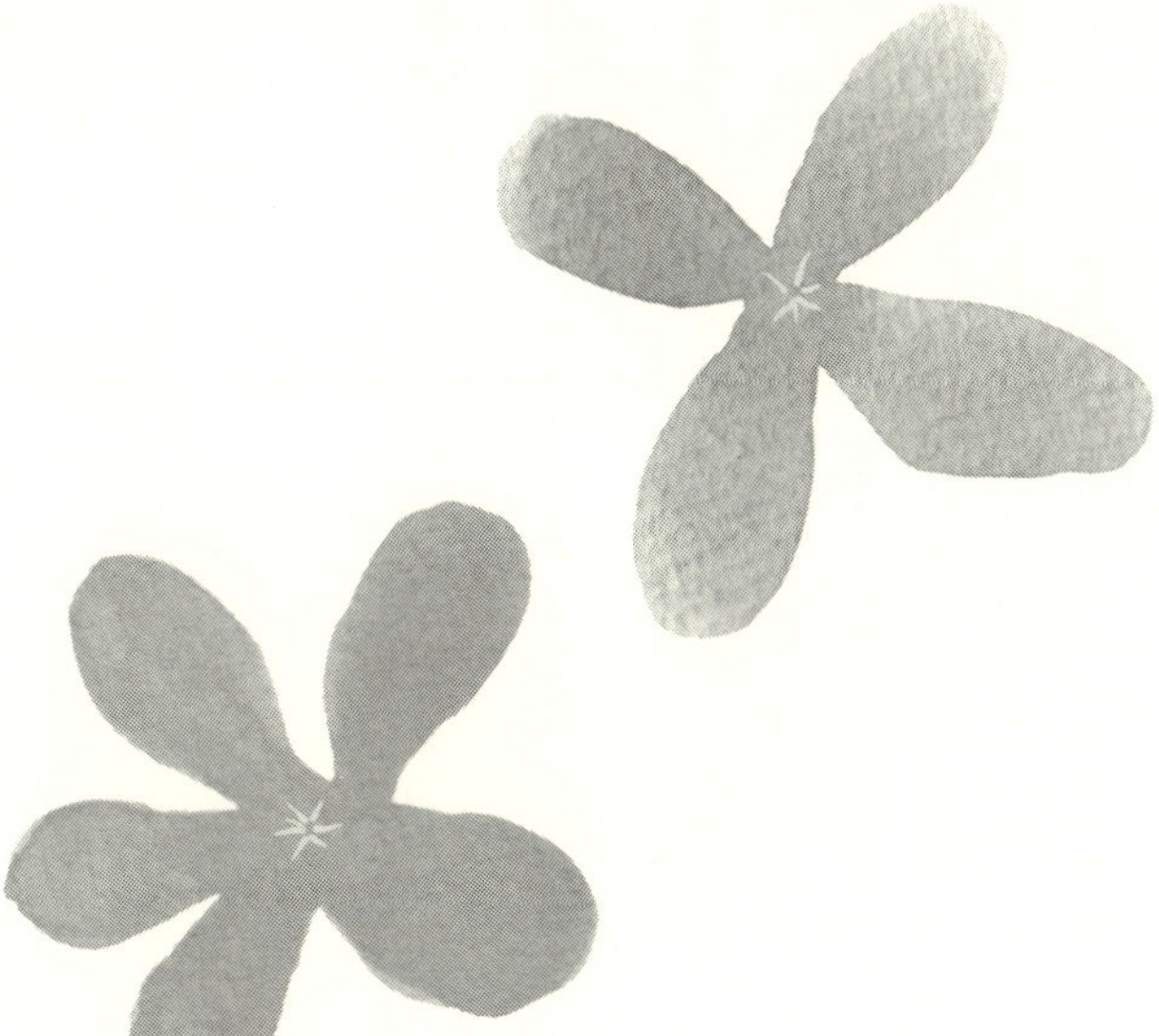

「愛の行為」としての移植

五十嵐 直子
山形県新庄市　50歳

残された家族の12年間

崇史が、フランスのパリで11歳半の生涯を閉じてから、早くも今年（２００６年）で12年の歳月が過ぎました。

その13回忌を迎えるにあたり、崇史がまるで崇史の意志であるかのように、私たち家族に問いかけてきたのです。この原稿の依頼を通して……

私たち家族（私、夫、長男（崇史の兄）の３人）のこの12年間は、崇史と家族の闘病生活について、お互いの思いを出し合い、話し合うことを、暗黙のうちにどこかタブー視する雰囲気のうちにありました。崇史が亡くなった、そのお互いの思いを出し合ったなら、３人の生活を見出せずに、壊れてしまいそうな不安がありました。３人が普通の生活をすることで精一杯で、お互いの気持ちを受け止めるだけの余裕がなかったのです。

家族としての新しいスタートや、毎日の生活に慣れるための努力をすることが、残された家族にとってベストな選択であると、お互い暗黙のうちに感じ取っていました。もし、当時、お互いの思いをぶつけ合い、話し合おうとしたならば、それは、お互いを癒したり励まし合ったりして、悲しみを乗り越え、今後の生活を共に歩もうとする家族のあり方とは違い、きっと私たち家族は、お互いを攻撃し、傷つけ合っていたことでしょう。いまのように、崇史を亡くした家族として12年目を迎えることができずに、空中分解していたかもしれません。

今回、長男が社会人として出発する年となり、この原稿依頼をきっかけに、初めて3人で当時の思いを振り返り、語り合うことができました。

息子の病態と難しい選択

崇史は、1982年11月28日、四季がはっきりとした山形県新庄市の緑豊かな地に、次男として生まれました。誕生の喜びもつかの間、崇史は生後47日目で胆道閉鎖症《たんどうへいさしょう》の診断を受け、①東北大学附属病院の小児外科で葛西式手術《かさいしきしゅじゅつ》を受けました。これを皮切りに、国内で受けた手術は計4回に上ります。②胆汁《たんじゅう》の流れが悪くなったため、生後10カ月頃、再び葛西式手術をする。③3歳のとき、部分脾動脈塞栓術《ぶぶんひどうみゃくそくせんじゅつ》と食道静脈瘤《しょくどうじょうみゃくりゅう》の硬化療法《こうかりょうほう》を受ける。④4歳のときの外ろう変更術、です。

9歳になり、5月に突然大量の下血（1000シーシー以上）を起こし、6月、緊急入院していた新庄病院から東北大学病院へ救急車で転院しました。そして、最後の手段として生体部《せいたいぶ》分肝移植《ぶんかんいしょく》（以下、生体肝移植）を考えることとなったのです。

同じ年の8月に、止血手術を行いました。その結果、すでに移植は難しい状態（成功率は20パーセント以下）であると告げられ、大変ショックを受けました。成功率が20パーセント以下というのは、主に次のような理由によるものでした。

① 動脈血の酸素分圧が50㎜／Hg以下であること（崇史は、大量出血により40㎜／Hg以下でした）。

② 消化管からの出血がある。

③ 門脈《もんみゃく》が、2カ月前の検査ではかろうじて映っていたが、今回は門脈が詰まっている状態にある。

④ 心臓が肥大化し、肺内シャントがある。

⑤ 全身状態が生体肝移植という大手術に耐えられないだろう。手術の途中で死亡する危険性がある。

そして、このような事態を踏まえたうえで、両親の強い希望があれば倫理委員会にかけて移植手術の検討を行うということでした。またその場合は、私よりも適合性の高かった父親がドナーとなることが条件に含まれていました。

そのときから、初めて夫婦で、移植を検討し、互いの考えについて話し合うようになりました。崇史が今後、どのように過ごすのがベストであるかも含めて話し合ったのです。

それまでは、手術ができることは希望へとつながり、それはたしかな未来へとつながっているものだと信じて闘病生活を過ごしていました。しかし、いま、今後の未来は私たちの決断によって崇史にもたらされるのだと思い知ったのです。

当時の私たちの生体肝移植に対する考えは、あくまでも万一に対する備えであり、基本としては国内での脳死からの移植を希望していました。そして私は夫が、生体肝移植に対してはさまざまな抵抗感を持っていることを知っていました。それは、簡単に結論が出せる問題ではありませんでした。

私は、悩みました。成功、不成功の以前に、手術中に死亡する危険性が高い手術を受けさせる意味が、崇史にはあるのだろうか？　それは、私の自己満足ではないだろうか？

そして、もし手術をして、手術中に崇史が死亡した場合に、私はその事実を受け止めるだけの覚悟があるのだろうか？

生体肝移植をするときは、私がドナーになって崇史を救いたいと決めていました。しかし、適合性は夫のほうが高いと告げられたために、大変なショックを受けました。もし私のほうが適合性が高ければ、私がドナーになって生体肝移植をしていたかもしれません。夫が健康体であるのなら、もう一人の息子である長男の未来を考えても大丈夫と、安心して医師の手術に崇史の未来を任せられるからです。

ところが夫のほうが適合性が高いと告げられたときから私は、夫に強くその決断を促すことができなくなっていました。なぜなら、夫は次のような理由で生体肝移植に疑問を持っていたからです。

ひとつは、生体肝移植は脳死移植に比べて技術的な難しさがあるといわれておりましたし、その時点の崇史にとっては、手術中に死亡する危険性もあるような、成功率もあまり期待できない生体肝移植がベストな選択といえるのかということでした。

2つ目には、家族を救うための手段とはいえ、健康な体から臓器を取り出すという行為がはたして医療といえるのかということです。当時すでに外国では、ドナーの死亡事例の報告などもあって批判的な意見なども出されており、生体肝移植を行わなくなってきているとも聞いておりました。また、日本では、家族が臓器を提供するということで生体肝移植そのものが美談扱いされ、しかもそれが当然のことのような論調で報道されていることにも抵抗がありました。

3つ目は、ドナーに万が一のことがあった場合、患者も含めた家族全体に何の保障もないことです。家庭の経済面を支えている夫や、子どもの看病をしている私がドナーとなって万が一のことがあった場合、残された崇史や家族ははたして生活を維持していけるのだろうか。崇史が健康を取り戻してくれた場合はある程度納得ができるだろうが……というものでした。

私は、夫の考えや医師による不適合の診断にもかかわらず、「元気になりたい」という崇史の強い意思とそれまでの闘病生活の信念を貫くためにも、どうしても私の肝臓で生体肝移植をする方向に持っていきたかったのです。

脳死移植の決断

小さいときから崇史には常に、すべての手術の方法と意味を告げて闘病生活を過ごしてきていました。崇史が希望することを願いながら、だめなら説き伏せてでも手術の準備を進めるつもりで、初めて崇史に、生体肝移植手術について話をしました。私から元気な肝臓をもらえると聞いて、最初は喜びましたが、直後にこんな質問をしてきたのです。

「ママの半分になった肝臓は誰からもらうの？」

病気で苦しんでいる自分が元気な人からもらうのはよいが、ではそれからその人はどうなるのか？　また、自分をずっと支えてきてくれた母が自分と同じになったら、どうなるのだろうか？などといろいろ考えて、崇史の中で、どうしても納得できなかったようでした。まして、父親からもらうことなど考えてもいない様子でした。父親一人の働きによって自分たち家族の生計が成り立っていることを、十分に知っている子どもだったのです。また、当時、東北大学病院で生体肝移植を受けた崇史の友だちが亡くなっていたことも影響していました。

崇史にとって、生体肝移植に対する不安は〝拒絶〟へと変わりました。

このような事情から、私は生体肝移植を断念したのです。すべてを納得し、新庄病院で診ていただきながら、崇史の余命を家族のそばで看取ってあげることを決意して、その年の12月に東北大学病院を退院しました。

退院後の崇史は、しばらくの間病状が安定して穏やかに過ごしていました。自宅には、肺機能を助けるために携帯用の酸素ボンベとベッド脇に大きな機械を設置して、万全を期す中で、下血もなりをひそめ、食事も好きな物を食べることができていました。私は、この決断は正しかったのだと言い聞かせていました。もう苦しませたくはありませんでしたし、このまま最期のときを迎えることを望んでいました。

しかし、その願いもむなしく、現実は厳しいものでした。

翌年の1月1日に、突然下血が始まり、1回で3000シーシー以上も出血をして生死をさまよいました。そんななか、それまで一度も倒れたことのなかった私が、とうとう看病に疲れて倒れてしまったのです。そして、夫が私に代わって病院で寝泊りをして崇史の看病にあたることになったのです。

それまでの夫は、崇史の10年近い闘病生活の中でも、自分ひとりで病院に寝泊りしての看病は経験がありませんでした。しかも、崇史の病状は最悪で、大量の下血と意識の低下を繰り返していた時期です。そのとき夫は、新庄病院の吉村先生が、昼夜の別なく崇史の状態を観察し、検査や治療にあたってくださった様子や、崇史が大量下血をすると、深夜にもかかわらず病室を訪れて、点滴での輸血では間に合わないときには注射器を使って腕の血管に直接、輸血をしてくれたことなどを目の当たりにしたのでした。

それを見た夫は、はっきりと崇史の死をイメージしたそうです。その途端、これまでのさまざまな迷いが吹っ切れて、「海外で脳死移植を受けさせてやろう。このまま対処療法を続けながら崇史の死を待つことはできない」と決断したと言っておりました。

このような変化の中で、私も再び崇史を失うことの恐れを強く抱くようになりました。死を受け入れる覚悟よりも、1パーセントでも生かす努力をするほうが、私にとって辛くなかったのです。

「どんなことをしてでも助けたい。まだ20パーセントもある。たとえ1パーセントの成功率になっても崇史を助けられるなら世界中どこへでも行く」という思いが生まれて、ようやく決心できたのでした。その意味では、そのとき初めて夫と私の気持ちが一致し、サイは投げられることとなったのです。

奇跡のようなフランス行き

それから間もなくのことでした。崇史とともに東北大学病院で生死の境をさまよい、隣のベッドで闘病生活を過ごしていた友だちから、海外での移植を受けることになったという手紙をもらいました。そしてその手紙には、「崇史君も一緒に海外で移植を受けて元気になろう」と書かれていたのです。その手紙をもらってからの崇史は、海外での移植を希望するようになり、

「提供してくれた人の分まで二倍生きるのだ」という思いに変わっていきました。

崇史の思いは病状を安定させるとともに、東北大学病院の医師に伝わり、受入れ先を見つける行動へとつながっていきました。しかし、病状が困難を極めていただけに、なかなか受入れ先が見つかりません。いま思うと、その後の出来事は、崇史の「生きたい」という強い思いがすべての人を動かしていった結果ではないだろうかと考えられるのです。

そんな閉塞感の中、「胆道閉鎖症の子供を守る会」で知り合い、その頃すでにトリオ・ジャパンに移られていた荒波よしさんから、一本の電話が入りました。「あなた、崇史君を助けたいのね！」と。それから、すべての歯車が動き出したかのようでした。トリオ・ジャパンの荒波さん夫妻と東北大学病院の医師と私たち、東京—仙台—山形・新庄の3地点でのやり取りが始まったのです。

アメリカや、オーストラリアのブリスベーン、アデレードなどの病院からは病状の深刻さを理由にたて続けに断られました。しかし、当時トリオ・ジャパンの副会長で、いまは亡き早稲田大学の石井直志先生がフランスで移植手術を受けられたことがきっかけとなって、パリのサンタントワーヌ病院のアヌーン教授に打診をしてくださったのです。

ところが、その返事はたった一行、「とにかく、フランスに来なさい！」。誰しもが、その返事に戸惑いました。いまはもとより、当時でも考えられない受入れ方法でしょう。しかし、石井先生は、「国旗に象徴されるように、フランス人には自由、平等、博愛の精神がある。行けばきっと何とかしてくれる」とそう言ったのです。もう私たちに選択の余地はありませんでした。

海外での移植の希望に胸をふくらませ、不思議と病状が安定している崇史を見て、「その言葉を信じよう」と夫は言い、私も、もうそれしかない、そして、どんなことになろうとも後悔はしない、と覚悟を決めました。ちょうど崇史の小学校では募金活動がスタートしたばかりで、資金面の目処も立たないままに渡航したのです。

家族が一緒にという思いと、崇史のそばにいつもついていてほしいという親の勝手な願いから、中学校に入学したばかりの長男も学校を休ませて、1993年、崇史10歳の4月26日、フランスのパリへ東北大学病院の医師とともに旅立ちました。

この渡航に際しても、不思議なことがありました。崇史のあまりに困難な病状のため、依頼した航空会社にはすべて断られました。途方に暮れているときに手を差し伸べてくれたのが、またしてもフランスのエールフランス航空だったのです。機内では崇史のためのベッドを作り、安全に十分なほど配慮をしてくれました。また、私たち家族と医師のため、20席余りの席を用意し、看病のスペースと休養をとるスペースを確保してくれたのです。おかげで、無事パリに到着することができました。

27日の到着後ただちに、アヌーン教授が待つサンタントワーヌ病院に直行すると、果たしてアヌーン教授は私たちを待っていてくださったのです。手紙は本当でした。翌日はアヌーン教授の紹介で、子どもの移植を手がけているウッサン教授のいるパリ市内のコッシャン病院へ転院しました。こうして、まるで奇跡のように、パリ到着から6日目の5月3日に移植がスタートしたのです。

フランス人スタッフとの信頼関係

当時を振り返ってみると、フランス行きが決まったときの崇史は、それは希望に満ちていて、「フランスってどんなんだろう」と地図を広げ、大変な喜びようでした。あんなに希望に輝く崇史を見たのは初めてでした。どんな状態になっても、決して希望の芽を摘んではいけないのだと知ったのはこのときです。

コッシャン病院に入院してからの崇史は、フランスの医療スタッフからとても愛されていました。また、崇史自身も、医療スタッフを深く信頼していました。とくに、ウッサン教授に対しては絶大な信頼を寄せていました。それは、フランスでの困難極まりない手術とその後の治療を経験する中で、崇史自身が肌で感じ取ったものだったにちがいありません。

まず5月3日に1回目の移植が行われましたが、手術を終えた後の止血処理に多くの時間を費やし、19時間を超える大手術となりました。翌日には小腸《しょうちょう》剥《はく》離《り》手術《しゅじゅつ》をしましたが、移植した肝臓が機能しないため、5月6日に2度目の移植手術をしました。

5月12日、今度は小腸に孔《あな》が開いて腹膜炎《ふくまくえん》を併発し、21日までに都合7回の開腹手術を行いました。このときはまさに生死の境をさまよいました。その後、翌年の1月までに小腸の手術を2回行いました。

当時、フランスでは、ウッサン教授と医療スタッフが私と崇史にとってすべての心のよりどころでした。崇史は、何かあると、「プロフェッサ・ーウッサンを呼んで！」とフランス語で言っていました。それに応えるかのように、ウッサン教授はほとんど毎日、崇史に顔を見せてくれたのです。

崇史の手術後の治療がうまくいかず、経過も思わしくないなか医療スタッフとの間に溝を感じ落ち込んでいた私に、看護師のミッシェルは、そっと肩に手を掛け、こう言ってくれました。「悲しいだろう、それも人生なんだよ。でも、崇史は生きている。私たちと直子の気持ちは一緒だよ。あきらめないのが直子だろう。ファイトだ！」と。

その一言で堰を切ったように涙が溢れて、私はミッシェルの肩で大泣きをしていました。気がつくと、周りにいつもの医療スタッフがいて、言葉のやり取りでない、心のやり取りができるようになっていました。そのことがきっかけとなって、日本の医療スタッフとは別の人間関係を、フランスの医療スタッフとの間に築くことができたように思いました。

崇史の死と自問自答

フランスに渡った翌年の1994年5月27日、ウッサン教授の必死の治療もむなしく、結局、肺高血圧症《はいこうけつあつしょう》と心臓肥大による心不全を併発して崇史は亡くなりました。

フランスでの葬儀には、その日は出張で出席できないと思われていたウッサン教授が、どうしても崇史の葬儀に出席したいと、無理をして駆けつけてくださいました。これは異例のことだったそうです。私は先生に抱きついて泣きました。しかし、ウッサン教授のほうが私以上に泣きたかったのかもしれません。

ウッサン教授の中では、崇史はただの患者ではなく、自分の家族のような存在になっていたのだと思います。葬儀には、崇史に関わったほとんどすべての医療スタッフが出席してくださいました。私は、淋しさと絶望の中にいましたが、信頼し合えた医療スタッフに囲まれた葬儀に、とても温かいものを感じ、取り乱すことなく崇史を送ることができました。

崇史が亡くなって今年で12年になります。その間、自問自答の繰り返しでした。

もっと優しく崇史を包んであげるべきではなかったか、厳しいことばかり要求して気丈に生きることだけを求めていなかったか、時には「私が殺してしまったのではないか」とさえ考えることもありました。

最近になってようやく、崇史に対して「貴方は信頼できるお医者さんと巡り合え、素晴らしい関係を築くことができた。ある意味、幸せだったでしょう」と言える自分になりました。

長男の思い

崇史がフランスに滞在して移植医療を受けた1年2カ月の間は、国内での募金やフランス在住の日本人の方々の支援などにより、多くの困難を乗り越えることができましたが、一方では、中学校に入学したばかりの長男にとって、私たちのとった行動が学校生活においてはさまざまな影を落としていたようですが、その中にはいじめもあったようですが、私は、世間と崇史の通っていた小学校への対応で精一杯で、長男の思いを知る余裕がなかったのです。

今回、崇史が生まれてから亡くなるまでの12年の間、長男がどのような思いで生活していたかを初めて聞くことができました。

――崇史の闘病生活を目にしてきたことによって、健康な体を授かった自分は、常に兄としての強い自覚が必要であった。崇史の前ではいつも兄として、凛として生きようと思っていた。崇史は「死」と向き合う日常生活の中で、治療がいやだとかできないなどとわがままを言ったなら、それは、即、「死」につながることを十分に知って生きていた。

――弟の一生懸命「生きる」姿から自分なりの「生きる」ことへの意識が生まれ、そのことによって生きる信条ができた。当時、自分と同じ年代の子どもたちの意識では、親や友人、学校からの評価が基準だったと思うのだが、崇史との日常生活の中で「死」を目の当たりにしてきたことで、自分はどのようにして生きて「死」を迎えるべきかを常に考えていた。そして、崇史の「死」ばかりではなく両親が亡くなった場合に自分がどのように生きるかを考えて生活していた。だから、学校のいじめなど自分にとって取るに足りないことであり、自分が生きていくうえでは問題になるほどのことではなかった。もし、いま崇史が生きていたとしたら、自分と崇史の考える「生きる」ということの意味は同じだろうし、きっと自分が納得できる生き方を貫くだろう。

その言葉を聞いて改めて、親子にもわからない兄弟のつながりの深さを感じました。私は、崇史が亡くなった後、天国にいる崇史に「胸を張って生きたよ」と言える生き方をしたいと心掛けてきましたが、同じ思いを長男にも感じ取ることができました。とても崇史に感謝する気持ちで一杯です。そして、この12年間、長男がことあるごとに「俺は大丈夫だ」と常に私に言っていた言葉の意味が、初めてわかったような気がしました。

アニマルセラピーとの出会い

生前の崇史は、日本にいる自分と同じ病気の子どもたちのことを常に心配していました。どうすれば子どもたちを助けることができるのか、真剣に訊ねてくるのです。その崇史の代わりとして自分が何かをしたい。そう切に願い、帰国後荒波夫妻と同じく、移植を望む人たちのサポートを試みました。ところが、実際に関わってみると、自分が何をしていいのかわからない。相手の要求する以上の行動をしてしまいそうで、距離感がつかめないのです。と同時に、荒波夫妻のように患者家族と向き合い、話を聞き、サポートをする、そして行動に移すという強い精神力を持ち続けていくことの難しさを痛感させられました。

結局自分は何もできないんだと、帰国後しばらくは心にフタをしていたのですが、その頃、崇史がフランスから帰ったら犬を飼いたいとよく言っていたこともあり、奇しくも崇史が亡くなった年に生まれたシベリアンハスキーを我が家で飼うことになりました。そんなとき、何気なくつけたテレビでアニマルセラピーというものがあることを知りました。犬に触れることで、心が癒され、動かなかった手が動く。これは、医療と同じではないかと。しかも、我が家の犬がお世話になっている動物病院の先生が、偶然にもアニマルセラピーをされているではありませんか。

私は、「来た!」と、確信めいたものを感じました。それから、私は犬を連れて施設を訪問するようになったのです。

偶然は続きました。その動物病院には、私が参加するアニマルセラピーの様子を写した写真が飾ってあったのですが、崇史がフランスに行くにあたって募金活動の手助けをしてくださり、当時の担任でもあった小学校の先生が、たまたま自分の飼い犬を連れて行った際にそれを目にして連絡をくださったのです。

崇史は、「学校に自分の足で歩いていって僕を応援してくれた人たちにありがとうって言うんだ」とよく話していました。その願いはかなえられませんでしたが、この再会がきっかけとなって、先生が校長や教育委員会に掛け合ってくださり、小学校の授業でアニマルセラピーが実現したのです。

戌年に生まれた崇史が戌年に亡くなり、そして、その年に生まれた犬が学校や施設で子どもたちを癒している。不思議な縁ですが、崇史はいろいろな人に元気を与えたがっていましたから、ようやくそれが叶えられているのだろうと思います。

移植は愛の行為だから

13年前、フランスのウッサン教授は、「移植は愛の行為だから」と、崇史の移植手術を承諾してくれました。私はその言葉から、たとえそこで検査等の結果移植ができなかったとしても、きっと彼は自分の責任において全力を尽くしてくれるはずだと信じることができました。彼の行為は、すべて、「愛」に導かれていると確信したからです。これは当時の日本の医療からはこれほど強くは感じられなかったことです。

その頃と比べて、現在の日本の医療はずいぶん変わったと思います。移植医療に携わった医師が外国から戻ってきて、日本の医師にいい刺激を与えているのでしょうか。これまでの「お医者様」とは違い、患者への接し方にも変化が出てきたと思います。

また、より前向きに移植を捉えるようになったと思う反面、さまざまな問題点が明確に浮彫りになってきているように思います。フランスから帰ってからの私は、移植医療は医師の技術的な向上と精神面での向上を促すことができるいい医療だと考えるようになりました。それに、患者や家族にとっても、より積極的に医療を考えるきっかけになるものだと思います。

私の夫は、移植医療に関わることとなって、日本の移植医療のあり方に対しては次のような

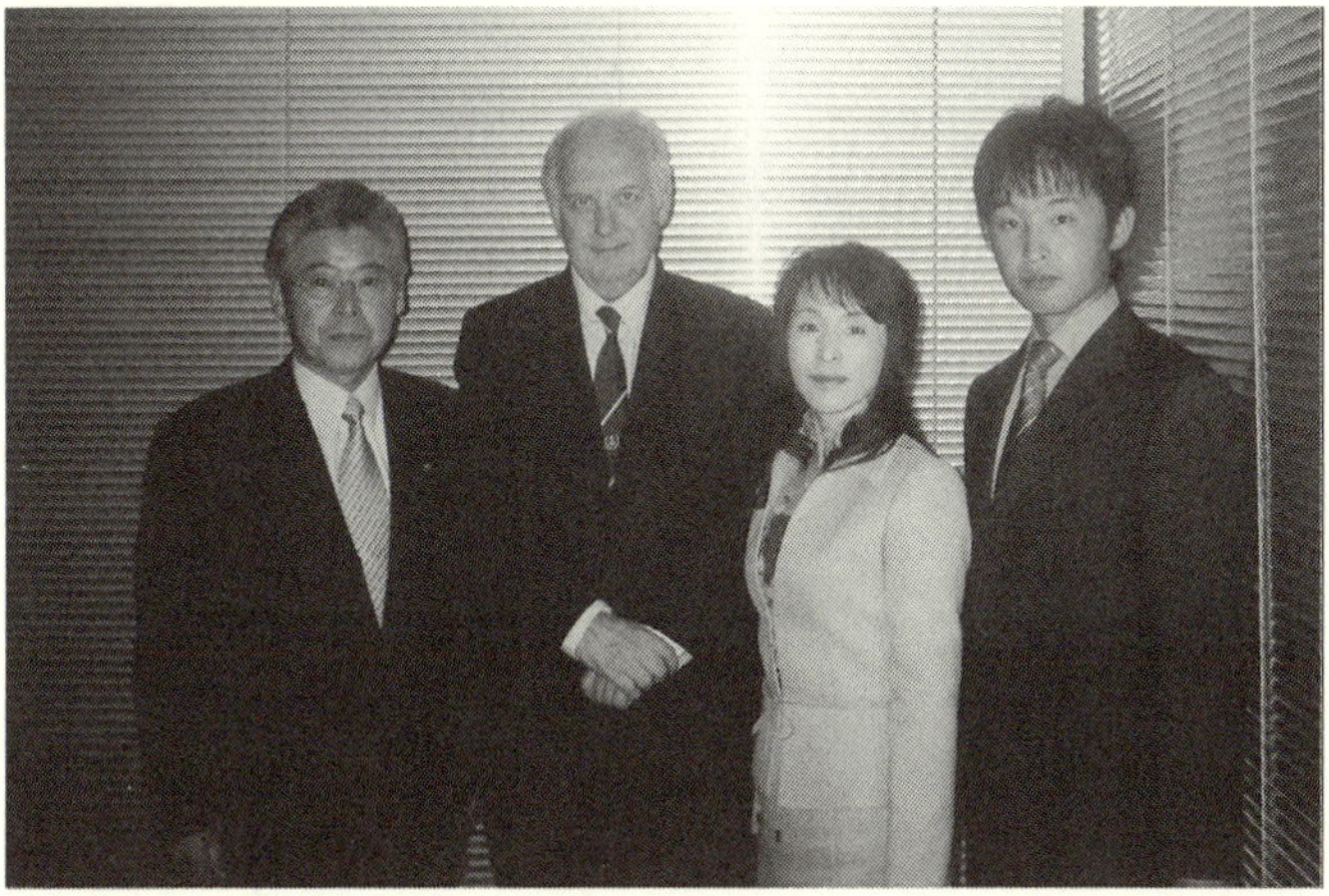

2006年10月15日「移植医療シンポジウム」（産経新聞主催）にてウッサン教授と（向かって左から、五十嵐徹・ウッサン教授・直子・長男雄介）

意見を持っています。

——移植医療の定着のためには、国は法律を作るだけではなく、移植医療者は移植を行うだけではなく、移植医療の一番の根幹である、「脳死は人の死」という世界的事実を法律で一元化して定義し、国内の津々浦々まで周知を図ることが重要である。そのことなくしては、ドナーカードをいくら作って配布しても所持してくれる人は増えないし、保険証や免許証に意思表示欄を設けても臓器を提供しようとする人は増えない。同時に、保険証や免許証に意思表示できる仕組みを早く作るとともに、その実効性を持たせるために、成人の場合は本人の同意のみで臓器提供が可能となる仕組みを実現させることが必要である。また、いまだに大変な決断を迫られる海外での移植に頼らざるをえない子どもの臓器移植を実現するためには、家族の同意（本人の意思は家族の判断から推量することも含めて）で提供できる仕組みづくりも急ぐ必要がある。

私自身は、日本における脳死からの移植医療も、フランスでそうであったように、社会全体で受け入れられるようになることを心から願っています。

毎年5月になると、市内の街路樹と崇史が通っていた小学校のグラウンドに植樹した「もみの木山」のハナミズキの花が咲き誇っています。それは、崇史の亡くなったその年に、私たち家族の願いが届くようにと植えたものでした。

［追記］

13回忌の法要を終えたその年（２００６年）に、まさに崇史の意思が働いたかのような出来事がありました。

10月15日、産経新聞主催で「移植医療シンポジウム」（厚生労働省後援）が東京国際フォーラムで開催されました。テーマは「世界的なドナー不足をどう解消すればいいか——日本と欧州の比較」でした。

そのシンポジウムにパネリストとして出席した私たち夫婦は、基調講演者として招かれたウッサン教授と実に13年ぶりの再会を果たしたのです。ウッサン教授は、病院で働く医師という立場を離れ、仏保健省次官となられていました。

　再会した瞬間、懐かしさとともに、不思議な感覚にとらわれました。つい昨日、崇史の病状についてデスカッションしたばかりのような感じがしたのです。13年という時間の経過を感じさせない何かが、私たち家族とウッサン教授の間にはあることをこのとき確信しました。

　私は、現在の日本の移植医療について自分が考えるところを、ウッサン教授にありのまま伝えました。そして、私はそのことを心からうれしく思いました。

　このような機会にめぐりあえたのは、たくさんの人たちが、私たち家族を支援してくださったことによるものだと心より感謝いたします。

　崇史の死は、家族にとって最大の悲しみですが、この13年間というのは崇史自身が「人生を生きる」ことの意味を私たち家族に教えてくれたように思っています。

　崇史に恥じることのないよう、笑って天国で会えるように生きて行きたいと思います。

親子3人をおそった病と移植

星下　瑠美子
熊本県荒尾市　63歳

父と息子が同じ難病に

久し振りに戻ってきた息子・修が、娘・ゆかに電話していました。

「お姉ちゃん、やっと10年になったね……。おめでとう」

私は黙って息子と娘の会話を聞いていました。思えばあれから11年の歳月が過ぎたのです。

息子が病気の宣告を受けたのは1994年の秋頃だったと思います。難病疾患(**アミロイド・ニューロパシー**)と認定され、いまの医学では何の治療法もない、薬もない病気だと言われました。どうしたらいいのか、私の頭の中は真っ暗で、体が震えるような気持ちになったことを思い出していました。毎日毎日、子どものことを考えると涙が出て、お風呂の中で声を殺して泣きました。もともとは主人がこの病気になり、まさか今度は息子が宣告を受けるなどと思ってもいなかった私には、二重の苦しみでした。

どうしたら息子を助けることができるのだろう。何か治療法はないのか、宣告を受けた息子は死を覚悟したのではないか、あるいは自殺を考えているのではないかと、私の頭の中は悪い方悪い方に考えてしまい、その当時は生きた心地のしない毎日を過ごしたことを、いまでも昨日のことのように思い出します。

ドクターから「いまの治療法として肝臓移植があります」と、私と主人に話があったとき、「ぜひ移植をお願いします」と言いました。しかし、移植費用はオーストラリアドルで15万ドル、私たちにとっては大金です。でもそのとき、同じ病気で勤めを早く辞めていた主人の退職金を息子のために使うことにして、ドクターに、

「先生、息子をお願いします」と言うと、

「俺はいいよ……お父さんが移植に行って来て」

アミロイド・ニューロパシー……アミロイドという蛋白質が全身性に細胞外に沈着する原因不明の疾患。遺伝性の場合の遺伝形式は常染色体優性〔じょうせんしょくたいゆうせい〕であり、親から子どもに50パーセントの確率で病気が伝わる。手足のしびれ、麻痺といった多発神経炎症状、高度な立ちくらみ、食欲不振、排尿障害などの自律神経症状が目立つ。とくに数日の周期で、激しい便秘と下痢が繰り返し出現することが特徴的である。病気が進行すると、舌、甲状腺、肝臓などが硬く腫れ、また心臓ならびに腎臓の機能が低下する。多くの場合は対症療法に終始する。最近は、肝臓移植（日本では生体部分肝移植）が行われる。

「お前が行って、皆に勇気をやれ」というような、主人と息子の会話を、次から次と走馬灯のように思い出します。

１日でも早く、病気が進まないうちにブリスベーンに送りたいと思っていたのですが、息子の仕事の都合もあり、日本を旅立ったのは１９９５年1月の末でした。日本ではまだ移植の例は数少なく、息子としては不安な気持ちで旅立ったのですが、親の私には希望の旅立ちでもありました。

「移植になったら、お母さんはすぐ来るから」と告げて、家庭の事情もあり、１人で旅立たせました。ドクター2人に付き添われてのブリスベーンへの旅立ちでした。

（これでいいのよね……お父さん、あの子は助かるから）

幸運なことに、息子は2週間ぐらいの検査期間中にドナーが現れ、移植が行われました。2月9日、彼が新しい善意の命をいただいた日です。息子は血液型がＡＢ型で、1年ぐらい待たなければならないかなと思っていただけに、こんなに早くできて、命をくださった方に感謝の言葉もありません。これで息子は生きていけると、そのときは思ったのですが……。

やがて主人が入院したことを知り、4月の末、息子と私は帰国しました。息子の顔を見て安心したのか、その年の8月8日、主人は死出の旅に出ました。

娘の発病

その頃から、今度は娘の体調が悪くなりだしました。親の私は、ひょっとするとまた同じ病気ではないかと心配して、娘に診察を勧めました。

「一度ドクターに診てもらったら？」

「ウン……そうしてみる」

まさかと思っていたことが起きました。検査の結果、父や弟と同じ病気と宣告されたのです。絶望のどん底に突き落とされた私たち家族……。いまもその当時のことを思うと、体が震えるような感じがします。さぁ、今度もまた娘を助けることを考えなければ。

娘婿とあちらの実家に行き、「孫を私に預からせてください」とお願いするときの辛さ。一人で何もかもやらなければならなかったその当時、私の心の中は寂しく、「親だから……アンタたちを守るのは親の私しかいないのだから頑張らないとね」といった、そんな気持ちで日々を過ごしていました。

1996年12月、1歳7カ月の孫を連れ、娘と3人でブリスベーンへ旅立ちました。福岡空港での別れの日、娘はどんな気持ちで旅立ったのだろう、娘は自分の夫と姑さんとどんな会話を交わしたのか。後から聞いた話ですが、本人は、生きて帰国することはないかもしれないという悲観的な考えだったそうです。私がお骨を抱き、自分の子どもの手を引いている姿だけがイメージとしてあったというのです。

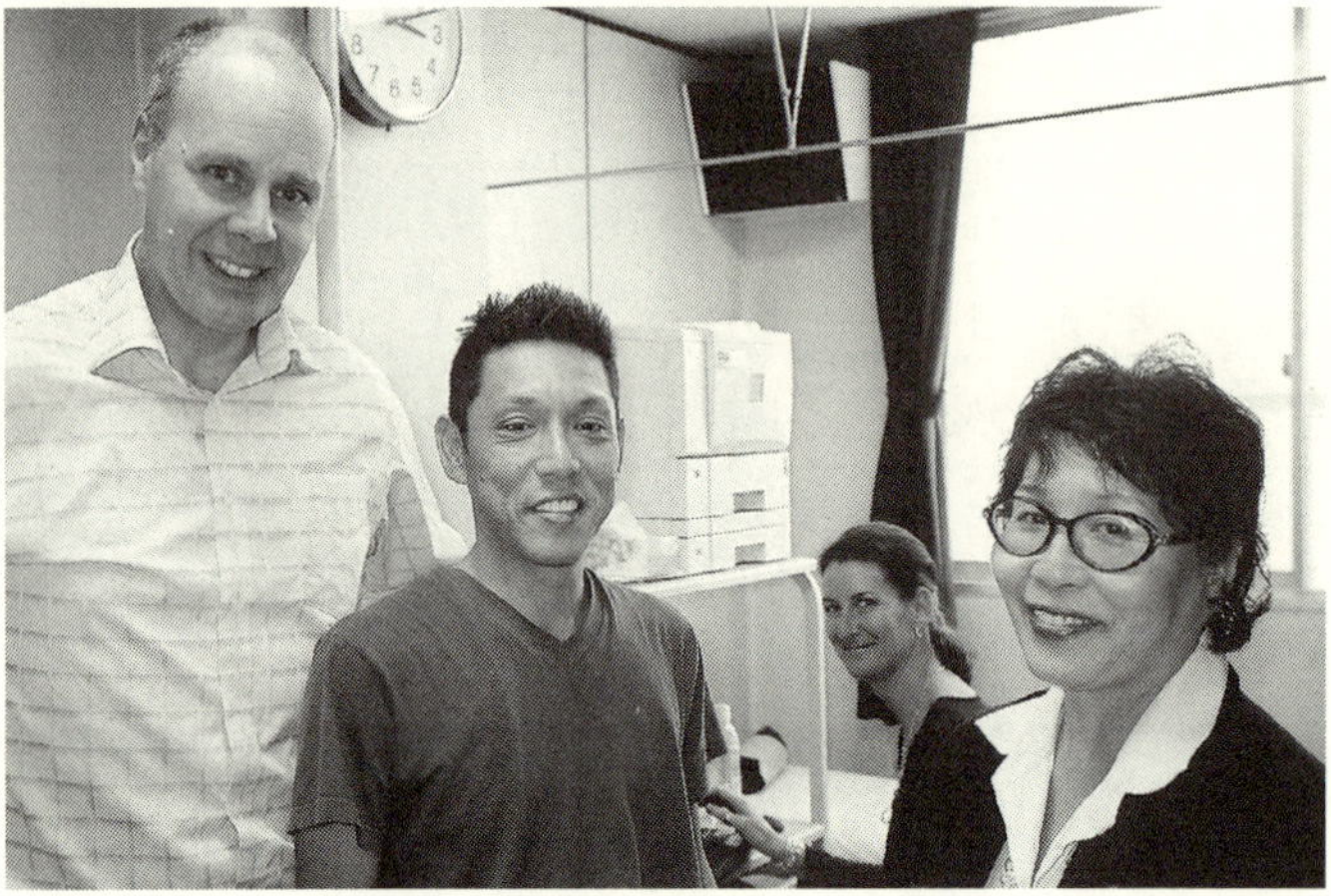

移植後、息子と（右端が私）

ブリスベーンで移植を待つ日々

あのブリスベーンでの生活を思い出すと、娘の病気が進んでいるのではないのかと、不安の毎日でした。そして、何もわからない孫の姿。孫を腕の中で抱きながら、「きっとアンタの時代になったら、もっと医学は進んでいるよ……きっとよくなるからね」と、何度も何度も言葉のわからない孫に向かって話しかけたことを思い出します。

３人の生活にかかる費用と移植費用は主人の生命保険を使いました。言葉のわからないブリスベーンでの生活、でもケセラセラ、なるようになるさ……そんな気持ちで過ごした私です。何につけても、そんなふうに思わないと生きていけませんでした。

娘は2月10日にドナーが現れて移植ができま

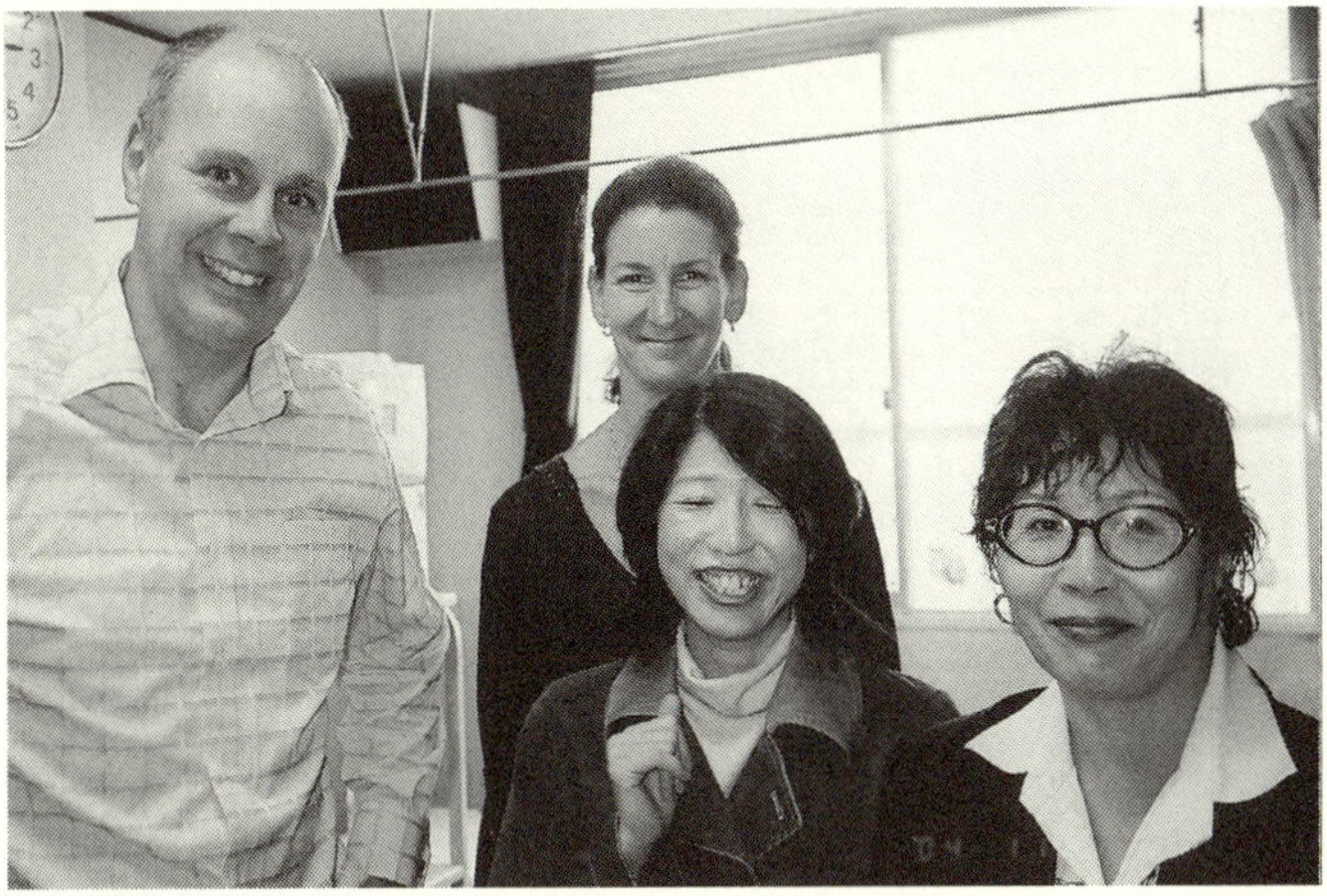
移植後、娘と

した。思ったよりも早くできたことに、神さまに感謝しなければなりません。

移植という灯り

移植はできたものの、病気そのものが治ったわけではありません。何の治療法もないいま、とりあえず延命させるには移植よりほかないから、親としてはこれに賭けたのです。

それで何年生きられるのか、わからないけれど、それに賭けました。移植しなければ、いまはこの世にいないかもしれないのです。日本にいても、ただ死を待つだけの生活——娘と息子に移植を受けさせたことについては、親としてこの世に送り出した以上、責任があるのです。親の務めだと思っています。

2人の子どもは移植したことで、命をつなぎとめることができました。それぞれ10年と11年になります。これで病気が治ったわけではないけれど、あのとき移植に賭けなければ、いま2人の子どもたちが生きてはいないことは確かです。2人の子どもたちを表舞台に出して、移植を待っている人たちがいるということを知ってもらわなければ、ドナーになってくれる人もいないでしょう。

私たちは死に物狂いで生きてきました。目の前に死だけしか見えなかった私たちですが、移植という灯りが見えたことはラッキーと言うほかありません。何の治療法もない病気の子どもたちが、この移植によって生かされていることに感謝です。

親として子どもたちを見守りつづけていくことには、苦しさ、辛さがあふれています。しかしいまは、その灯りだけが頼りだと思って生きている人も他にたくさんいるのではないでしょうか。

あのとき、息子をブリスベーンへ移植にやるとき、なんと日本は病気を持った人に冷たい国だろうと思ったことか。あのときの気持ち、心の中で泣いた日々を忘れられません。いまだに思い出します。現在も脳死での移植医療は進んでいませんが、これしか生きていく道がない者もいることを知ってもらいたいのです。

やっとのことで10年と11年を生きてきた子どもたちに、もっともっと生きて、皆に勇気を与えてほしい、そう願っている私です。子どもたちの生と死を見続けることがどんなに辛くても、そうすることで移植に関心を持ってもらえる。だから、続けていかなければなりません。そう思って子どもたちとともに歩いてきたこの数年間です。

「命のリレー」をつなぎたい

森本　隆
大阪府大東市　46歳

2002年3月2日、息子・康輝は、ドイツのバードユーンハウゼン心臓病センターで、脳死の判定を受けました。人工心臓を着けており、呼吸の声も聞こえ、まるで眠っているかのようでした。康輝はわずか11年という短い生涯でした。

医師から脳死の宣告を受け、あまりにも辛い現実を間の当たりにして何も考えられない状態でしたが、私たちは康輝の臓器の提供を申し入れました。そして康輝の腎臓、すい臓、角膜が摘出《てきしゅつ》され、数名の方が助かったと聞きました。

「ぼくを治してください…」、息子の覚悟

康輝は1993年2月、大阪府茨木市で誕生しました。若干の心臓病を持って生まれましたが、ごく普通の子どもとして、すくすくと元気に成長しました。スポーツが好きで、とくに3

歳から始めた週2回のスイミングスクールを楽しみにしていました。

突然の不幸が訪れたのは、息子が小学校2年生、8歳のときでした。年に一度の精密検査で心臓に異常が発見され、診断の結果は拡張型心筋症《かくちょうがたしんきんしょう》という重い心臓病でした。その後4カ月にわたり、あらゆる内科的治療を受けましたが、回復の気配がなく、自力再生の道を絶たれ、最終的に「残された道は移植治療しかない」と医師から宣告されました。

「無理して学校に行かせないように」という医師からの勧めで、康輝の生活は一変しました。学校で過ごせる時間が制限され、授業は午前中の3限と4限だけで給食を食べて帰宅、スポーツは一切禁止、そして移動は車いすとなりました。

私たちは、医師から告知されたすべてを、つつみ隠さず康輝に説明しました。移植治療を受ける際に一番重要なことは、言うまでもなく患者本人の強い意志だからです。当時8歳の息子に説明をするときは、無性に悲しく、代われるものなら代わってやりたいと天を恨みました。

話を聞いた康輝は、当初とても受け入れられない状態でした。「なぜ、ぼくは学校へ行けないのか」、「なぜ、ぼくは走れないのか」、悩み、苦しんだ日々が1カ月ほど続きました。そして覚悟を決め、私たちに「お父さん、お母さん、そして病院の先生の言うことを聞くからぼくを治してください」と言ってきました。親である私たちはこのとき、何としても康輝を元の元気な身体に戻すと心に誓いました。

そして早速、医師に私たちの決意を伝え、海外渡航移植治療のチャンスを待ちました。それ

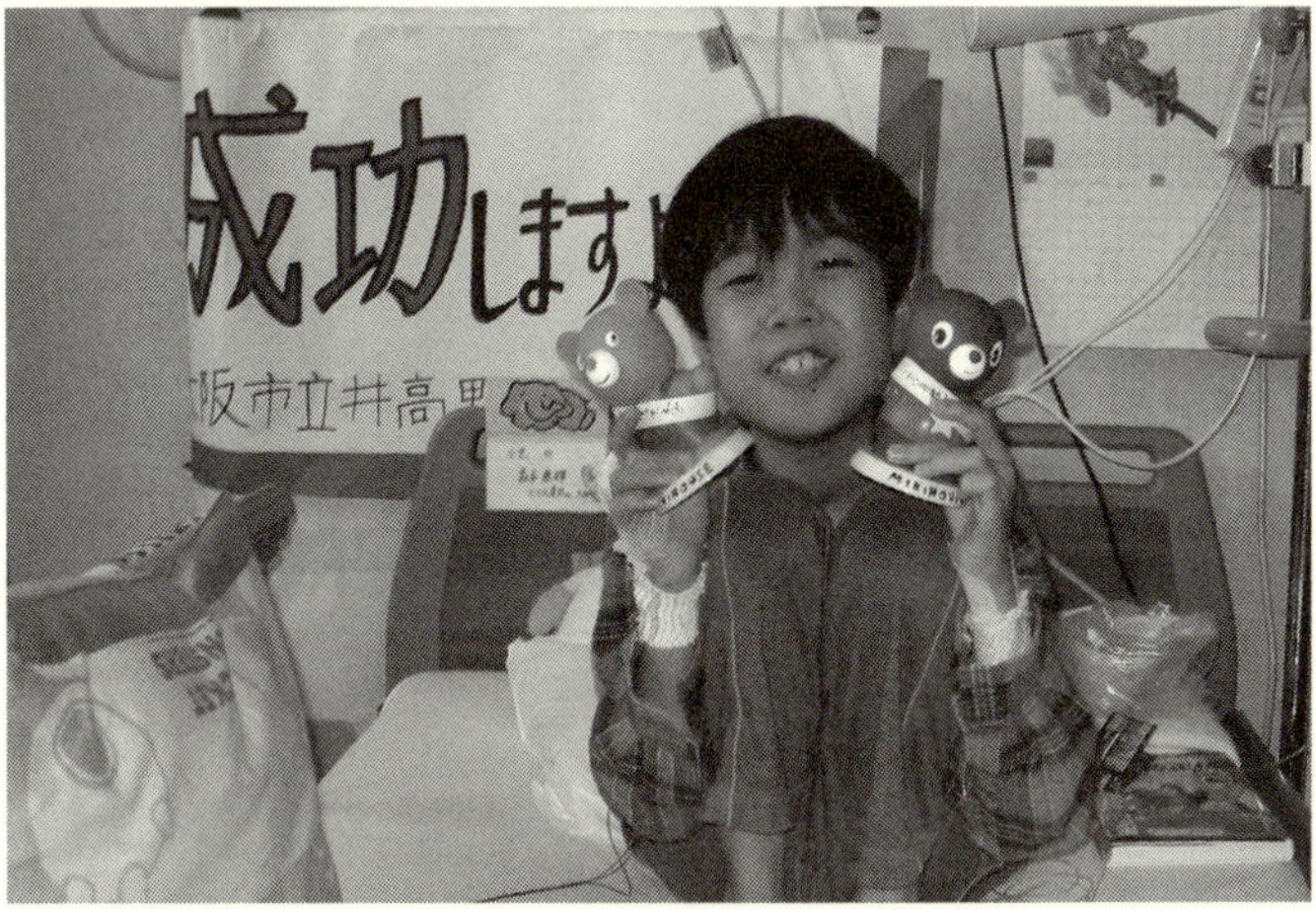

ドイツ渡航前の康輝

から3年後、渡航移植に向け本格的な準備がスタートしました。

息子の心に芽生えた思いやり、そして夢

辛い闘病生活の中、少しずつですが康輝の心境に変化が生まれました。学校の友人に何かと助けてもらい、人に対する感謝の気持ちを覚えました。

募金活動のときの皆様の協力を康輝に話したところ、とても感激し「自分が元気になれるのは大勢の人のおかげだね」と。そして、「元気になればお返しがしたい。これから渡航移植に行く人のお手伝いをしたい。自分は役に立ちたいんだ」と。人を思いやる心が芽生えた息子を目にし、親として嬉しい限りでした。

移植治療が成功しても、体力的なハンディがあることは息子も理解していました。体力では

負けても勉強は負けたくないと思っていた様子で、学校へほとんど行くことができない分、独学で勉強をしていました。学習塾の先生には、大変お世話になり、そしてたいそう力を入れていただきました。お蔭様で小5の夏には国・数・英の3教科は中3レベルに達していました。親が言うのも何ですが、本当によく勉強していたと思います。

息子には「将来は弁護士になりたい」という夢がありました。自分が病気を克服するために多大な協力をいただいたことに深く感謝し、将来は社会的な弱者を自分が守ってあげたいと考えていた様子でした。小学生の夢ではありますが、大げさに言えば社会に貢献したいという考えに大きく成長してくれたと、親として喜んでおりました。

大勢の方の善意を受けながら

息子が入院している病院から渡航移植へ向けてゴーサインが出た際、莫大な治療費をどうやって捻出するのか、また、私たちをサポートしてくださる方がいるのかと、途方に暮れました。そんなときにトリオ・ジャパンを紹介され、お蔭様で「救う会」を発足していただきました。また、私たち家族3人を精神的にも支えてくださいました。

私たちは、康輝の渡航移植の治療費を募金に頼りました。12月の寒空の中、人の優しさ、人の温かさにどれだけ勇気づけられたことかわかりません。大勢の皆様のご支援を賜り、目標の金額を集めていただくことができました。

そして皆様の善意に導かれて日本を出発し、移植治療先であるドイツ・バードユーンハウゼン心臓病センターへ到着しました。しかし、到着後翌日に容態が急変し、ドイツ医師団の懸命の治療を受けましたが、意識が戻らず、脳死の宣告を受けました。長時間の移動の疲れや緊張もありますが、体力が限界にきていたためだと思います。あと2カ月早かったらこんなことにはならなかったと思うと、残念であり、悔いも残りますが、康輝は自分のか細い足でドイツの地に立ち、ドイツの空気をたっぷりと吸うことができました。3年間待ちつづけ、夢にまでみた移植を前に息子は満面の笑顔を見せてくれたのです。

「命のリレー」に使ってほしい

康輝の他界後、私は新聞・テレビ等、多くの報道関係の取材を受けました。それは移植治療の現実を広く一般の方々に認識していただきたい、そして今後、渡航移植を希望される方により多く成功していただきたいとの思いからです。

取材時には必ずと言っていいほど、「最愛の息子さんの臓器をなぜ提供できたのか」と聞かれます。

第一の理由は、息子本人の強い意志です。そしてこの理由がほとんどすべてでもあります。私の家庭では移植治療の話を、生活の一部として頻繁に行っていました。康輝は自分の病状を完全に理解しており、移植治療ができなければ自分がどうなるのか、よくわかっていました。

そして、自分が反対の立場、つまり臓器を提供する立場になったときにどうするかについても、私たちと話し合っていました。

息子は、「自分のために人様から臓器をいただくのだから、反対の立場になったときは、臓器をあげないというのはおかしい。使えるものは使って」と言っていました。息子だけでなく、私たち両親も反対の立場になったときは、臓器を提供するつもりでした。

第二の理由は、遺族である私たちの気持ちです。息子は亡くなりましたが、たとえ臓器だけでも生き続けてほしいと思う、親の切なる気持ちです。もちろん、息子は私たちの気持ちの中ではいつまでも生き続けています。そして、わずかな臓器だけでも、実際に生き続けてほしいと願っているからです。また、臓器の重要性については痛いほど理解しているつもりです。このまま灰にするのではなく、移植治療つまり「命のリレー」に使ってほしいと考えたからです。

息子が残してくれた温かい心

康輝は私たちに多くのものを残してくれました。康輝の発病後、私たち家族はいろいろな体験をしました。将来への不安、辛い現実、そして悲しい選択。しかしその都度、私たちは周りの人に支えられ、そして励まされ、今日に至っています。

私がいまも強く思っているのは、人は優しく温かいということです。康輝とその両親である私たちのために、大勢の方が溢れんばかりの無償の愛情を示してくださいました。辛い毎日の中で、人の優しさ、温かさを肌で感じることができたのです。

また一部の方からは、次のような言葉をかけていただきました。「森本さん、救う会の活動を通して、命の尊さ、大切さを改めて勉強することができました。お手伝いさせていただいてありがとう」と。私はこの言葉を生涯忘れません。

そしてもう一つ、康輝から教えてもらったことは、小学生でも日々努力を続ければ、大人と同等のものの考え方や判断能力が身につくということです。私自身、康輝は小学生だから、しっかりした考えはできないと決め付けていました。しかしそれはとんでもない間違いでした。病気に対して、正々堂々と真正面から闘い続け、自分の現在と将来を考え、行動し、感謝の気持ちと社会への貢献を考えており、親の私が教わったことが多々ありました。

病気と闘いながらも、人間としてとくに精神面で成長を遂げた康輝は、私にとって宝でした。現在、臓器の提供について、15歳未満の子供は判断能力が乏しいため認められないとされていますが、康輝を見ていると考えさせられます。

私は、康輝が果たせなかった「苦しむ人を助けたい」という志を継承し、微力ながら尽くしていきたいと考えています。これが康輝への何よりの供養と思っています。

最後になりますが、息子の心臓移植治療のために大勢の皆様から大変なご支援、ご協力を賜り、まことにありがとうございました。残念な結果となりましたが、いまも皆様の善意に対し、深く感謝しています。本当にありがとうございました。

生体肝移植の経験から言えること

若林 正
東京都中野区　故人

生体肝移植という選択肢

私は1996年1月31日に母からの生体部分肝移植（以下、生体肝移植）を受けた。私が当時25歳にして生体肝移植を受けられたということ自体、とても幸運であった。1995年までに行われた成人間の生体肝移植はわずか19例で、うち死亡例が8例という厳しい状況であったし、成人例に対して積極的な施設はごく限られていたからである。

近年は成人例に対しても積極的に行われるようになってきているが、生体部分肝移植懇話会による1997年10月5日現在の集計でも、国内における生体肝移植計522例のうち、成人例は60例に過ぎない。これは、生体肝移植において最大の問題となるのがドナー（提供者）の安全性であり、ドナーから摘出可能な肝臓の一部（主に左葉《さよう》）でレシピエント（受容者）の身体を支えきれるかどうかが、成人例においてはクリティカルな問題となるためである。また、家族の健康上の問題や、経済的社会的問題など、さまざまな問題点をすべてクリアしなければならない。幸いにも私の場合は、体格が小さく、家族の理解が得られてかつ健康であったこと、そして病院と医療スタッフに恵まれたことから生体肝移植を受けることができたが、諸般の事情から生体肝移植という選択肢が得られない人々も多い。

１９９７年10月にようやく臓器移植法が施行されて、法律上は日本においても脳死肝移植が可能になったが、現実にはほとんど実現不可能であり、海外で移植を待つ人も多い。しかし、慣れない環境で移植を待つ精神的負担や、医療費や滞在費などの経済的負担が非常に大きいうえに、諸外国でも臓器不足が深刻化しており、受入れ枠が年々狭まりつつあることから、渡航移植に踏み切るためのハードルは高くなるばかりである。

ここでは、私の個人的な経験をもとに肝臓移植について述べたうえで、移植者を中心とする国際移植者組織トリオ・ジャパン（TRIO：Transplant Recipients International Organization）の活動内容を紹介し、これからの移植医療のあり方について考察したい。

移植に踏み切るタイミング

私の病名はもともと「特発性門脈圧亢進症《とくはっせいもんみゃくあつこうしんしょう》」であったことから、予後は不明であり、移植に関する見通しはまったく立っていなかった。日本の生体肝移植の症例の多くを占める胆道閉鎖症の場合は、この病気であることが確定した時点で肝臓移植が必要となることが多いことがわかるし、診断・予後・治療方針が比較的はっきりしているので、施設による差は多少あるものの、移植が必要な段階になれば、移植という選択肢を提示されて、決断することになる。

ところが私の場合は、頻回に吐下血《とげけつ》を繰り返し、病理組織学的に肝硬変《かんこうへん》であることがはっきりしてからも、肝臓移植という選択肢を提示されることはなく、実際に提示されたのは瀕死の状態になってからであった。いまから思えば、医療者も私も、移植の実際について驚くほど何も知らなかった。

肝臓移植が行われていることは常識として知っていたが、医療者から移植という選択肢を提示されることがなければ、自分がその当事者であることはなかなかわからない。また、マスメディアに流れている情報にはネガティブなものが目立つので、「移植はどうも大変らしい」という漠然とした不安の中で、「人の臓器をもらってまで、人を傷つけてまで生きたいとは思わないし、お金もかかる。私にはそうした価値はない」という結論になる。後から振り返れば、追い詰められていなかったからこそこう思えたのであったが。

多くの人が「いつ移植に踏み切るか」という決断の場面で迷うのに対して、私の場合は迷っている余裕はなかった。というのは、移植という選択肢を提示された直後に、肝性脳症《かんせいのうしょう》を起こして3日間深昏睡《しんこんすい》となったからである。何とか意識を回復したものの、腹水《ふくすい》に悩まされ、絶食が続いて身体に力が入らず、肝臓病の最期の厳しさを身をもって体験して、「このまま死んでしまうのは、自分も辛いけれど、それを見ている家族も辛い」と思った。少し前までは、自分が移植を受けるのかどうか半信半疑で、まるで他人事のようであったのに、ころりと「一日も早く移植を受けたほうがよい」と考えるようになったので、「自分は何と利己的で弱いのだろうか」とも思った。

その後、実際に肝臓移植ができる見通しが立つまでには時間がかかった。まず、肝性脳症を起こす前に行われた家族の検査の結果が移植実施病院から返ってこない。入院している病院では、「こちらから催促はできない」の一点張りであった。1カ月半ほどして、しびれを切らした家族が移植実施病院に直接電話をかけて、ようやく結果がわかった。ドナーの候補が決まり、必要な検査が行われた。

その後、移植実施病院に移ってからも、この病院では初めての肝臓移植であったためにさまざまな調整に時間がかかったようで、移植の時期がなかなかはっきりせず、手後れにならないかと焦燥感を募らせていた。実際に移植を受けた人の様子を見たり、会って話を聞くことができるとよかったのだが、自分から動くことは難しかったので、そうした機会は得られなかった。

術後のトラブルを乗り越えて

移植の見込みが立つまでは長かったが、できることになってからはすぐに日程が決まった。直前まで本当に移植ができるのか不安であったが、無事に移植日を迎えることができた。

摘出肝重量が2700グラムもあり、腹腔《ふっくう》内《ない》の癒着《ゆちゃく》がひどかったことから、移植手術は26時間にも及んだ。意識が回復した直後は非常に気分が良く、面会に来た家族にも「絶好調」だと答えた。次第に意識がはっきりしてくると、傷の痛みが出てきて、さらにベッドで身体が動かせないことによる腰痛や肩凝りで苦労した。また、術後しばらくは、暑くなったり寒くなったり、一分一秒先がわからない状態になった。ある米国の移植者は、「ジェットコースターに乗ったようだ」と表現していた。通常ICU（集中治療室）管理となるのは5日間程度であるが、私の場合は下血したりしたこともあって、ICU管理が2週間にも及んだ。その間、両側にぶら下がったドレーンと点滴に縛られて、ほとんど動けなかったのは辛かった。

ドナーとなった母は、最初の頃は腹に水が溜まって風船のようになり、とても辛そうであった。それでも、以前に手術を受けたことのある私に対して、「手術ってこんなに大変なんだ。よく平気だったね」と述べていた。その後は順調に回復して、無事に2週間で退院することができた。1カ月半を過ぎる頃にはだいぶ楽になった様子だった。それでも2、3カ月はお腹が突っ張るので、座椅子で寝ていたという。

ICUから個室に移ってからは順調で、退院も近いと思われていた。ところが、強い腰痛が起こり、しばらくして40度近い熱が出て、サイトメガロウイルス（CMV）とエプスタイン・バーウイルス（EBV）に感染していることが判明し、熱が10日ほど続いた。免疫グロブリンや抗ウイルス剤の投与を受けたものの、なかなか状況が好転しない。そのうち下血が始まり、シンチグラフィーによって出血点が確認されて、結腸切除が行われた。

術後はそれまでの苦労が嘘のように、熱が下がって順調に回復した。再びそろそろ退院かと思われた矢先に、今度は腸閉塞《ちょうへいそく》を起こして手術となったが、大きな問題には至らず、10日後に退院することができた。

経過だけを追えば、度重なる致命的な問題にうまく対処し、順調に回復することができた幸運な症例であったが、病院で初めてのケースであったこともあって、苦労したことも多かった。たとえば、必要以上に厳格に定められていた免疫抑制剤《めんえきよくせいざい》の服用時間と食事時間の関係について、医療スタッフと衝突した。また、免疫抑制剤プログラフの副作用の一つである手指振戦《しゅししんせん》に悩まされて、このままで大丈夫なのかと不安になった。「緊張すると手が震えるだろう」とある医師に言われ、後から考えればそれは一つの励ましであったのだが、入院中にこれを聞いたときは、常時意識的に震えを止めようとしていなければならない辛さをまったく理解してくれていないと感じた。主観的な問題だけに、自分が過剰に反応しているだけなのかとも考えた。

退院後——自らの経験を発信

退院後はこうした移植前後の苦労から、移植に関する本や論文を読み、情報を集めた。海外の移植関連ホームページ（たとえば http://www.transweb.org）や移植メーリングリストの存在を知って、その内容を読み、海外では移植が日常の医療となっていることを痛感した。前者は移植に関するあらゆる情報を集めたホームページで、移植体験談から、薬や研究の最新情報まで、あらゆる情報を誰もが閲覧できるようになっている。

メーリングリストでは、ざっくばらんなやりとりが行われていて、移植を待つ不安を叫んでいる人がいたり、自らの体験をもとにそうした不安への対処法をアドバイスする人がいたりする。医療従事者も親切で、丁寧な説明や助言を行っている。そこで、「これほど厳密な免疫抑制剤の服用法を行っているか」と問いかけると、「誰もそんなに厳しくはしていない、決められた時間にちゃんと飲めばよい」という答えが返ってきて、気が楽になった。

「日本にもこういう場があれば」と強く思い、第一歩として自分のホームページを立ち上げ、自らの経験を発信することにした。「いま移植を考えている」という人からメールが届いて、やりとりを重ねるうちに、実際に海外で移植を受けた方もいた。

移植に関する書籍も、改めて探してみるとかなりの数が出版されていることがわかった。移植前に知っていたのは、アメリカの移植の現状を描くルポルタージュ(文末の文献①、以下同じ)と、肝臓移植の生みの親であるスターツルの自伝(②)、生体肝移植の教科書(③・④)、ドイツに住みドイツで移植を受けた人の日記(⑤)くらいであったが、その他にもいろいろな本(⑥～⑧)が出版されており、移植を扱ったマンガ(⑨)もあることがわかった。

移植前後のサポートの必要性とトリオ・ジャパン

4月末に退院した後、8月頃までは非常に順調で、真夏の炎天下を少々歩いても、以前のようにその日の疲れが次の日に持ち越されることはなかった。秋からは復学して、ようやく普通の人と同じ生活が送れるものと思っていた。

しかし、秋が近くなった頃から次第に疲れやすくなり、10月頃には横になっている以外は何をするのも辛い状態となって家でごろごろしていた。「普通の生活」への希望は消え、落ち込んでいた。「病は気から」と気分転換をしようにも、何をする気力もなく、良くなることを信じようとしても、検査データは悪くなるばかりであった。免疫抑制剤の量を調節するなどさまざまな試みが行われたが、11月に入って、とうとう入院することになった。

抗ウイルス剤やグリチルリチン製剤の点滴による治療を行いつつ、2度の肝生検《かんせいけん》を行ったが、病態はあまりはっきりせず、良くなっている兆しがあまりなかった。一応の結論は、「慢性拒絶反応か原疾患の再発が疑われる」というものであった。どちらにしても、このままの状態が続けば、いずれ以前と同じ状態に戻ってしまうということである。

この結果を聞いて、数日間は暗澹たる気持ちであったが、自分の状態をよく理解したうえで、「移植前より悪くなることはない」と考えることで大分気持ちを整理することができた。年末には状態が落ち着いて退院し、その後は変わりない生活を送っている。

この入院中に、初めて国際移植者組織トリオ・ジャパンの存在を北嘉昭医師から知らされ、「移植に関連する不安に対処するには、移植を受けた人々と友だちになるといい」と言われた。退院後に運営委員会を見学に行くと、たまたま「ホームページを作りたい」という話をしていたので手伝うことになり、大学医療情報ネットワークを利用してホームページを開設した。また、中断していた会報の編集・作成を手伝うことになった。さらに、トリオ・ジャパンとは独立した形で、協力者のサポートを受けつつ、移植メーリングリストを開設した。

ホームページや会報、そしてトリオ・ジャパンから刊行された書籍（⑩）の編集を行ったり、電子メールによる相談を受けたりする過程で、他の移植者と経験や不安を共有してゆくことが、不安を和らげ、生きる力となることを強く実感した。トリオ・ジャパンの活動や移植メーリングリストを通じて、移植を受けた多くの人々と知り合うことができた。

国際移植者組織トリオ（Transplant Recipients International Organization）は、1983年に米国ペンシルベニア州ピッツバーグにおいて、移植を受けた人々の小さなグループとしてスタートした非営利団体である。故ブライアン・リームスが心臓移植を待ち続けている間に孤独と恐怖や不安に苛まれた経験から、移植を待つ人や移植を受けた人、そしてその家族がお互いに助け合うことを目的に創設したものである。

トリオ・ジャパンはこの日本支部として1991年2月9日に設立された。移植医療を広く社会に定着させるために、移植者が中心となって、講演やセミナーなどの啓発活動を行うとともに、ファミリー・コーディネーターを育成して、患者や家族に対する移植前後のサポート（移植に関する情報提供・募金支援・病室訪問など）を行っている。ときには医療者側からの要請を受けて、医療者―患者家族間の調整を行うこともある。

臓器移植は臓器の種類や生体・死体を問わず、利他行為に頼らなくてはならない、信頼と感謝を基礎として成り立つ医療である。と同時に、生命の危機に直面し、経済的社会的に辛い立場におかれることで、家族間の問題が表面化してくる場でもある。病気の家族を持つことでより深く結びつき、協力して対処しようとする家族もあれば、この危機に直面して、崩壊してしまう家族もある。ファミリー・コーディネーターは、移植に関わる問題、そして移植をめぐって派生してくる問題を、患者家族と共有して、ともに解決の道を探ってゆく。

3つの提言

1　情報の公開と共有

移植前は移植について知りたいと思いつつも、どこに移植に関する情報があるのか、まったく見当がつかなかった。移植後にいろいろな人から、同じように情報不足に苦しんだことを聞いた。また、施設によってずいぶん方針が違うことがわかった。次第に、たいていの施設では自分たちのやり方が一番だと信じていて、ほとんど妥協の余地がない様子であること、しかしいったいどの方法が最適であるのかはっきりしていないことも多いことがわかってきた。

米国などでは、移植医療に関する情報公開と評価が進んでおり、移植後の生存率が施設ごとに公開され、あまり成績の悪い施設は民間保険からの給付を受けられなくなる。どの程度の症状の人を対象としてどのような臓器の移植を行い、そういう数字になったのかを確かめずに、生存率の数字のみで医療の質を判断することは避けなければならないが、まだまだ不確実な世界であるだけに、情報を公開し、経験を共有し、患者が医療施設を自ら選択できるようにすべきであると考える。

国立移植情報センター、あるいは国立医療情報センターのような機関が設置されて、移植に関する情報のコミュニティを形成してゆくことが望ましい。移植や移植適応疾患に関するマニュアルなども、臓器や疾患に応じてカスタマイズされたものを用意して、いつでも必要な人がそれを取り出せるようになっているべきであろう。

2　新しいシステムの確立

一口に「移植」と言っても、臓器によって病気の性質や移植を取り巻く事情はかなり異なる。たとえば心臓の場合は他の臓器に比べて予後を診断するのが困難であるし、腎臓の場合には透析という選択肢も存在する。臓器ごとに移植後の経過や生活上の注意点も異なる。これまで死体からの移植は心停止下での角膜と腎臓のみであっただけに、その延長線上で多臓器の移植を考える人々が見受けられるが、臓器による違いをもう少し意識したうえで、新しいシステムを構築していく必要がある。従来の腎臓移植の経験を継承することはもちろん大切だが、これまで腎臓移植が普及しなかったという現実に鑑みるとき、そして脳死下の提供であること、多臓器の移植であることを考慮すると、従来のシステムの延長線上でうまくいくとはあまり思えない。

それでも、少しずつ移植医療を取り巻く環境は変化しつつある。臓器移植法による脳死下での臓器提供は本稿執筆時点（1998年）では行われていないが、郵便局にドナーカードが置かれるようになり、ドナーカードを所持している人に割引を行うといった企業が現れてきた。ゆくゆくは健康保険証や運転免許証に臓器提供の意思表示を行う欄が設けられる日が来るであろう。このような移植医療をめぐる新たな動きから、21世紀を見越して日本の医療全体が変わっていくことを期待したい。

3　レシピエント・コーディネーターの重要性

移植医療においては、移植医を中心として、身体医各科、そしてリエゾン精神科医、ナース、コメディカルが対等な立場でチーム医療を築き上げてゆくことが求められるが、分析的・解釈的に患者家族と対峙したり、他の業務に追われたりすることなく、患者家族と同じ立場を基本に、医学的教育学的専門性を持って、心身両面を含めたサポートを行う、レシピエント・コーディネーターが必要となる。

最近、「移植コーディネーター」がマスメディアで紹介されることが多くなってきたが、ほとんどの場合はドナー・コーディネーター、つまり遺族に臓器提供に関する説明を行い、承諾をいただいて臓器を配分する職務を意味する。しかし、諸外国の例をみればわかるように、コーディネーターにはさまざまな職種が存在する。移植前後のケアを行うレシピエント・コーディネーター、移植に関する教育・啓発活動を行うパブリック・コーディネーターなどである。これらはそれぞれに求められる能力や役割がまったく異なる。

レシピエント・コーディネーターには、患者・家族を分析的・解釈的な対象として「わかったつもりになる」のではなく、患者・家族の立場に立って、当事者の気持ちを共感的に理解することが求められる。医学・看護学・臨床心理学など、人と関わることについて何らかの専門性を背景として持っていることが望ましいが、技術に溺れ、処方箋的な解決に頼りすぎて、人間性を失うようであってはならない。ショーン(⑪)が言う「反省的実践家」として、常に反省的に省察と熟考を繰り返し、自らの歩みを振り返りながら、医学や教育に共通な不確実性の中で生きる専門家像が望まれる。

移植者の経験を活かす道

これら3つの提言を実施するにあたっては、ぜひ移植者の経験を活かす道を開いていってほしい。もちろん、「移植を受けた」だけではなく、新しい知識を積極的に吸収し、医学や看護学などの専門性に支えられた人材であることが求められるが、門戸を開放し、そのような人材が育つ環境を整えておく必要がある。先日、日本臓器移植ネットワーク主催の移植コーディネーター研修会に参加する機会が得られたが、移植を受けた方が数名参加していた。また、移植者でコーディネーターとして実際に活躍している方もいる。

移植を受けた人々の多くは、健常者と変わらない社会生活を送ることが可能である。にもかかわらず、社会的な偏見や無知から、移植者の雇用条件は非常に厳しいのが現状である。就労可能であるのになかなか職が見つからない人も多い。少なくとも、移植医療においては、こうした形で道を閉ざしてはならない。

（出所：「生体肝移植を受けた経験から」『現代のエスプリ（371号）』至文堂、1998年／一部改変）

引用文献

① スコット・マッカートニー（林克己訳）『移植　いま何が起きているか』三田出版会、1995年。
② トマス・スターズル、加賀乙彦監修『ゼロからの出発　わが臓器移植の軌跡』講談社、1992年。
③ 河原崎秀雄、佐々木睦男、幕内雅敏編著『生体肝移植――チーム医療の経験を基にして』中外医学社、1993年。
④ 由良二郎監修『生体肝移植マニュアル』医歯薬出版、1994年。
⑤ カルトバッサー俊子『私は肝移植で救われた』草思社、1991年。
⑥ 後藤正治『甦る鼓動』講談社、1991年。
⑦ 小坂義弘『臓器移植を支えるために　日本初の生体部分肝移植の経験から』真興交易医書出版部、1992年。

⑧　パリケール・ヨントープ、テッド・シュワルツ（北嘉昭監訳）『贈られたいのち——肝臓移植で蘇ったわが子』メディカ出版、1988年。
⑨　大鐘稔彦作、やまだ哲太画『メスよ輝け』（全12巻）集英社、1991～94年。
⑩　トリオ・ジャパン編集『医師との対話』はる書房、1997年。
⑪　D. Schöen, "The Reflective Practitioner: How Professionals Think in Action", Basic Books, 1983.

参考文献

野村祐之『死の淵からの帰還』岩波書店、1997年。

後藤正治『ふたつの生命　心肺移植を待ち望んで』（同時代ライブラリー315）岩波書店、1997年。

若杉長英監修『コーディネーターのための臓器移植概説』日本医学館、1997年。
R. W. Busutill & G. B. Klintmalm, "Transplantation of the Liver", W. B. Saunders, 1996.

＊若林正さんは、東京大学病院での生体肝移植第1例として難しい手術を乗り越え、その後再移植が必要になると、1998年米国マイアミ大学病院での脳死肝移植に挑戦されました。

若林さんは東京大学の院生として勉学に励む傍ら、2度の肝臓移植の経験から、トリオ・ジャパンセミナーの企画、各地での講演、移植が必要な患者や家族のサポートなどに積極的に参画くださいました。

トリオ・ジャパンの活動に若くて新鮮な風を入れてくれた若林さんでしたが、マイアミでの移植後6年ほど経過した頃からたびたび体調を崩されるようになり、その2年後の2005年3月8日、若い生涯を閉じられました。享年34歳でした。

若林さんのことは、「おわりに――移植医療の現実とトリオ・ジャパンの活動」の中でも触れています。

私がたどった移植コーディネーターの道

窪田　基予子
東京都杉並区　46歳

移植コーディネーター不在の時代

　近年、「移植コーディネーター」として活躍されている人も増え、世間でも移植医療を支える一職業として知名度が高まりつつあることを大変嬉しく思っています。振り返れば、生体部分肝移植（以下、生体肝移植）がスタートした1990年頃の日本には、移植コーディネーターと呼ばれる人は存在しませんでした。

　島根医科大で国内初の生体肝移植が行われたのが1989年、翌1990年には京都大学、信州大学が続いて生体肝移植をスタートさせました。この時期、欧米では移植医療が盛んに行われており、移植コーディネーターが活躍していましたが、わが国では移植医療に携わる少数の人間を除いて、コーディネーターの存在を知っている人は非常に少なかったと思います。

息子の生体肝移植と新たな出発点

私が移植コーディネーターの存在を知ったのは、息子の貴大《たかひろ》が信州大学で1990年の秋に、生体肝移植を受けたことがきっかけでした。当時の生体肝移植はBA（胆道閉鎖症）の子どもたちが対象でしたが、貴大の場合は、新生児肝炎肝硬変、B型肝炎肝がんということで、よく幕内雅敏教授が請け負ってくださったと、いまでも本当に感謝しています。

当時の小児科医の間では生体肝移植が日本に定着するわけがないとの批判的な意見が強く、長年お世話になっていた東京慈恵会医科大学病院でも同様な説明を受けました。いまでこそセカンド・オピニオンが当たり前の世の中になりましたが、当時は、病院を移る相談をしただけで医者に楯突く問題患者とレッテルを貼られ、先生方との関係が崩れていきました。

テレビや新聞では連日生体肝移植のニュースが取り上げられているのに、わが子にはチャンスさえ与えられないことにどうしても納得がいかず、強引に長くお世話になっていた病院を退院し、その足で向かったのが「胆道閉鎖症の子供を守る会」でした。先に述べたように当時は肝臓移植の対象がBAの子どもたちだったため、患者団体を調べて、直接相談に伺ったのです。

後日、荒波よしさんから電話をいただき、肝臓移植の現状と移植を受けるということはどういうことなのかを学びました。困難だからと諦めるのではなく、自分たちが本当に肝臓移植を望むのなら、家族で十分話し合うこと。どんな結果が待っていようと、腰を据えて臨む覚悟が必要なこと。本当にそのとおりで、昔もいまも肝臓移植を検討する際に患者、家族に求められる大切な心構えだと思います。

その点を肝に命じて、自分の足で病院回りを始めました。幸い、最初に訪れた国立小児病院で、生体肝移植のための精査入院を短期間で行ってくれることになり、信州大学病院へ紹介してもらうことができました。あんなに遠かった肝臓移植に一歩近づくことができ、このときほど、待っているだけでは駄目、いつになっても何も変わらないし変えることはできない、自分自身が変わり自ら行動しない限り運命を変えることはできないということを、痛感したことはありませんでした。

また信州大学では、第3例目の生体肝移植より、高度先進医療が適用されず、手術費が全額自費扱いとなると説明がありました。しかし3000万円もの手術費を短時間で準備することはとてもできず、荒波夫妻の勧めで、やむなくマスコミ公開募金に頼ることにしました。お金がないと移植が受けられない時代でした。

他人様のお金で手術を受けなければならないこと、マスコミに自分たちの姿を包み隠さず公開することで、精神的なストレスの重圧に随分苦しめられました。多くの方々のご協力によって移植手術は受けられたものの、残念ながら息子は亡くなり、元気な姿で皆様にお礼も言うことができませんでした。募金で移植を受けることの切なさは、言葉では説明しきれません。

行政も医者もあてにできない、コーディネーターもいない、誰に相談したらよいのかもわからない状況で肝臓移植を受けるという、非常に厳しい時代でした。自ら情報収集をして、選別して、行動を起こさない限り、チャンスを手に入れることさえできなかったのです。

そんな時代において、素晴らしい人々と巡り合うことができました。寝る間もなく、一生懸命貴大を診てくださった先生方、マスコミが取り囲む中、どんなことがあっても私たちを温かく守ってくれた看護スタッフの皆さん、募金に協力してくれた見ず知らずの大勢の方々には、いまも変わらず、ありがとうという感謝の気持ちで一杯です。

それに加えて、ボランティアで募金活動を行ってくれた方々の優しさ、移植医療に対する恩恵と移植医の先生方への感謝、移植を目前に亡くなっていった大勢の子どもたち、たくさんの親が流した悔やし涙、それらの思いが、よりいっそう移植医療の発展への強い願いとなりました。

願うだけではなく、待っているだけではなく、自分がそのために行動を起こし、多くの人が移植医療を受けることができる世の中に変えていきたいと思ったのが、私自身の新たなる移植医療との関わりの出発点となりました。

移植コーディネーターを志す

肝心の子どもが亡くなって、自分たちが何をもって皆様に恩返しができるのだろうと悩む日が続いたある日、小さな新聞記事が目に留まりました。それは、アメリカの移植コーディネーターによる日本の移植医療に対するコメントでした。初めて見た「移植コーディネーター」という文字。コーディネーターはどんな仕事をしていて、どうすればなれるのだろう？

すぐに新聞社に電話をかけ、その記事を書いた記者とコンタクトをとりました。記者の方々には、募金活動でお世話になったうえ、こんなところでもお世話になるとは、縁とは不思議なものです。快く調べてくださった結果、日本に移植コーディネーターはいない、日本ではコーディネーターになれない、本気でなりたいならアメリカに行くしかない、ということがわかり、がっかりしました。でも、めげずに、「日本で移植コーディネーターに関する情報があったら、どんなことでもいいから教えていただけないでしょうか」と、執拗にお願いしました。

半ば諦めかけていたときに、記者の方から電話をいただきました。「厚生省が支援する『腎移植推進員』のセミナーが開かれるので、石曽根先生が一緒に参加してみませんか、とおっしゃっていますが」という連絡でした。願ったり叶ったりで、先生方のご好意で信州大学のスタッフの一員として、参加申込みをしていただきました。

確か3日間ほど缶詰め状態で、腎臓移植を中心とした移植医療のガイダンスだったように思います。そこで初めて、日本にも腎移植推進員なる移植コーディネーターらしき人がいること、腎移植普及会の存在などを知りました。いまの臓器移植ネットワークの前身のような会です。

1991年の第2回腎移植推進員の講習会修了証をいただくことができました。

ファミリーコーディネーターの立ち上げ

これをきっかけに、信州大学でこれから肝臓移植を受けようとしているご家族の支援に関わらせていただくようになり、同時に、トリオ・ジャパンで荒波よしさんとファミリーコーディネーターを立上げることになりました。

この時期の経験は、大変貴重なものでした。肝臓移植以外助からないと言われた子どもをなんとかして助けたいという両親の相談相手をしたり、病院側から移植を受けたいというご家族がいるのだけれどどうしたらいいかわからないという相談を受けたり、家族と病院側との調整役に入ったり、心臓移植、肝臓移植の渡航移植の支援や、生体肝移植や腎臓移植の施設紹介など、多くの方々との出会いがありました。

自分の経験が役に立ったこともありますし、邪魔になることもありました。同じ肝臓移植を希望していても、皆さん性格も違うし、家族関係も異なり、全員が必ずしも自分と同じように考えたり、感じたり、思っていたりするわけではないことを体験しました。

家族が肝臓移植という治療を考えるうえで必要な情報提供と、家族の悩みに対して指示的解決を行わず、自己解決、自己選択できるような患者、家族を中心としたカウンセリングを中心に支援を行ってきました。

体験者ならではの募金活動のノウハウをお話しするときもありましたし、移植施設でのインフォームド・コンセントに第三者的立場で同席させていただくなど、できることから始めた地道なボランティア活動を通して、少しずつ移植医療における患者支援の必要性を理解、評価していただけるようになっていきました。嬉しいことに、社会が少しずつ変化し始めた手応えが感じられました。

トリオ・ジャパンで荒波よしさんとともに自称ファミリー・コーディネーターとしてボランティア活動をしていた時期に、移植施設に在籍していたドナー・コーディネーターから、「勝手にコーディネーターという名称を使わないでほしい。世間を混乱させる」というお叱りを受けたことがありました。

腎移植推進員は今でいうドナー・コーディネーターですが、私が目指すところはレシピエント（移植者）や家族のサポートをするコーディネーターであり、だったら、移植施設で患者のサポートをするコーディネーターを置いてくださいという反発心がありました。ドナーを増やさないことには移植医療は進展しないのも事実ですから、ドナー・コーディネーターの重要性も理解できます。しかし、ドナー不足から生まれた生体肝移植は着実に増えており、ドナーを含めた家族のサポートが重要であることも理解してほしいところでした。

ハングリー精神で臨んだ研修

ここで問題となったのは、移植医療に関わるうえで、私には看護師などの医療資格がないという点と、あくまで移植患者の家族に過ぎず、患者、家族の体験からしかものの見方ができないため、ついつい気持ちが患者寄りに傾きすぎてしまうという点でした。

先生方の苦労を見てきたといっても、それは患者側の立場から垣間見た一部分であって、医療側の本当の大変さを知っているわけではありません。本来あるべき中立的立場から移植医療を見ていないことについて、当時ブリスベーンから貴大の肝臓移植に参加してくださった松波英寿先生から指摘を受けました。

コーディネーターに関する勉強ができるところもなく、受け皿もない状況下で、移植コーディネーターになるのなら移植施設で研修を積むのが一番いいだろうと、臨床の現場に触れて専門的な知識を得ることを松波先生は強く勧めてくれました。先生の母校である東京医科大学の八王子医療センターでは腎臓移植を数多くやっており、日本で唯一移植コーディネーターがいる現場で勉強することを、全面的に支援してくれました。

医療資格のない自分が病院で研修なんてはたしてできるのだろうかと、正直、不安はありました。しかし、こんなチャンスは二度とないだろうとも思い、勢いにまかせて研修が始まりました。移植医療全体を理解するまでには最低半年は必要だから、まずは半年間、腎臓移植を学びなさいという松波先生の教えどおり、いろいろな方にお世話になり、多大な迷惑をかけながら、ハングリー精神で半年間を過ごさせていただきました。

前触れもなく飛び込んでくるドナー情報。いまは亡きドナー・コーディネーターの玉置勲氏に連れられ、あちらこちらのドナー施設を訪れ、臓器提供の説明をする現場に同席しました。会話のやりとりを記録したり、**ＨＬＡ**や**ダイレクトクロスマッチ**用の採血をドナー施設の先生にお願いしたり、ドナーの病態に関する情報収集をしたり、レシピエントの術後経過を報告しに行ったり、初めてドネーションの流れを肌で感じることができました。

医療スタッフに求められた姿勢

コーディネーターがどのような考えをもって、どんな姿勢でドナー施設の医師たちやドナーファミリーと関わるのか、臓器提供に対する家族のさまざまな心模様など、大変貴重な体験でした。また、腎臓移植の手術もたくさん見学しました。どれもこれも講習会では得ることができない、体験しないとわからないことばかりでした。

患者にしても、腎臓移植患者と肝臓移植患者とでは、随分と違いがありました。肝臓移植は移植をしないと死んでしまう人が対象で、移植手術の失敗は即、死につながるという緊張感がありましたが、腎臓移植は体調が安定している人が対象であり、無理してやらなくても透析があるし、移植手術がうまくいかなくても透析に戻ればいいという安心感からか、何がなんでも必死で腎臓移植を受けようという人は少なく、臓器によってこんなにも移植に対する患者の姿勢が異なるものかと驚きました。

レシピエント・コーディネーターの仕事に関しては、櫻井悦夫氏について学びました。屍《し》体《たい》腎移植（現・献腎移植）の登録手続きや生体腎移植を希望する家族への説明などに立ち会い、レシピエント・コーディネーターの心構えと役割を学びました。ソーシャルワーカーや移植病棟の看護師長も個々に患者面談を実施しており、施設としてかなり進んだトータルサポートを行っていて、とても感動しました。

ここでの研修で学んだことは、移植医療は役割的な形から入るのではなく、臨床現場で必要に応じて、医療スタッフが各々自分の立場で、より良い移植医療を考え、積極的に患者に関わっていく姿勢です。理屈ではなく患者のニーズに応えようとする姿勢。皆で協力し合って腎臓移植を成功させようという雰囲気がいかに重要かを肌で感じました。移植医療はチーム医療ですから、チーム全体のモチベーションを上げることにもコーディネーターは一役買っていました。

半年の研修で移植施設の苦労や努力もおおまかに理解することができました。しかし、だからといってすぐに移植コーディネーターになれるというものではありません。一つ問題は克服したとしても、これから自分は何がしたいのか？

何ができるのか？　次に私が出した答えは、さらなる修行の場を求め、違う移植の現場を見ることでした。

ＨＬＡ（Human Leukocyte Antigen）……日本語で「ヒト白血球抗原「はっけっきゅうこうげん」」といい、両親から遺伝的に受け継がれる白血球の型のこと。白血球型の不一致が多いほど拒絶反応やＧＶＨＤが強く出るので、臓器移植の際には、臓器を提供する人と受け取る人の間で、できるだけＨＬＡの型が合致することが求められる。

ダイレクトクロスマッチ（リンパ球交差試験）……臓器移植において、提供者Ｋリンパ球（Ｔ、Ｂリンパ球）に対する受給者血清中の抗体「こうたい」を調べる検査項目である。

角膜移植を経験

移植医療の実情や移植コーディネーターの役割については腎臓移植の臨床を通して理解はできましたが、他のところも見てみたいという思いから、杏林大学病院の眼科学教室の秘書に応募しました。杏林は角膜移植をやっている施設であり、秘書業務の傍ら、角膜移植のコーディネーションを手伝わせてほしいと懇願したところ、採用となりました。

ここには約4年間お世話になり、その間、玉置氏より直接、私宛に、眼球のドナー情報を数回いただきました。また、角膜移植を勉強しに、先生方とともに、東京歯科大学市川総合病院に何度か角膜移植の見学に行ったり、セミナーに参加したりしました。こうした勉強で、移植医療における臓器と組織の相違点を学ぶことができました。このときの経験は、後に随分活かされました。

また、小児科の先生とも親しくなり、肝臓移植が必要な子どもを京都大学病院に送るルートを初めて築きました。最終的には、かつての研修先である東京医科大学八王子医療センターから正職員として勤務しないかとのお誘いを頂戴し、現在に至っています。

レシピエント・コーディネーターの条件

1996年に正式に移植コーディネーターとして勤務し始めた当初は、ドネーションとレシピエントフォローのすべてに関わっていました。臓器提供には至らず、眼球のみの提供の場合など、杏林時代の経験が役に立ち、眼科の先生と2人で眼球摘出を行ったこともありました。対ドナーも対レシピエントもオールマイティーにできないと、そのときそこにいる人間だけで対応せざるを得ないことが多々あり、そういう意味では幅広い体験をさせていただいてきたことが大いに役立ちました。分業せずに、移植のときはお互い協力しながら対応していました。

ところが、移植医療の発展とともに症例も増え、業務の分担化が進んだ結果、今日ではレシピエント・コーディネーターとして落ち着きました。当センターは、いまでは生体肝移植も腎臓移植も手掛け、そのうえ膵臓移植の認定施設として急成長しましたが、その分、移植患者も増え、コーディネーターひとりでは十分なフォローアップができないことが、目下のところ私の悩みの種です。

とくに、生体間の移植が増えている現状では、生体ドナーに対するフォローアップも必要となり、メンタルケアも重視されるようになってきました。何より患者さんと接していて自分自身がメンタルケアの必要性を痛感し、心理学系の大学の社会人入試にチャレンジして、認定心理士の資格とメンタル・コミュニケーション・リサーチのインストラクターの資格を取得しました。

時代の移り変わりとともに、移植医療もどんどん発展し、人々の移植医療に対するニーズも変化しています。症例数が増えたことで、最近ではレシピエント・コーディネーターに対する専門性がより求められるようになり、看護師の資格を持った人がレシピエント・コーディネーターにふさわしいといわれる傾向にあります。しかし、実際のレシピエント・コーディネーターの仕事は知識だけでは務まらず、医療者側からの視点、患者側からの視点を、十分理解できる人間としての年輪も必要です。そしていまの自分に決して満足せずに、常により良い環境づくりを心掛けたスキルアップが必要です。

そういう意味では、私もまた修行中の身です。コーディネーターという肩書きは、あればあったで仕事もしやすいですが、一番大切なのは、人に対する優しさと思いやりではないでしょうか。移植医療を必要とする患者さんやご家族のお気持ちにできる限りお応えできるよう、努力を惜しまず、サポートを惜しまず、そして多くの方々に支えられ、良き仲間たちと共に働ける一日一日に心から感謝しています。

移植医療の進歩とともに抱く危機感

私が移植医療に関わらせていただくようになってから早いもので18年が過ぎました。〝夢の医療〟だった移植医療は、今では現実的な治療の一手段として内科医より情報提供されるようになりました。国内におけるドナー不足はいまだに深刻な問題ですが、医学の進歩、薬の進歩によって生体間の移植数は確実に増加し、成績も向上し続けています。

一方、移植手術をなんとしても受けたいがために臓器売買やアジアへの渡航移植に走る人が増え、新たな社会問題として波紋を呼ぶようにもなりました。移植医療を通してまさに日本人のモラルが世界に問われている時代です。

現在、私は週に2回の腎移植教室を主宰するほか、電話でのあらゆる移植相談を請負っています。ここでもアジアへの渡航移植を希望される方や、会社の部下や友人をドナーにして移植をしたいといった相談が後を絶ちません。最近では、日本に移住し健康保険に加入している腎不全や肝硬変の中国人、台湾人、フィリピン人などの外国人患者が、ドナー（家族）を母国から呼び寄せて日本での移植を希望するようになりました。母国で移植手術を受けるより、健康保険を使って日本で移植を受けた方が経済的負担が少ないというのが彼らの一番の理由です。

また、移植医療が保険適用となり症例数が増え、成績が向上したことなどによって、移植を受けたほとんどの人はうまくいくものと誤解されている方が多く、このことに私は危機感を抱いています。百パーセント成功の保証がない医療であることは昔も今も変わりません。

リスクを含んだ治療であることについてインフォームド・コンセントをいくら行っても、「リスクがあるのは承知だが、そうはいっても概ねうまくいくんでしょう」と移植医療を軽視されている方が非常に多いことに驚きます。確かに、望みをもって受ける手術ですから誰でも成功を願いますし、病気が治ることを期待するのは当たり前です。かつて私もそうでした。

患者さんの中には、自分が希望して移植を受けようというのになぜよくない話を聞かせるのかとご立腹される方もおります。しかし、現実、移植手術を受けたことによって命を落とされる方がいるのです。思い描いていたような結果が得られないこともあるのです。レシピエント・コーディネーターにとって、移植医療におけるメリットとデメリットの事実について偏りなく正しく情報提供することは非常に重要な役割です。結果的には患者自身が治療選択や施設選択をする上での貴重な判断材料となるからです。

すぐには理解してもらえないこともありますが、マイホームや車を購入される際、私たちはたくさん資料を取り寄せ、自分の足で何度も確認に行ったりする例を提示すると理解しやすいようです。移植医療は一生に何度も受けられるような治療ではありませんし、移植医療を受けないという選択もあるということもことばに出して伝えていくことがとても大事なことだと思っています。

選択の医療であることの意味

移植医療におけるメリットとデメリットの事実をしっかり受け止めた上でないと移植手術は受けるべきではないということは、私自身が身をもって感じています。ドナーから一つ腎臓をいただく腎臓移植でさえ亡くなるケースもあるのです。

ましてや生体肝移植となれば、自分の悪くなった肝臓をすべて取り除き、その上でドナーからいただいた肝臓の一部分を移植するわけですから、腎臓移植の何倍も難しい手術となり、高度な知識とテクニックを必要とします。小さい肝臓が大きく再生するまでの期間に重大な合併症を起こすと予後に大きく影響を及ぼします。ドナーにとっても肝切除というのは非常に難しい部類の手術に入り危険度も高まる事実を、どのように受け止めていただけているのか真意を確認することも重要です。

これらは生体肝移植を受けられた方なら何度も説明を受けている内容だと思います。成功率の数字だけにとらわれてはいけません。突き詰めれば、万が一にも亡くなるかもしれない難しい手術を自分自身が受けるかどうかであって、その方の意思を私たち医療スタッフが全力でサポートするのが使命だということです。

繰り返しますが、移植手術を選択するのは医者でも病院でもなく、患者自身であり、ドナー自身であり、家族皆の意思以外の何者でもないのです。突き放すようかもしれませんが、医者(医療従事者)も患者もお互いに同じ一人の人間として自立と責任を求められる時代になったことを痛感しています。もちろん私自身にも言えることです。このことを肝に銘じつつ、患者さんがご自身の意思で移植医療を選択し、納得した治療が受けられるよう誠心誠意お手伝いしていきたいと思います。

最後に、貴大の肝臓移植の際、輸血用の献血に協力くださった信州大学の学生の皆様ほんとうにどうもありがとうございました。また、今ある自分を今日まで支えてくださった多くの方々に心から感謝申し上げます。そして、移植医療を通して縁あって出会った患者家族の皆さん、いつも元気と勇気を分けてくださり、ありがとうございます。

ファミリー・コーディネーターとしての自分

荒波 よし
埼玉県さいたま市　64歳

娘の死を乗り越えて

娘の里子が亡くなったのは、今から22年前、彼女が15歳のときでした。里子の手を握っていた夫が、「里子の手の力がなくなった」と言った〝そのとき〟が鮮明に思い出されます。今でも当時のことを思い返すと、自然と涙が出てきます。

生まれながら胆道閉鎖症という病気を背負った里子は、入退院を繰り返しながらも中学を何とか卒業しました。生涯ではじめてもらった「5」は家庭科でした。

卒業後は、洋裁の専門学校への進学を希望し、張り切って通い始めたものの、里子の気持ちとは裏腹に、登校中のバスで車に酔う、発熱する、倦怠感が出る、吐き気や嘔吐が突然起こるなど、体調は悪くなる一方でした。

1986年6月9日、下血のために入院。それが最後の入院となり、それからは学校に行くことも、自宅に帰ることもなく、帰らぬ人となりました。

里子が亡くなる前の年の9月、「脳死と臓器移植」という言葉が新聞紙面に載ったのを覚えています。私は、この記事が出るのを待っていました。里子もいずれは肝臓移植になることは、それまで見てきた胆道閉鎖症の子どもたちの状況から判断できました。

この前後にまた、英国の移植医、ドクター・カーンの「肝移植の時期は折り返し半年」という言葉が新聞に載りました。里子の折り返し半年はいつなのか、里子は果たして移植に間に合うのか……と、私たちは言いようのない不安に襲われていました。

1カ月後の10月に、息子が交通事故に遭いました。病院に駆けつけた私は眠っている息子を見た瞬間、もしこの子が脳死だったら臓器提供できるだろうかと自問したのです。答えは「ノー」。わが子の臓器提供ができないのに、娘に移植手術をしてもらおうなんて虫がよすぎる……悶々と悩む日々が続きました。

その翌年の5月には、「胆道閉鎖の子どもを守る会」の全国支部総会がありました。この時なぜか、会のために奔走してくださっているボランティアの方々の姿に、とても温かいもの、大きなもの、清楚なものを感じました。全国支部総会は毎年開かれていたものでしたが、このときの感じはそれまで経験したことのないものでした。胆道閉鎖症の子どもたちやその家族への優しさ、思いやり、善意に溢れていました。

その善意に促されるように、「もし家族の誰かが脳死になったら、他人《ひと》の役に立たせていただきたい」との気持ちが沸いたのです。と同時に、里子に肝臓移植を受けさせたいと、はっきり気持ちが定まったのです。

里子が倒れ、最後の入院をしたのはこのすぐ後のことでした。このとき私たちは、娘の主治医に移植の意志を伝えました。

主治医の先生からは、「日本で今は里子ちゃんの移植手術をする医師はいません」と言われましたが、私たちは食い下がり、「もし日本で移植してくださる方がいらしたら、そのときはご協力ください」とお願いしました。

当時、まだ日本では移植手術ができる態勢ではありませんでした。それでも、私たちは日本で移植手術をしたかったのです。

移植を望む思いは日増しに強くなり、国内での移植の道を探すために夫も私も走り回りました。そんな中で、私は所属する教会で、祈りの課題として里子の肝臓移植のことを伝えました。その場に居合わせた宣教師マックギャン師は里子のことを心に留めてくださり、米国に戻られた際、宣教団本部に里子の状況を伝えてくださったのです。しばらくして教会に私たち宛の手紙が届きました。英語に自信のない私は、英語が得意な教会の友人宅を訪ねました。すると、たまたま米国留学から一時帰国していた息子さんもいて、3人で手紙の内容を確認したのです。「費用のことなどは何も考えないで連れて来なさい。ただ一つ心配なのは移植後日本に帰って

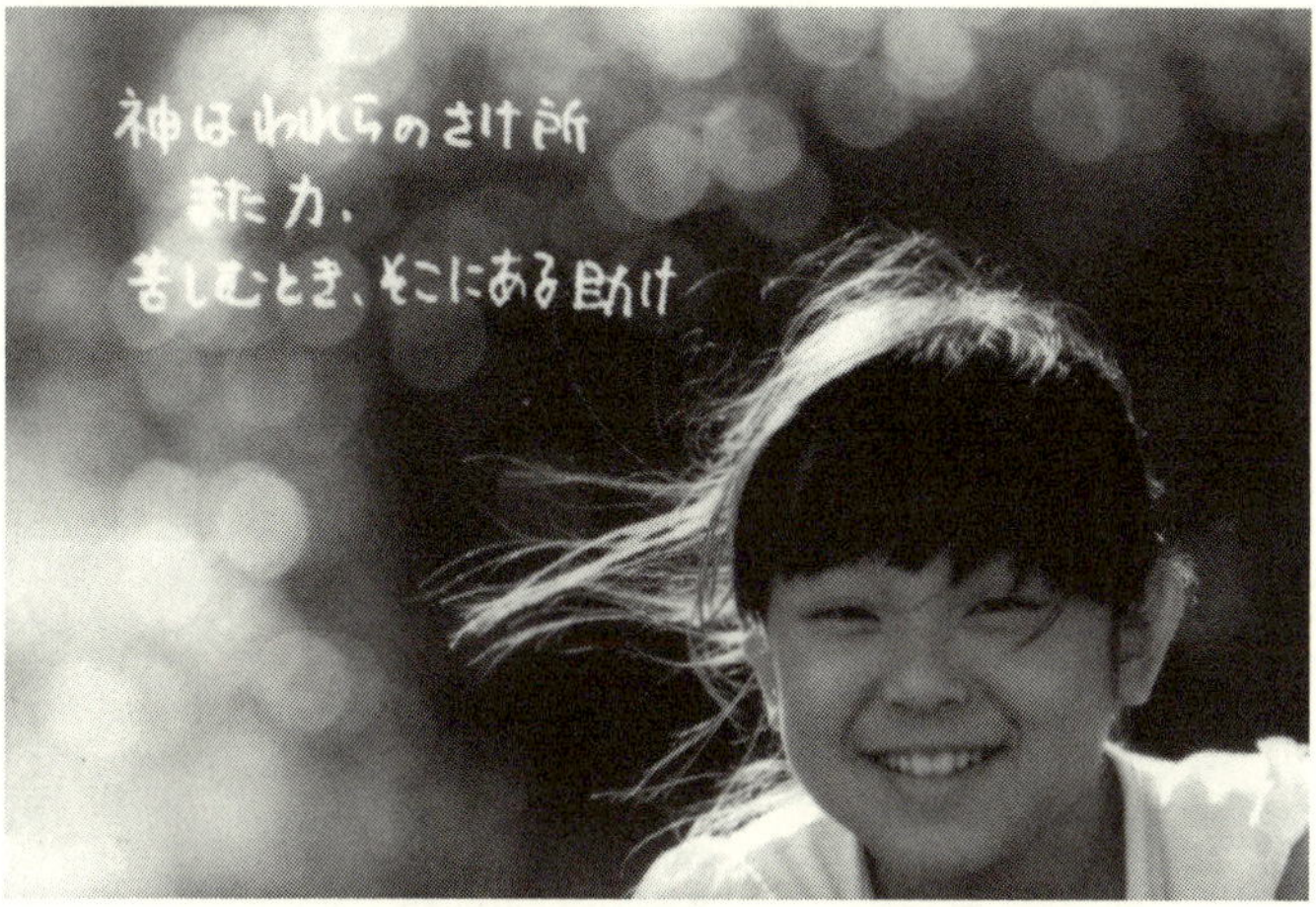
神はわれらのさけ所
また力、
苦しむとき、そこにある助け

体調がよかった頃の里子と聖書のことば（里子自筆）

からのフォローのことです。フォローの問題が解決すれば米国での肝臓移植はオーケーです」と書かれていました。嬉しくて涙が出たのを今でも忘れません。これで里子は助かる！　私の内で何かがホッとし、熱いものが体を伝わったのです。

しかし、次の瞬間、里子以外の胆道閉鎖症に苦しむ子どもたちへの思いが私の体を熱くしました。小さい体で何度となく繰り返される苦境を乗り越えて頑張ってきたこの子たち、里子も、あの子も、この子も、皆、助けてほしい！　生きてほしい！……

それからというもの、迷いと苦悩の中で気持ちは揺れ動きました。祈っても祈っても答えは出ません。そんなとき私の脳裏に浮かんだのは、4人の子どもたちに私が常日頃から言っていた「迷った時には一番難しい方を選ぶのです」という言葉でした。私は自分のこの言葉に悲鳴をあげました。

いつ日本で移植が行われるのか、里子には間に合うのか……もう一度この病状を乗り切ってくれるのか……無理ではないか、限りなくゼロに近いのではないか……そして、私は苦渋の中で「里子の肝臓移植は日本で行う」ことをあらためて決意したのです。夫も私の考えを受け入れてくれました。

以来、日本で肝臓移植ができることを願って、私たちは最大限努力しました。なんとか〝その路〟を探ろうと夫婦で走り回りましたが、結局、娘は待てずに亡くなっていきました。15歳8カ月でした。

守る会との出会い

しばらく話をさかのぼります。

1973年、テレサちゃんという胆道閉鎖症の子が米国から治療にやって来ました。胆道閉鎖症の治療法のひとつであった「葛西の手術」を受けるためでしたが、残念ながら治療を断念しなければなりませんでした。

帰国を前に記者会見を行うという記事を新聞に見つけ、夫と会場に行きました。そのときに、同じ胆道閉鎖症の子を持つ（私たちを含め）3組の家族が出会い、テレサちゃんを支援していた方々と一緒に「胆道閉鎖症の子供を守る会」（以下、守る会）を発足することになりました。

守る会が発足したのは、今から約35年前、娘が2歳のときでした。

胆道閉鎖症の子どもたちを守り育てるために、私たちに何ができるのだろうかと考えました。私自身のことも含め、悩み苦しむ家族のサポートの必要性を感じていました。それは、どんなにすばらしい医療でも、母親が子どもをしっかり支えなければ、治療が進まないのを身をもって感じていたからです。

会のメンバーとして私が取り組むことは何か――。やはりそれは、病気の子の母親や家族と共に支え合うこと、情報を交換することだろうと思うのです。それが子どもの治療にプラスになると信じ、活動を始めたのです。

守る会の事務局には、相談の電話や手紙が相次いで寄せられるようになりました。私たち夫婦は運営委員として、娘のため、胆道閉鎖症の病気を持つ子どもたちのために、電話や手紙の相談に乗りました。

活動を続ける中で、多くの胆道閉鎖症の子どもたちがまるで櫛の歯が欠けるように亡くなっていきました。子どもたちの死を目の当たりにしながら、胆道閉鎖症の子どもが助かる医療はないものか、切実な思いで求めていました。

そんな中、8歳の女の子が胆道閉鎖症として初めて米国に渡航し、肝臓移植を受けるニュースを耳にしました。1986年3月のことです。私たちは詳しいことが知りたくて、渡航の見送りに行きました。

女の子は、重度の黄疸が出ていて、このままでは余命はそう長くないであろうことはすぐに察せられました。見送りに来ていたその子のおばあちゃんは、患児の弟を背負い、柱の陰で「元気になって帰ってね」と何度も涙をぬぐっていました。私たちも「元気になって帰って来ることができるのだろうか」と不安を感じつつ、一緒に見送ったのでした。

女の子は手術を終え、その年の6月無事に帰国しました。帰国後お宅に伺い、「こんなに元気になるんだね」と共に大喜びしたことは忘れません。移植をすることで、胆道閉鎖症の子たちは助かるんだと、暗闇の中で一筋の光を見いだした思いでした。

肝臓移植支援活動に至る道すじ

肝臓移植によって胆道閉鎖症の子どもたちを助けたい、そのために国内での移植が進むよう働きかけなければと、私たちは強く思いました。しかし、当時、会の中では、「肝臓移植」という言葉は〝死〟を意味し、嫌がられていました。タブー視されていたのです。

そういう中で一人、二人と米国やオーストラリアに向けた渡航肝移植が続きました。移植担当となった私は、国内での移植を推進すべく活動を模索するとともに、渡航移植の家族への支援も行いました。

その一環として、子どもたちの肝臓移植についてのアンケートを取りたいと思いました。「移植」という言葉を出してのアンケートはできず、子どもたちの病状について尋ねるかたちを取りました。その結果、守る会に属している0歳～18歳の子どもたちの70～75パーセントが、いずれ肝臓移植が必要になるだろうと予測されたのでした。

この数字に私は焦りました。何とかしなければ！　でも、何をどうすればよいのか？　肝臓移植がタブー視されている会の中で、この結果を公表すれば、パニックになってしまいます。しかし、アンケートを取った以上、報告する義務はあるのです。私は悩み、会の会報にコメントをつけずに結果のみをグラフにして掲載することにしました。また、小児外科医や肝臓移植関連の医師たちにも「この衝撃的な状況をわかってほしい」との願いを込めて会報を送りました。

１９８７年、日本で初めて募金によって海外で肝臓移植を受けに行くというニュースが新聞の一面を飾ったのは、あまりに衝撃的でした。私たちもすぐに電話をして、家族を励まし、何かできることはないか申し出ました。

それまでに海外で移植手術をしたケースというのは、親が医療関係者だったり資金の用意ができる家庭の子どもであったり、という状況でした。募金で海外移植が実現したことは、誰でも渡航移植できる可能性が出たということで、大きな意味がありました。

渡航移植がニュースで取り上げられるようになると、そのたびに「わが子も肝臓移植した方がいいのではないか」、「どうすれば移植手術ができるのか」、また「募金を募るにはどうすればいいのか」など問い合わせの電話がたくさんかかるようになりました。

問い合わせに対し、私たちは肝臓移植手術を受けた方たちの体験に基づいた貴重な渡航移植の情報を提供し、アドバイスしていきました。同時に肝臓移植関連の医師たちに、胆道閉鎖症の子どもたちのおかれている現状を知ってほしいと願いを込めて、海外へ渡った子どもたちのリストを送り続けました。

海外での移植手術が始まった当初は、手術後に亡くなる率も高く、現地の医師からもっと早い時期に送ってほしい――ほとんどがすでにかなり重症な状態で渡航していました――とアドバイスをいただきました。海外からの貴重な情報は、守る会を通じて日本の医師たちに伝えられました。

あるとき、オーストラリアの肝移植医チームを日本に招聘したこともありました。これは、オーストラリアに募金で行かれた方が、募金の残金を守る会へ寄付してくださったことがきっかけでした。ぜひ移植についての啓発活動に使ってほしいとの要望もあり、オーストラリアの肝移植チームの医師5人が招聘されました。約2週間に渡り国内数箇所でセミナーを開催しました。この反響は非常に大きいものでした。

アンケート結果の〝75パーセント〟という数字は、時間が経つにつれ私たち夫婦に重くのしかかってきました。日本で脳死ドナーからの移植ができるようになるまで関わっていきたい……。いつの間にか、私たちの願いと守る会の活動には大きな考え方の差が生じてしまっていました。そのまま守る会の活動を続けるのに限界を感じ、私たち夫婦は会を辞めることにしたのです。

ファミリー・コーディネーターという仕事

その後、私たち夫婦は、トリオ・ジャパンに参加しました。トリオ・ジャパンでは、臓器移植の普及・啓発と、患者および患者家族への支援を活動の柱にしています。何より私たち夫婦の思いと会の活動の方向性が同じでしたし、今までの経験も役に立つだろうとの思いがありました。

そして、トリオ・ジャパンにおける移植待機（希望）患者家族への支援活動を「ファミリー・コーディネーター活動」と名付けました。

はじめたばかりの頃、ある相談者の方への対応で、私が苦悩していると、カウンセリングを学んでみたらと勧められました。その当時カウンセリングが何であるかもわからなかったのですが、わらをもつかむ思いで、勧められるままにカウンセリングを学び始めました。

時を同じくして、早稲田大学の木村利人先生（現・恵泉女学園大学学長）の講演、「バイオエシックス――人間の命の尊厳」をお聴きする機会を与えられました。

これまで私たちが受けてきた医療は、主治医が最善として施してくれる医師主導、いわば〝医師おまかせの医療〟でした。ところが、移植医療はそうではないことを、このときの話で教えられたのです。

「あの人がやるから私も」とか「先生に勧められたから」とか、他者に依存するのではなく、個の主体性を大切にする、自己責任による〝選択の医療〟なのです。移植を「受けるか」「受けないか」を決めるのは患者本人です。幼い子どもであれば、親の考えや姿勢が大事になります。

一方で、家族が迷った時にどのように対応してあげられるか、そのための備えが急務であることを実感しました。臓器移植とは、今までの治療のように自分のお腹を切ったり貼ったりするだけでなく、他人の大切な臓器をいただくのです。また、移植後に起こってくる問題もたくさんあります。すべてを知って、理解、納得したうえで移植に進まなければなりません。

あるとき産経新聞社の招きで、米国のボストンから肝臓移植チームが移植医療啓発のために来日し講演を行いました。メンバーの一人であるソーシャルワーカーのライスさんは、このとき移植患者への「意思確認」について話をされました。彼女の話によれば、3歳の子でも移植を「受けるか」「受けないか」自分の意思を表せるものだそうです。

ファミリー・コーディネーターの役割とは、移植の必要性と素晴らしさを多くの方たちに知ってもらい、移植手術の現実を社会に訴え協力を求めることです。また、臓器移植についての情報がなかなか得られないことに対する焦燥感、突然の余命宣告による動揺、大きな不安を抱えた家族を支えていくことです。

「どうすれば移植ができるのか」、「移植をしたいが費用がない」、「移植をしたいがドナーがいない」、「死なせたくない、助けてください」という必死の叫びに耳を傾け、その思いを受け止めて、患者・家族とともに一緒に迷い悩む。その中で家族と患者が主体的に移植を選択していけるよう、時には情報を提供しながら、付き合うのがファミリー・コーディネーターの役割なのだろうと思いました。

これまでに関わった方々のケースは、まさに十人十色。さまざまな情報や問題を私たちにもたらしてくれました。それらは、これからの日本の移植医療に必要な事柄であったり、今の日本の社会風土から来る考え方ゆえに意識の変革を迫られるものであったりしました。

脳死下での臓器移植ができない（できにくい）日本では、渡航して移植手術をするしかなく、そのためには莫大な費用がかかります。自分でその費用を工面できないときは、募金で渡航費用・手術費用を集める相談を受けます。わが子、あるいは家族を助けたい一心で必死なお気持ちはわかりますが、海外で移植をすること、募金をすることはとても生易しいものではありません。多くの問題を乗り越えねばならないこと、募金の功罪、周りの目を気にしない勇気を持たなければならないことを伝えてもいます。「それでも海外に行く」と家族が決断するのを、私たちはひたすら待つしかないのです。

他方また、生体ドナーによる肝臓移植、肺移植ができるようになり、だれが臓器を提供するのか、そのことによってどんな問題が家族内に生じるのか、さらには提供者の健康が心配されるといった問題も出てきています。

当然、それぞれの家庭が置かれた状況も違えば、夫婦の有り様も違いますし、さらには日本特有の家族関係を原因に起きる問題が事態をいっそう複雑にさせてもいます。

そういう過程の中で、カウンセリングの大切さをひしひしと感じたものでした。

カウンセリングに関わって20年以上がたちます。話を聞くことの大切さを実感し、この人の気持ちに添いたい、どうすれば添えるだろう、ということを大切にしています。

相談する人が話すことによって孤独感や不安を和らげ、「自分ひとりではないんだ。一緒に考えてくれる人がいる」と思ってもらえるよう心がけています。言葉にできない不安、我慢、心の奥底にしまった悲しみ、苦悩、迷いというものがあるのです。

当初、ファミリー・コーディネーターはレシピエント（移植者）自身かその家族が望ましいと考えていました。それはやはり実際に悩める患者や家族の気持ちをわかってあげられるからです。しかし、現実はたいへん厳しいと言わざるをえません。今までに何人かファミリー・コーディネーターを目指した方はいましたが、日本の病院では医療従事者以外の者を医療現場に受け入れたがらないのが普通です。また、ボランティアで行うのにも限界があります。

ファミリー・コーディネーターとしてやっていくには、医療者との信頼関係を構築し、居場所を確保する必要があります。まさにゼロからのスタートで、ものすごいエネルギーを必要とします。でも、やる気があればきっとできると信じています。前向きの姿勢があれば、私たちトリオ・ジャパンではサポートしていきたいと思っています。

そして、おそらくこのファミリー・コーディネーターは、臓器移植医療が日常の医療として（日本国内に）定着するまでの、過渡的な役割を担ったものではないかという気が私にはしているのです。

善意の連鎖が医療を変える

移植医療を行う上で、最も大切なことであり、他の医療との違いはドナー（臓器提供者）の存在です。いくら医療技術が進んでも、いくらお金がたくさんあっても、ドナーなしで移植医療は成り立ちません。

臓器の提供は、生体であれ脳死体からであれ、優しさと思いやりがあってこそ。それは、言うまでもなく尊いものだということを常に忘れてはならないと思います。

トリオ・ジャパンは、移植者を通して移植医療の啓発を行うことを活動の根幹とした組織です。一方で、移植を希望する患者や家族への支援活動を行ってきたことは、ファミリー・コーディネーターの取り組みについてすでに述べたとおりです。この移植医療の啓発と支援がひとつになったのが、はからずも募金活動への関わりでした。

ある時、患者の家族から、募金を支援してくださる方々に、移植手術のこと、なぜ募金が必要か、渡航の大変さ、家族の大変さ、募金活動のことなどを話してほしいと依頼されました。

集まった患者・家族の大勢の友人知人を前に、移植医療と支援のあり方、日本の医療の現状、募金の方法などを説明しました。皆さん真剣に聞いてくださり、支援会の発足につながり、活動が展開されていきました。

この一件がきっかけとなり、それからは募金の支援会発足にあたっては、トリオ・ジャパンのメンバーで説明に行くようになりました。

会場となるのは公民館、商工会議所、市役所、学校や幼稚園、そして患者や支援者の自宅の一室など。幼い子を連れている若い母親、自治会のお年寄り、近所のおばさんやおじさん、会社の同僚、労働組合のメンバー、学校の先生や趣味のグループのメンバー等々、年齢も職種もまちまちであり、人数は10人くらいのときもあれば、100人、200人と会場をいっぱいにする時もあります。

私たちは、ひとりの「子（この人）」を助けるために、真剣に耳を傾け、必死で募金活動に取り組んでくださる方々の優しさと思いやりに触れることができました。そして、募金をしてくださる人もまた、同じ優しさと思いやりを共有してくれているはずです。そんなお一人おひとりのお気持ちは、きっと大きな善意（臓器提供）につながって行くものと確信しました。

家族支援から募金支援活動に関わることは、国内で十分に移植ができないこの時期だからこそできることでした。この活動を通して市井の人びとに、移植で元気になること、臓器移植が必要なこと、意思表示カードについて知ってもらい、結果として善意の有様をともに学べたような気が私にはします。

今、私たちは日本の医療という社会全体で見たら小さな小さな部分に関わっています。中でも移植というさらに狭い分野でのこと。その中で、「この子を助けてください」という声が上がり、その声に応じて「この子を助けよう」と立ち上がった人びと、募金に参加してくださった人びと、情報を寄せて励ましてくださる人びとがいます。これら多くの「一人ひとり今できる善意」――それは小さな力かもしれませんが、集まれば大きな力として日本の移植医療を、日本の社会をよい方向に変えて行けると確信しています。

ある支援会の代表は、「人の善意に触れ、これほど感動したのは生まれてはじめてです。こんな体験は、あとにも先にもありません」と興奮して話してくださいました。

娘が亡くなって今年（２００８年）で22年たちますが、日本で肝臓移植を受けさせたいと思ったことに対して後悔の気持ちはありませんでした。あるとき、入院していた里子に、それとなく他の病院へ移る話を持ちかけたことがありました。私たちとしては、その頃はまだ海外での移植の可能性を完全には捨てきれずにいたのです。しかし結局、肝心な里子がそれを嫌がり、それっきりその話はなくなってしまいました。そうしたこともあって、それから私たち夫婦は迷うことなく、国内での移植の道を求めてひたすら進むことができました。いわば、子どもの里子が私たち親の背中を押してくれたのではないかと私には思えるのでした。私は里子に感謝しています。夫も同じ思いだと思います。

最後に、この文章を終えるにあたり、私の今の気持ちを表すものとして次の詩を引用したいと思います。


神様私にお与え下さい。

自分に変えられないものを受け入れる平静な心を。

変えられるものは変えていく勇気を。

そして、二つのものを見分ける賢さを。

一日単位で生き、一瞬一瞬を楽しみ、この罪に満ちた世界を自分がそこに染まるのではなく、あるがままに受け入れ、私がみこころに明け渡すならばあなたが全てを整えて下さると信頼し、それによって、この世においては適度なしあわせに、次の世においてはあなたのみそばで最高の幸せにおらせて下さい。


ラインハルト・ニーバー（「平安の祈り」）

世界移植者スポーツ大会とともにあった30年

木村　春江
東京都湊区

世界各地の臓器移植普及活動

２００５年3月、私は35年間勤務していた職場を退職した。その職場は長い間、臓器移植の臨床と研究に携わる施設であった。勤務を通して、移植を受けた人たちやそのご家族から教えられたさまざまなことが、いまでも私を、世界で開かれる臓器移植普及活動に参加させ続けている。

お互いを思いやる優しさの込められた世界各地の移植普及活動としては、移植を受けた人たちのスポーツ大会、ヨーロッパ臓器移植と臓器提供の会、ヨーロッパ・アルプスのサイクリング・ツアー、米国ＮＫＦの**キドニー・ウォーク**、移植を受けた子どもたちのスキー大会であるニコラス・カップなどが挙げられる。今回、トリオ・ジャパンからのお話もあり、移植を受けた人たちや提供者家族（ドナー・ファミリー）との交流の中で最も思い出の深い、世界移植者スポーツ大会で何を感じ、学ぶことができたのかをまとめてみることにした。

一番の望みは社会復帰

1968年の夏、東京大学第2外科の尿毒症《にょうどくしょう》や腎臓移植のグループに、アルバイトとして雇われた。これが、臓器移植と私との出会いであった。私の仕事は慢性腎不全で入院した患者さんの検査データなどを収集管理することであった。

初めて勤務した日、顔も瞼も、また手足も腫れ上がった若い女性の患者さんが入院してきた。そのむくんだ顔が小学校の同級生の顔と重なった。慢性腎不全・尿毒症、その言葉は、小学生のときに亡くなったその子のお別れの会で聞いていた病名である。

彼女が発病した当時、まだ血液透析《けつえきとうせき》という治療は一般的には行われていなかった。私が働き始めた頃でも、透析を行える病院は数えるほどしかなく、多くの慢性腎不全の患者さんは治療を受けることすら難しい時代であった。

入院してきた患者さんは、しばらくの間、透析を受け、父親を提供者（ドナー）として腎臓移植手術を受けた。手術後、彼女は日増しに健康を取り戻し、当時では思いもよらない術後1カ月での早い退院となった。熱が出たと連絡が入ると、主治医の往診のお供で、自宅を訪問した。外来診察の帰りには不安や悩みなどを話してくれた。彼女はその後13年もの間、私に移植後の生活においての問題や社会復帰について語ってくれた。患者にとって社会復帰が一番の望みであり、健康の証だと教えてくれたのである。

腎臓移植の始まり

1970年に私の勤める移植グループが東大の医科学研究所に移動し、私も目黒に通うことになった。その頃になると、日本全国に透析装置を有する病院が増えてきており、装置や技術も向上したことによって透析を受ける患者さんが多くなってきたが、当時はまだ保険診療が適用されない時代であったため、維持透析は患者さんに莫大な費用負担をもたらしていた。

そういった経済的な理由や、長時間を要する透析治療に対する身体的な苦痛のために、臓器移植を望む患者さんが少しずつ増えてきた。毎日、回診の前までに、検査データを大きな紙のフローチャートに記入するのが私の大切な仕事であった。当時はデータ処理に便利なコンピューターは一民間人の持てるものではなかったので、毎日の検査室通いがとても重要な仕事だったのである。もちろん、全員が順調に健康を取り戻すことは難しい時代だった。医師や患者さんたちと一緒に、検査室か

キドニー・ウォーク……便利な世の中になり慢性的な歩行不足に陥った現代人に向けて、著名なスポーツ選手たちと一緒に歩くことで、慢性腎臓病のリスクファクターとしての生活習慣病予防や慢性腎臓病・腎不全への進行防止、健康で健やかな肉体作りを呼びかける活動。

ら持ち帰るデータに一喜一憂した。毎日がとても忙しく、緊張の日々だった。

移植者とスポーツ

1978年頃に、ヨーロッパで臓器移植を受けた人たちのオリンピックが開かれたというニュースをテレビで見かけた。そこには、ごく普通の人たちのように、元気に走ったり、泳いだりしている姿があった。私は翌年開かれるという第2回大会を、実際に見てみたいと思い、大会の責任者である英国のスラパック博士に、幼稚な英語で手紙を書いた。「日本では、臓器移植を受けた人たちが増えてきている。彼らの術後の社会復帰のためにぜひこの大会を見学したい」と。

翌年、第2回大会がイギリスのポーツマスで開かれると書かれた手紙が届いたとき、私は大喜びをした。ところが、その手紙が届いた日は、大会が開催される当日だったのである。どうして船便なんかで知らせてくれたのだろうと、落胆は大きかった。すぐに、100米ドル紙幣と「今度は航空便で連絡をください」と書いた手紙を送った。

1980年の夏、第3回大会がニューヨークで開催されると連絡があったときには、何の迷いもなく出かけることにした。その大会には14カ国から200名を少し超える腎臓移植の患者さんたちが参加していた。これほどたくさんの移植を受けた人たちに会うのは、初めての体験だった。選手たちは当時の免疫抑制剤の関係からか、ムーンフェイスの顔立ちをした人が多く見受けられたが、一様に、健康を取り戻したことに対する喜びをスポーツを通して表していた。拙い英語も愛嬌として受け取られて、私は日本からの参加者として受け入れられた。毎日、カメラを握り締めて、揃いのユニフォーム姿の選手たちの後ろについて会場を走り廻った。大会最後の日の夜、ホテルで開かれた閉会式では、参加した選手たちそれぞれが美しく正装し、競技に勝った選手たちの胸には本物のオリンピック同様の金銀銅のメダルが揺れていた。

私が一番心を打たれたのは、大会会長の「競技に参加した全部の選手が命との闘いの勇者である」という言葉であった。選手それぞれが病気と闘い、健康を取り戻したという喜びによって、競技に勝っても負けても、病と闘った勝者になれる。参加者全員のキラキラした瞳と満面の笑みがメダル以上に輝いていた。私は、この胸の高まりを日本の同じように移植を受けた人たちにも味わってもらいたいと心の中で叫んでいた。このとき、私の胸に、世界大会をぜひ日本でも開きたいという夢が生まれた。

各国で催された移植普及の大会

毎年開かれていた世界大会は、右に述べた第3回のニューヨーク大会から2年に一度の開催となった。日本からの参加は、第4回ギリシャ大会(1982年)に、かつての腎移植普及会(現・日本臓器移植ネットワーク)が、6名の選手団を派遣したのが最初である。この大会に参加した日本人選手のほとんどの人が現在でも社会で元気に活躍していることは、いまでも大きな喜びである。

世界移植者スポーツ大会は、臓器移植への理解を深めるために開催されている。移植を受けた人が健康を取り戻した喜びとドナーへの感謝を表し、これから移植を受けなければならない患者さんたちに勇気を与えることを目的とするこの世界大会が大きな成功を収めてくるとともに、各国でも、国内大会でその意義を表したいと考えるようになった。

オーストラリア、ハンガリー、ドイツ、中国、フィリピン、米国などが、夏の国内大会を開催している。フランスやイタリア、ポーランドのように、冬のスキーの大会を開催する国もある。それぞれの国が、自国での大会を開催することによって、自国の臓器移植普及活動を大きく盛り上げようと考えているのだ。

そして私は、そのような各国の大会にも、参加してほしいと要請を受けて、出かけることにした。参加することが、その国の移植普及を支援することになる。1994年に京都で開いた「夢を語ろう　世界の移植者と（Viva Transplantation）」に来日してくれた、世界の移植を受けた仲間たちのように。

ドナー・ファミリーとの交流

米国は1992年に、ドナーへの栄誉と感謝を讃える式典を、国内のスポーツ大会で行った。そこには1万人を超えるドナー・ファミリーが招待された。それは、米国内でも大きな感動を呼び、死後の臓器提供数の大幅な増加をもたらしたという。

１９９4年には感謝を表すだけでなく、ドナー・ファミリーの心の痛みや、同じ体験をした者同士が語り合うセッションも、スポーツ大会と共同で開催された。日本からは、腎臓移植を受けた2名の選手と10代のドナー・ファミリー2名が初めて参加した。

私はドナーの孫にあたる若い女性と一緒に、ドナー・ファミリーのティーンエイジャーのセッションに参加させていただくことができた。そこでは兄弟が亡くなって臓器を提供した中学生の男の子や、父親を亡くした高校生の女の子たちなど10名程度がリーダーの指導のもとに、彼ら家族の思い出や亡くした後の心の痛みなどを語り合い、どのようにその悲しみを乗り越えているかについて話し合っていた。夫婦のどちらかを亡くした人たちや、子どもを亡くした人たちなどが、それぞれ同じ体験を話し合い、慰めあうセッションもあった。他にはプロフェッショナルのセッションもあり、臓器提供に関係する看護師や薬剤師、ケースワーカーなどが自分が関わったドナー・ファミリーへの対応などを話し合う場も用意されていた。

スポーツ大会の開会式では、会場の大きなスクリーンにドナーの写真がスライドで写し出される中で、一人ひとりのドナーの名前が読み上げられ、その家族たちに感謝のメダルが授与される。メダルを受け取った家族たちの目には、再び思い出される深い悲しみの中にも、病んでいた人を助けられたという喜びに、温かい涙が溢れている。それを見守る選手たちや観客席の人たちは、ドナーやその家族への感謝とその優しさの行為に思いを新たにする。

私はその会場で、数年前に17歳の息子を交通事故で亡くしたマリーさん夫妻に出会った。彼女たちは初めて参加したドナー・ファミリーのセッションで、困っていた私たちを、優しく援助してくれた。

翌朝、早めに着いたドナーのためのキャンドルサービスの会場で、日本から一緒に参加したドナー・ファミリーが、入口近くの壁際の机の上に無造作に置かれていたドナーである祖父の名前を書いた銀色の星を、机の真ん中に立てかけた。10分ほどしてマリーさん夫妻がキャンドルサービスのために到着され、日本からのドナーの名前を書いた星がどこにあるのかを尋ねてきた。

私たちは、誰にも了解を取らずに置き場所を変えたことをお詫びしながら、それならここにありますと指し示すと、彼女は唇に指を当てて驚いたような顔を見せた。なぜかと尋ねると、偶然に2つならんだ星のひとつを指差し、「これは私の息子の星です」と震えるように答えた。私たちはびっくりして、よく見ると、確かに彼女の息子の名前が書いてある。それにしても、本当に偶然に壁に立てかけられている星は、マリーさんの息子の星と日本のドナーの星であった。2つの星は大きな机の真ん中に壁に並んでいるように立てかけられ、天井からのライトに真上から照らされていた。

脳死移植が認められていない国で

1994年に京都で開催された国際移植学会の会場で、学会会長であった太田和夫先生の支援のもと、移植を受けた人たちを中心とした会「夢を語ろう 世界の移植者と（Viva Transplantation）」を開かせていただいた。世界大会を日本で開催するためには、日本国内の移植関係者に、この大会の意義を理解してもらう必要があったためである。その当時はまだ、臓器移植を受けた人たちがスポーツをするのは無謀だという意識が一般的だった。運動したことによって移植臓器が機能しなくなったら、再移植は難しい時代でもあった。それは日本ではいまでも変わっていない。

世界移植者スポーツ大会に参加していた選手たちが、脳死からの臓器提供を認めていない日本の状況を救うためにボランティアで来日してくれた。カナダ（腎臓移植1名）、オーストラリア（肝臓移植2名）、オーストリア（腎臓移植1名）、英国（心臓・心肺移植計2名）、タイ（腎臓移植1名）、ハンガリー（腎臓移植1名）、ドイツ（腎臓移植1名）、オランダ（心臓移植1名）、アイルランド（腎臓移植1名）、韓国（腎臓移植1名）、フィリピン（腎臓移植1名）の仲間たちだ。このうち、腎臓移植の2名は不幸にして数年後に亡くなったが、彼らは全生涯をかけて、自国の移植普及活動に大きな足跡を残している。残りの人たちとはいまでも、その後も世界大会で出会いを続けている。

世界大会の素晴らしさは、各国の同じ思いを持っている人たちと手を取り合えることであろう。言葉が通じなくても、同じ思いを描くことができる。

この大会は参加国や参加者が増えたこともあって、当初は3日間の開催であったが、いまでは1週間以上の会期となっている。期間中、同じバスに乗り、競技場に行き、同じ宿舎で一緒に食事をとり、最終日には2年後の再会を約束する。そして、その会場で出会うドナー・ファミリーたちとのふれあいがある。マリーさんたちは、世界の大会に参加する選手たちを応援するために、ボランティアとして参加していた。

京都で開催したViva Transplantationでも、ドナー・ファミリーをお招きした。当時、設立されていた**日本移植コーディネーター協議会**のメンバーが、自分が関係したドナー・ファミリーの方に参加を呼びかけてくれたのだ。全国から7名のドナーの家族の方々が、猛暑の京都に出かけてきてくれた。ドナーの方の写真を借りたときに、「大切なたった一枚の写真ですから、必ず返してください」と繰り返し言われたことを、昨日のように覚えている。

その会場には、トリオ・ジャパンや日本移植者協議会、全国腎臓病患者の方々、医療関係者、移植コーディネーター、ドナー・ファミリー、一般の参加者、報道関係者、そして来日してくれた外国の仲間たちの通訳として加わってくれた語学ボランティアがいた。臓器移植に理解を求めるためには、移植を受けた人（レシピエント）とドナー、医療関係者だけではない、もっと広いつながりが必要となる。

日本での開催――ドナー・ファミリーの拍手

２００1年、私の念願であった世界移植者スポーツ大会が、日本移植者協議会を中心とする移植普及団体の団結によって、神戸で開催された。私がこの大会を日本で開きたいと思い始めてから、すでに20年が経っていた。この間に、やっと日本でも、数例の脳死からの臓器提供による移植手術が行われていた。世界大会も、20年前は14カ国２００名程度の大会だったが、現在は参加国が60数カ国を超え、約２０００名を超えるレシピエントが集う大会になっている。

この大会の開会式で、会場に入場するために待機していたドナー・ファミリーの前を、各国の選手たちが手を振り、肩を抱き、唄い踊りながらにぎやかに入場して行った。はじめはそっと見守っていたドナー・ファミリーたちは、ひとり2人と選手たちの行列に歩み寄って、手を振ったり、拍手をし始めたりした。笑顔があった。涙もあった。選手たちを見つめる瞳に優しさが溢れていた。涙で滲んだ風景が私の目の前を通り過ぎていった。

優しさと思いやり、そして感謝

米国では、日本に比べるとはるかに多くの脳死からの臓器提供が行われているが、近年では提供数にそれほど増加が見られなくなり、両親・兄弟に加えて第三者の生体からの提

日本移植コーディネーター協議会（ＪＡＴＣＯ）……会員相互の資質向上と移植コーディネーター活動の発展、向上を図るとともに、日本における臓器移植の進歩普及に寄与することを目的として、１９９１年9月に設立された学術研究団体。

供が移植の半数近くを占めるようになってきている。

２０００年の米国大会では、生体ドナーの会が、死後のドナー・ファミリーの会と並行して開かれるようになった。移植手術を受けることによって生活のレベルが高められることが認識され、移植が医療として確立されてきたからであろう。チャンスの少ない提供臓器を待つのではなく、早く手術を受けて健康を取り戻したいとの希望が強いのだろう。

でも、これでいいのだろうか。私は家族愛からの臓器移植を否定してはいない。提供できる家族がいる人は、それもひとつの選択であろう。しかし、事情で家族が提供できない人、家族がいない人、友人知人にドナーのいない人はどうするのか。日本では（脳死あるいは心臓）死後の提供臓器の移植を受けることは非常に難しいことだと、理解もしている。そのため、海外に移植を受けに行く人たちも多い。私はそれも否定はしない。移植希望の患者を受け入れてくれた国の優しさと、彼らの臓器普及活動に感謝するばかりである。

しかし、ここでしっかりと考えておかなければならないことがある。

まず、生体臓器の移植であろうと、死後の臓器提供による移植であろうと、手術を受け、健康を取り戻した人たちは、移植普及活動に参加してほしい。現状を変えるためには、彼らが健康を取り戻し、生きている喜びを社会に示すことが最も大切である。そして、最愛の家族を亡くしたドナーの家族が悲しみを乗り越えて臓器の提供を決定してくれたことへの理解と感謝の気持ちを表してほしい。レシピエントたちの感謝の思いが、ドナーやドナー・ファミリーの心を癒してくれるだろう。

次にドナー・ファミリーの方々には、愛する家族の死の悲しみの中から誰かを助けることができたという誇りを感じてほしい。そして誰とはわからなくても、臓器の提供を受けたレシピエントが健康を取り戻すことを温かく見守っていてほしい。なぜなら、レシピエントはあなた方の家族によって、これほどに元気に生きてゆけるのだから。

最後に私を含めた一般の人たちは、彼らを温かく見守ってあげたい。ある日、自分や自分の家族が移植を必要とする病気になるかもしれない。あるいは、病気や突然の事故などにより、ドナーとして愛する家族との別れを迎えることがあるかもしれない。自分はドナーカードに署名できるかを考えてみよう。そう考えたとき、臓器移植は決して特別な人たちの問題ではなくなる。

臓器移植は光の三原色のように、ドナー、レシピエント、一般社会の3つの思いやりが重なって、真っ白に光っている社会であってほしい。それは優しさと思いやりと感謝の中でこそ、助けられる命なのだ。

立場に応じて継続的な活動を

世界の大会に行って、さまざまな人とのふれあいがあり、多くのことを教えてもらってきた。いま、日本でもたくさんの団体が、さまざまな活動を続けている。以前は、世界大会のように、ひとつになれることが大切だと思っていた。

しかし、各国の普及活動に参加することによって、移植普及の活動はどのように行われてもいいのだと思えるようになってきた。それぞれの団体や立場の人が思い思いの活動を通して、いかにこの活動が有意義であるかを広く社会に示してくれればいいのだから。

大切なことは続けること。そして、それが一番難しい。

募金のプレッシャーから解放されて

物部　多恵子
東京都品川区　45歳

新婚生活のないスタート

結婚してから21年、まさに怒濤のような日々を送っていました。まるで信号のない高速道路を走り続けてきたかのように……。

２００９年4月に美佑紀の13回忌を終え、大きな節目を迎え、ようやく「普通の暮らし」を送ることができるようになりました。娘は亡くなってしまいましたが、私たちにすばらしいものを残してくれたように思います。

高速道路を降り、一般道路をゆっくり走れる生活になったので、「あの時」は見えなかったことが、いろいろ見えるようにもなりました。これを機に、もう一度この21年を振り返ってみようと思います。

夫は再婚で、小学生の男の子がおりました。夫の母も同居し、結婚後、いきなり4人家族となったのです。そしてすぐに娘を授かりましたが、出産までは建設会社で働いていました。

娘は生まれながらに心臓に疾患を抱えていました。

生後間もなく行われたカテーテル検査で大動脈の狭窄《きょうさく》がかなり強く、心臓にも5㎜〜7㎜という大きな孔《あな》が空いていることがわかりました。すぐに処置が必要だと、生後9日目に世田谷の国立小児病院（現・国立成育医療センター）で、肺動脈のバンディング（縛って血流を減らす）手術を行いました。翌年には、ある程度体重が増加したので、心臓の孔を塞ぐ手術をしました。12時間の手術後、ＩＣＵ（集中治療室）に戻るとき容態が急変し、再び胸を開け再手術、その後しばらく生死の境をさまよいました。1カ月後には体力も徐々に回復し、危機的状況を乗り越えられました。その後も検査に通ったり、入退院を繰り返したりで、私はほとんど毎日のように病院に通う日々でした。

そんな状況では会社勤務なんてできません。生活費を稼ぐために、私は子供服とクリーニングの店を始めました。店を経営すれば、店員を雇ってシフトを組んで、病院に行く時間が作れるからです。

甘い新婚生活なんて全く私たち夫婦にはありませんでした。普通の妻のように夫へ気持ちを向ける時間も余裕もなかったのです。それでも、「なんとか美佑紀を治したい」という強い思いが2人ともにあり、夫婦で同じ方向を向いて来れたのだと思います。

4歳の時には大動脈弁下狭窄《だいどうみゃくべんかきょうさく》が発症し、再び国立小児病院で手術を受けました。ちょうどその頃、美佑紀の手術などのスケジュールを考え、2番目の娘を出産しました。

今思えば、下の娘に本当にかわいそうなことをしたと思います。「お姉ちゃん第一」の生活で、妹はすべて我慢、我慢。生まれたときから、母親は姉に付きっきり。1日のうちで私と会えるのは、お風呂に入るときと朝ご飯のときだけという生活が続きました。昼間は仕事をして、一度家に帰り、お風呂に入れて、また病院に駆けつけてそのまま泊まり、朝食事をしに家に帰り、また仕事に出かける。そんな生活で、下の娘はおばあちゃんに育てられたようなものでした。

私のことは、さぞや「忙しい母親」と映っていたでしょう。

たとえ、そう思われても私は美佑紀第一の生活を送らざるをえませんでした。

東京女子医大への入院

4歳までに3度も大手術を受けた美佑紀。それでも試練に耐え、幼稚園を卒園し、区立の小学校に入学することができました。しかし、幼稚園の終わり頃から鼻血が出ることが多くなり、小学校に入るとひどくなってきました。

そんなある日、公園で遊んでいたところ、胸を押さえ苦しそうにしていたのを偶然見かけました。私は美佑紀の体に異変が起きていることを直感し、翌日学校を休ませ、国立小児病院へ連れて行きました。

超音波検査の結果、担当医から「今すぐ大動脈弁置換手術をする必要がある」と言われ、紹介されたのが弁置換手術の権威である東京女子医科大学の今井小児外科教授でした。

1カ月後の1996年6月、幸いにもベッドが空いたとの連絡を受け、東京女子医大に入院しました。そして今井先生執刀のもと、大動脈弁置換術および、左心室流出路拡大術を受けることになります。朝8時から夜11時半まで、実に15時間にもおよぶ大手術でした。

術後1週間もすると回復病棟へ移りました。一般病棟といっても、美佑紀の体には点滴が6本と複数のドレーンチューブが入り、ICUにいるような状態です。

2週目には点滴が外れ、食事ができるようになりましたが、食事になった途端、美佑紀はひどい吐き気に苦しむようになりました。医師からは「麻酔のアレルギー反応」と説明を受け、そのときは納得したのですが、後になって考えれば、心不全のため血液循環がうまくいかないことが原因だったようです。

7月10日、カテーテル検査をしたのち、美佑紀は退院します。退院直後は美佑紀の調子も良く、自宅に戻れて安心したのか、吐き気もおさまったようでした。しかし、9月には美佑紀の容態が急激に悪くなり、再び嘔吐が激しくなりました。

10月に入ると、東京女子医大へ救急で駆け込むことが頻繁になり、そのたびに入院を強いられました。処置はソリタを1本点滴するだけですが、個室でしか受けられず、入院費は1日4万円。これが続いたのでは経済的に破綻してしまいます。悩んだ挙げ句、大部屋を利用できる

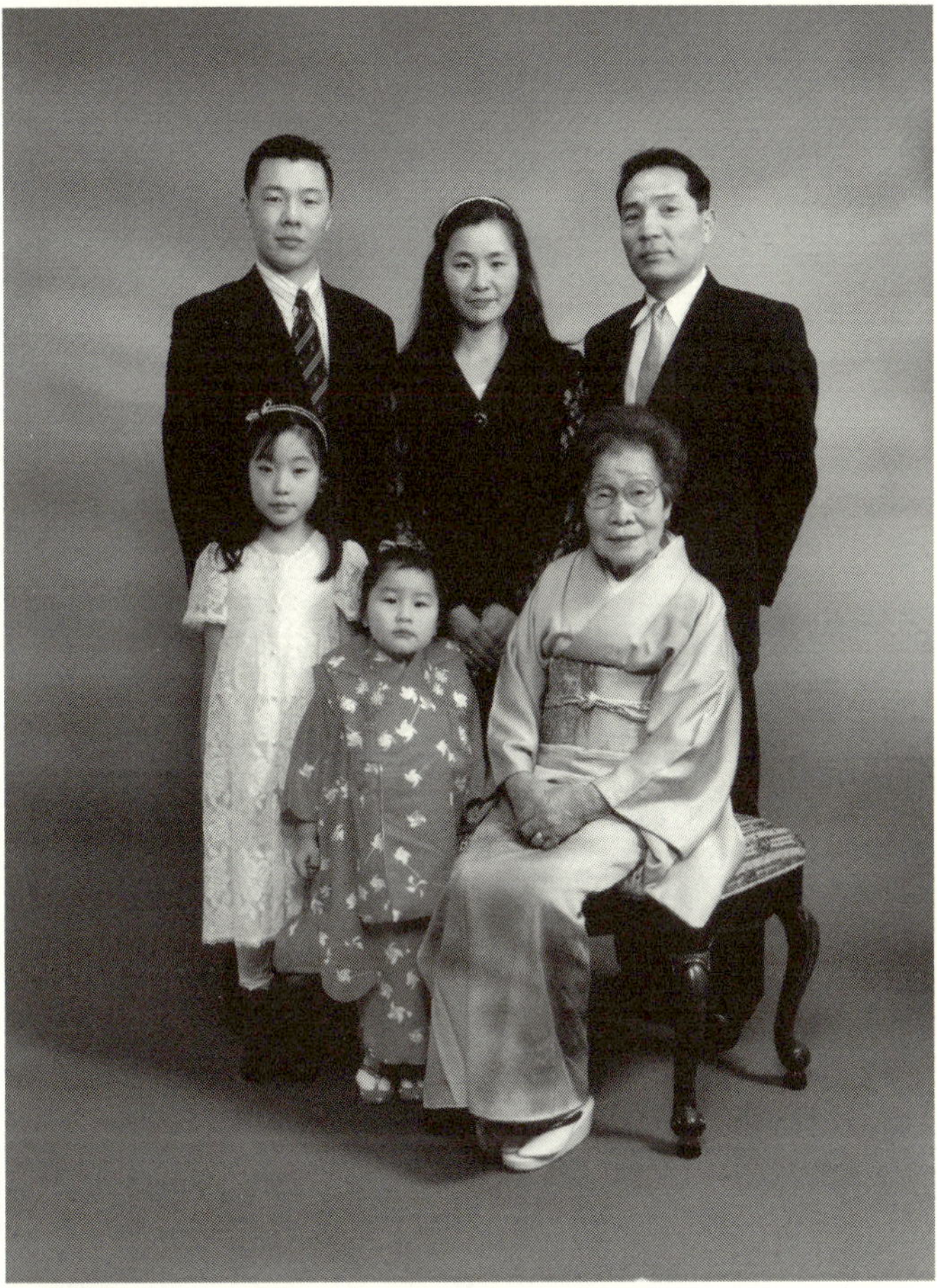

最後の家族写真――前列向かって左端、美佑紀8歳の頃

昭和大学病院に転院しました。

しかし、転院後も美佑紀の状態は安定せず、入退院の繰り返しで、時には入院が1カ月近くに及ぶこともありました。担当医から「とにかくここを退院して、今すぐ東京女子医大へ戻ってほしい」と言われたのです。

1997年1月、ふたたび東京女子医大を受診しました。その場でレントゲンと心電図を撮り、すぐに入院することになりました。

「なぜ入院が必要なのでしょうか」と質問しても、「少し様子をみましょう」と言われるだけ。結局2週間入院しましたが、回復の様子はまったく見えません。それなのに退院間際、先生は「生活は普通にして大丈夫でしょう。ただ、学校は暖かくなる4月にしてはどうですか」とだけ言われ、緊迫感はまったく感じられませんでした。

退院から2週間もたたない2月10日、美佑紀は朝から吐き気を訴えました。本来なら東京女子医大に真っ先に連絡すべきなのでしょう。しかし、説明もきちんとしてくれず、楽観的な診断をする先生方の態度に不信感が募っていた私は、「女子医の先生とはまったくコミュニケーションが取れないから、そっちに入院させてほしい」と、以前診ていただいた国立小児病院に行くことにしました。

移植の宣告をされて

その時に国立小児病院で出会ったのが、1年前にアメリカ留学から帰ってこられたばかりの百々秀心先生でした。

忘れもしない2月12日。国立小児病院へ入院した2日後に、百々先生から「移植が必要です」と衝撃的な事実が伝えられました。

東京女子医大では、移植の「い」の字も聞いたことがなかったし、ましてや手術を受けたのだから、私は当然よくなるものと信じきっています。東京女子医大での診断と百八十度違う見解をにわかには信じられませんでした。

百々先生ははっきり説明してくださいました。「美佑紀ちゃんの心臓は心筋《しんきん》がやられて拡張型心筋症になっています。もはや移植しか方法がないでしょう。私の診るところではあと1年です」と。

なぜ、手術をしたのにそんなに悪くなっているのか。なぜ、東京女子医大の先生方は、美佑紀の心臓が悪くなるまで黙っていたのか。抑えようのない怒りが込み上げました。

その後のカテーテル検査でさらに緊迫した状況が判明し、余命2～3カ月という診断が下されました。百々先生が留学していたアメリカのＵＣＬＡに連絡を取ってくださり、移植の準備が進められました。「もう移植しかない」。私は百々先生の言葉を信じ、腹を括りました。

美佑紀の心臓移植手術を決意したものの、超えねばならない難題が山積みです。まず、渡航費用、手術の費用など、1億円を超える莫大なお金が必要です。そんなお金、私たちにあるはずがありません。

日本で移植手術をし、その後の治療もできれば、美佑紀は難病指定されていたため、無料でできる可能性がありました。しかし、日本での移植手術はできないので、なんとしてでもアメリカに渡らねばなりません。しかも前金として40万ドル、日本円にして5800万円を払わねば、正式に移植リストに登録できないのです。

それまでも募金の協力を得て、海外で移植手術をされた方がいました。私は募金をお願いするために、病院の待合室で目に付いた週刊誌に即連絡しました。そして、都庁で記者会見をし、皆様に募金のお願いを涙ながらに訴えました。おかげさまで、全国から多くの方々の善意をいただき、たった2週間の募金活動で異例の1億5000万円が集まりました。

しかし、渡米目前にして、もうひとつ大きな問題にぶつかりました。渡米1週間前に美佑紀は挿管《そうかん》が必要となってしまったのです。挿管すると、飛行機に乗ることも難しく、移植そのものを断念しなくてはならない、ということを麻酔科の先生に言われたのです。アメリカでも挿管した子どもの移植はほとんどケースがないのでした。

そんな状況の中、なんと「僕が連れて行く」と付き添い役を買って出てくださった先生がいたのです。国立小児病院の麻酔科部長の宮坂勝之先生です。受入れ先のUCLAメディカルセンターも「日本から安全に連れて来られるのだったら受け入れる」と了承してくれ、航空会社のJALも全面的に協力を申し出てくれました。機内にはエコノミー席10席分のスペースを使って、ICUに似せた部屋が作られました。

宮坂先生の付き添いのおかげで問題も起こらず、無事到着。飛行機の下に救急車が待機していてくれたので、病院までの搬送もスムースでした。アメリカに到着したのは、3月29日。移植を決意してから63日後のことでした。

到着先の空港のロビーには、大勢の報道陣が待ち受けていました。記者会見は夫がひとりで応じましたが、翌日の記事は、「アメリカの5％の外国人枠を利用して、日本から大変な状態の子がきた。日本人はお金があるから来られるのか。お金のないアメリカ人はどうなるのだ」という日本の医療へのバッシングがほとんどでした。その後も私たちは取材に追われる身となりました。

これから、異国の地で大手術を控え、不安でいっぱいの私たちにとって、前途多難な幕開けとなったのです。

ボランティアに支えられ

そんな私たちを支えてくれたのが現地のボランティアの方たちでした。

長丁場になると思い、病院の近くに1年契約でアパートを借りました。

ハワイ在住の友人の呼びかけにより集まった有志のボランティアが一人ずつ交代で泊まりに来てくれました。なかには25歳ぐらいのギャルふうの女の子もいて、大丈夫なのか、内心心配もありましが、その子たちが見事な連携プレーを見せてくれたのには驚きました。

一緒に連れてきた当時3歳の下の娘のお守りをはじめ、病院におにぎりやお弁当を届けてくれたりと、私たち家族の世話をまめまめしく焼いてくれるのです。病院では言葉がどうしてもネックだったのですが、医学的な専門用語も一つひとつ通訳してくれました。

私は借りたアパートにはほとんど戻らず、病院でひたすら、ドナーが現れるのを待っていました。病院に着いたその日、美佑紀と同じ年齢の子が同じように待機していたのを知り、「どうかうちを先にしてください」と、祈ったのを覚えています。たとえ鬼と呼ばれようが、そう祈らずにはいられませんでした。その子が急変して亡くなったと聞いたときは、不謹慎ながらも、「順番が早くなった」と正直思いました。

ところが、その子のお母さんは、お子さんを亡くされたにもかかわらず、美佑紀を見舞ってくれたのです。このとき、「ああ、アメリカ人というのは、自分の子が受けられなくても、どうぞあなたの子は助かってくださいと言える人たちなんだ」と、初めてアメリカ人の根底にあるものを強く意識しました。

しかし結局、美佑紀にもドナーは現れず、ＵＣＬＡメディカルセンターで待機し始めてから18日目の4月15日、美佑紀は8歳という短い生涯を閉じたのです。

臨終の場には通訳してくれていたボランティアの子もいました。「もうだめです」という先生の言葉を、どう穏やかに私に伝えればいいのか、とても悩ましかったそうです。「物部さん以上に僕も辛かった」とあとで聞かされました。

医学的に素人の方が、先生に代わって家族へ厳しい宣告をするのはどれだけ辛かったことでしょう。今思うと、あれほど他人の方の世話になったのは今までにない経験でした。このアメリカでの経験が、のちにファミリー・コーディネーターをやってみたいという気持ちを持つきっかけになったのは間違いありません。

娘の死から一歩ずつ

美佑紀が亡くなったときにすぐさま抱いたのは、東京女子医大の先生方への強い憤りでした。美佑紀が重症で手に負えない状況だったということを、どうしてもっと早くに言ってくれなかったのか。きちんと説明してくれなかったのか。帰国して四十九日が過ぎても、ショックから先生の顔を見ることができず、病院の前に行くだけで吐き気が襲いました。夫は裁判まで検討していたようです。

一方で、私たち夫婦は危機を迎えていました。

それまでも治療について認識の相違などがあり、幾度となく夫と言い争ってきました。私は何を言っても夫には理解してもらえないとあきらめ、自分ひとりで苦しみを負うようになりました。当時の日記を読み返してみると、ずいぶん弱音を吐いていたものだと思います。私は夫に思いをぶつけることができず、唯一日記が自分の思いの吐け口だったのだと思います。

帰国後は、残った募金の管理について互いの意見が合わず、常に対立していました。思わず、家を飛び出したこともありました。

私はとにかく残金をトリオ・ジャパンに託して一刻も早く移植から離れたかったのです。しかし、夫は基金を作って、移植医療が必要な他の子を助けたいと言い出したのです。意見がかみ合わず、対立するたびにトリオ・ジャパンの荒波さんに仲裁してもらいました。

結局、移植で渡航した家族が利用できるよう、UCLAで借りたアパートを「ミユキハウス」として継続して管理していくことになりました。

「ミユキハウス」の前は大きな公園になっています。夫のなかには、ここでリハビリをして病院に通ってと、いろいろなプランがあったようです。でも、美佑紀にその機会は巡ってきませんでした。だからからこそ、次のご家族が移植に成功しのんびりとリハビリする姿を見たかったのでしょう。

当時は海外移植がそれほど行われていなかったので、滞在先を探すのもひと苦労。その苦労から解放させてあげたいという思いも夫にはあったようです。実際、帰国して半年もしないうちに、次のご家族がミユキハウスを利用してくださいました。

それから2年間は、移植医療が必要な患者家族の相談役をボランティアで引き受けながら、徐々に落ち着きを取り戻していきました。また、現地のボランティアとの繋がりは以前にも増して緊密なものになっていきました。私と夫は、仕事でアメリカへ行く度にボランティアスタッフとのミーティングを重ねるようになっていたのです。

美佑紀は亡くなりましたが、「ミユキハウス」を作ることができたこと、飛行機内にＩＣＵを設置するためのマニュアルができたこと、さらには麻酔科・小児科の学会で美佑紀の海外渡航のケースを発表をしていただけことなど、次に続く人たちへのいい前例を作ることができたのは喜ばしくもありました。

時の流れとともに

「ミユキハウス」を通してボランティアで移植医療にかかわる中、移植を受けて元気になって帰ってきた子や、これから移植を受ける子を見るたびに、「希望があるっていいな」と、羨ましく思ったものです。

あれだけ苦しんで亡くなった娘。他方では2回も移植を受け元気になった子がいるのです。たとえ移植後数年しか延命できないとしても、親は子どもに少しでも長く生きてほしいものなのです。

美佑紀の人生を越える歳月が経ち、ようやく当時のことを振り返られるようになりました。そして、いつ頃からか移植を受け元気に戻ってくる子どもたちの姿を見て心から喜べるようにもなりました。

2005年の10月には、「ミユキハウス」を閉鎖しました。夫は寂しそうにしていましたが、車いすなどの備品はコンテナに預け、今も必要なときは利用できるようにしています。

改めて振り返ってみると、当時、たった2週間で美佑紀のために1億5000万円が集まったのは本当に奇跡のようなもので、多くの方々の善意に支えられたことに心から感謝いたします。また、美佑紀が亡くなったときは、皆さんに「申し訳ない」と心から思いました。仮に、手術によって3年、5年でも生きてくれれば、「ごめんなさい」ではなく、「ありがとう」という言葉に変わっていたことでしょう。

娘の死とともに、現実に引き戻された私は、それまでの自分の無謀とも言える振る舞いに震えるような思いでした。とくに、集まった募金については、一刻も早く本当に役立てられる人のもとへ届けなければと必死でした。幸いに、トリオ・ジャパンで預かってもらえるということで安堵しましたが、次第に私は、多くの人から寄せられたこの「善意」の気持ちに対して、何もお返しをしないで済ますことなどできない、との思いにとらわれるようになったのです。

正直なところ、娘の死からまだ立ち直れていない状況の中で、行動を起こすのは、辛いものもありました。また、端からは「ミユキハウス」で思うような活動をしているように見えたとしても、移植患者やその家族のお世話を続けていくことに時に内心プレッシャーを感じてもいたのです。だから、「ミユキハウス」の閉鎖を決めたとき、これで一区切りできるかもしれない、という気持ちもどこかにあったのではないかという気がします。

そして実際、そう思えるようになったのは、つい最近です。毎年渡航した3月29日には、募金のときにとくにお世話になった方に手紙と花束を贈っていました。それが、一昨年（2007年）の暮れに、「手紙が来ると、悲しいことが思い出されて辛いからもう送らないでください」という手紙をいただきました。その手紙が、それまで私が世間に対してさまざまに感じていたプレッシャーから解放してくれる、大きなきっかけになった気がしています。

最近よく思うのは、もし、臓器移植が日本でできるようになれば、他のご家族がこういったプレッシャーを感じることもなくなるだろうということです。そうした時が一日も早く来るよう祈らないではいられません。

次のステップへ

娘の葬儀が終わって、私は2日目に仕事に戻りました。とにかく、働いていなければ、気持ちの持って行き場がなかったのかもしれません。

その頃、同居していた夫の母は、次第に体調を崩し、介護が必要になりました。4年間におよぶ介護を経て、亡くなりましたが、義母の介護には下の娘・優依がよく手伝ってくれました。家族は助け合っていくものだと身をもって感じました。

義母の介護が終わったので、私はその後、ある病院で看護助手の仕事をすることにしました。

夫は、病院に行くと当時を思い出し辛くなるのではないかと心配して強く反対しました。UCLAに滞在中、私に向かってボランティアスタッフが、「今あなたにしてあげられることは何？」とよく声をかけてくれたものです。しかし、日本ではそうした経験はほとんどありません。だからこそ、看護助手となって、患者さんの話を聞いてあげることにこだわったのです。自分があのとき誰にも不安を打ち明けられず、質問をしてもたらい回しをされた経験があるからこそ、患者さんの気持ちが分かるのです。

残念ながら病院の移転とともに、わずか1年で辞めなければなりませんでしたが、充実した日々を送ることができました。

今年、娘の13回忌、義母の7回忌が終わり、再び病院で働きたいという思いが募りました。夫は「なんで病院なんかで働くんだ！」とずっと反対でした。私は夫を説得し続け、幸いにも家の近くの病院で医療事務の仕事に就くことができました。14年間やってきた店は閉め、晴れて医療の仕事に専念できることになったのです。

夫は最初、パソコン操作に苦しむ私の様子を見て、長くは続かないと思っていたようです。私は家に仕事を持ち帰り、パソコンに向かいました。パソコンをマスターした今は、毎日楽しく通っています。

娘が入院していた頃と違い、今は電子カルテになっており、パソコンで管理できます。そのカルテと患者さんの様子を見ながら、いろいろなことを実践で勉強しています。先生に美佑紀のことを話すと「だから物部さんは移植について詳しいんだね」と、いろいろ教えてくれるようになりました。そんな中で、不満に思っていた東京女子医大の先生の対応についても理解できるようになってきました。医療について冷静に見られるようになったのです。

なぜか私は、医療関係の仕事に惹かれます。祖父が医者だったということもあるかもしれません。母が祖父母の介護を自宅でしていたときも、幼い私は床ずれなどの介助を手伝っていました。そんな私に母は、看護師になることを勧めてくれたのですが、私は普通の短大に進みました。今思えば、看護師の資格があれば……と後悔の念もありますが、今いる状況の中で、いかに勉強をして、充実した日々を送るかを考えたいと思っています。

高校1年生になった娘は、医療系の学校に進みたいと言っています。娘が3歳の時に美佑紀が亡くなったので、姉の記憶はほとんどないようですが、その後の私たちの会話で医療の問題なども理解できているようです。何より大好きなおばあちゃんの介護を通して、医療関係の仕事を目指そうと思うようになったのではないかと思います。

私にしてみれば、とてもうれしいことです。実は私も、今からでも看護師の資格を取りたいという気持ちがあります。でも今は、娘にその夢を託したいと思うのです。

静かに暮らす幸せ

20回目となる昨年の美佑紀の誕生日は、盛大に祝いました。その時、娘が「みーちゃん（姉のこと）は成人式の振り袖を着られなかったけど、私がその分着てあげる」「もし、ここにみーちゃんがいたらどんな話をしているかなあ」など、姉の話をするのです。美佑紀も誕生日のお祝いに妹からすてきな言葉のプレゼントをもらえ、喜んだことでしょう。

ただ、13回忌までにするつもりだった、美佑紀の思い出の品が詰まった箱の整理はまだできていません。美佑紀が好きでいつも着ていた洋服、元気になったら見ようとアメリカで撮っていたビデオテープ、渡航の時にもらった手紙などが入っています。封印されたまま、もうしばらく置いておくことにします。

焦ることはありません。きっと年月が私をもっと変えてくれることでしょう。17回忌までにとは思いますが、「時」が来たら、きっとできると思います。

店を閉めてからというもの、家での過ごし方もずいぶんと変わりました。こんな日常もあるんだと改めて思ったものです。

日曜日、私が家にいることができるようになり、家族で犬の散歩をしたり、のんびりお茶を飲みながらアイロンをかけたり、そんなことが家族みんなの幸せだと気づきました。

先日娘が「ママが日曜日にアイロンがけするのが定着したよね」と言うのです。これまで娘とこんなにのんびりおしゃべりしたことはありませんでした。今まで娘とできなかったことも、これからはできるようになるでしょう。

夫ともいい会話ができるようになりました。病院でその日にあった出来事について話す機会も増えました。

好きな仕事をすることで、自分が変わり、家族との関係もよくなりました。好きなことをしていると、家族に優しくできるのです。自分自身が幸せでないと、周りの人に愛情を与えることはできないのではないでしょうか。

私は事務よりも患者さんと接する現場で働きたいと思っています。現在、週に一度老人介護の仕事もしているのも、だれかと接したいからなのです。現場の経験を積んでこれから、医療についてもっともっと勉強しながら、私にできることを見つけていきたいと思っています。

トリオ・ジャパンで、ファミリー・コーディネーターとしてボランティアをする目標もあります。

娘美佑紀の死から13年。年月というものがこんなにも人を変えられるものなのかと、驚いています。今、私はとても幸せに暮らしています。

海外渡航移植の経験から考えたこと

若林　正
東京都中野区　故人

再移植という決断

1998年1月下旬は、ちょうど「再移植」という選択肢が眼前に迫りつつある時期であった。しかし、当時は「まだ大丈夫」と思っていた。いや、そう考えようとしていた、と言ったほうが正確かもしれない。年末年始から調子が悪く、動けない日々が続いていた。また、病気で休学を重ねたために、修士課程の在籍年限の最終年度を迎えて、どうにか修士論文を提出したものの、先の保証はなく、身体的にも社会的にも「後がない」危機的状況に置かれていた。

結局、同年2月下旬には「再移植しかない」ことが確定した。かつ、家族内には医学的に適応する提供者が存在しないことや、国内での脳死肝移植を待つ余裕はないことから、必然的に「海外渡航臓器移植」という選択をすることになった。もちろん、「再移植はしない」という選択肢も存在するし、実際にそのような選択を行う人々もいる。しかし、「再移植が必要になるかもしれない」と言われてから1年以上の猶予があり、ずっとその意味を考え続けられたことや、もしここで自ら生きる可能性を否定すれば、母から生体部分肝移植（以下、生体肝移植）を受けたという事実も灰燼に帰すこと、そして周囲の人々からさまざまな形で励ましを受けてきたことから、「再移植を受ける」ということ自体には、さほどの躊躇はなかった。

移植についての葛藤は、むしろ最初の移植のときのほうが大きかったであろう。それでもやはり、「再移植」という言葉が現実のものとして目の前に突き付けられるまでは、「まだ大丈夫」と必死に問題を先送りにしようとしている私がいた。また、渡航移植に赴くとすれば、その費用について募金活動に頼らざるを得ないこと、そしてそのような活動に友人たちを巻き込まなければならないことは、非常に辛く、頼みにくいことであった。

それまで、国際移植者組織トリオ・ジャパンの活動や、移植関連のメーリングリストを通じて、海外渡航移植についてさまざまな話を耳にする機会は多く、実際に患者・家族の方々の相談に応じることも数多くあったが、やはり「話を聴く」ことと「実際に行く」ことの間には、想像を超える断絶があった。そしてこの断絶を言葉で表現し、他者に理解してもらうことの難しさや、海外渡航臓器移植に赴いた一組一組の患者・家族の経験の独自性と固有性を強く実感した。

今回、この「断絶」や「個別性」をどこまで言葉で表現できるのかについては心許ない限りである。また、すでに再移植後3年以上（２００1年時点）が経過しているが、いまだに自らの経験を客観視することにはいくばくかの困難を感じている。その一方で、患者・家族が置かれている現在の状況をもっとよく理解してほしいという思いや、自らの経験を何らかの形で役立てたいという思いも強く、不十分ながらも可能な限りの言語化の努力をして、伝えるべきことを伝えられたらと考えている。

海外渡航臓器移植の場合には、移植を受ける国や地域、施設、あるいは本人の病状や待機期間、家族など、さまざまな要素が複雑に絡み合っているため、一般論を述べることは困難であるが、症例数が少ないことから、プライバシーの観点に鑑みて軽々に個々の事例を取り上げることも好ましくないので、筆者自身の経験やトリオ・ジャパンでの経験をもとに、一般的な海外渡航臓器移植の流れを追っていく形とした。また、以下に述べる問題点の多くは国内における臓器移植にも共通するものであり、臓器提供がきわめて少ないわが国では、むしろいっそう深刻な問題となっているものもある。

渡航に至るまでの支援のあり方

1　移植という選択肢

「移植以外に治療法がなく、かつ、移植の適応の可能性がある」ことがわかった時点から、患者・家族の旅は始まる。医師にそう告げられることもあれば、患者・家族自らが治療法を探し求めて、最近ではインターネットを通じて支援団体にたどりつくことも多い。国内で脳死移植

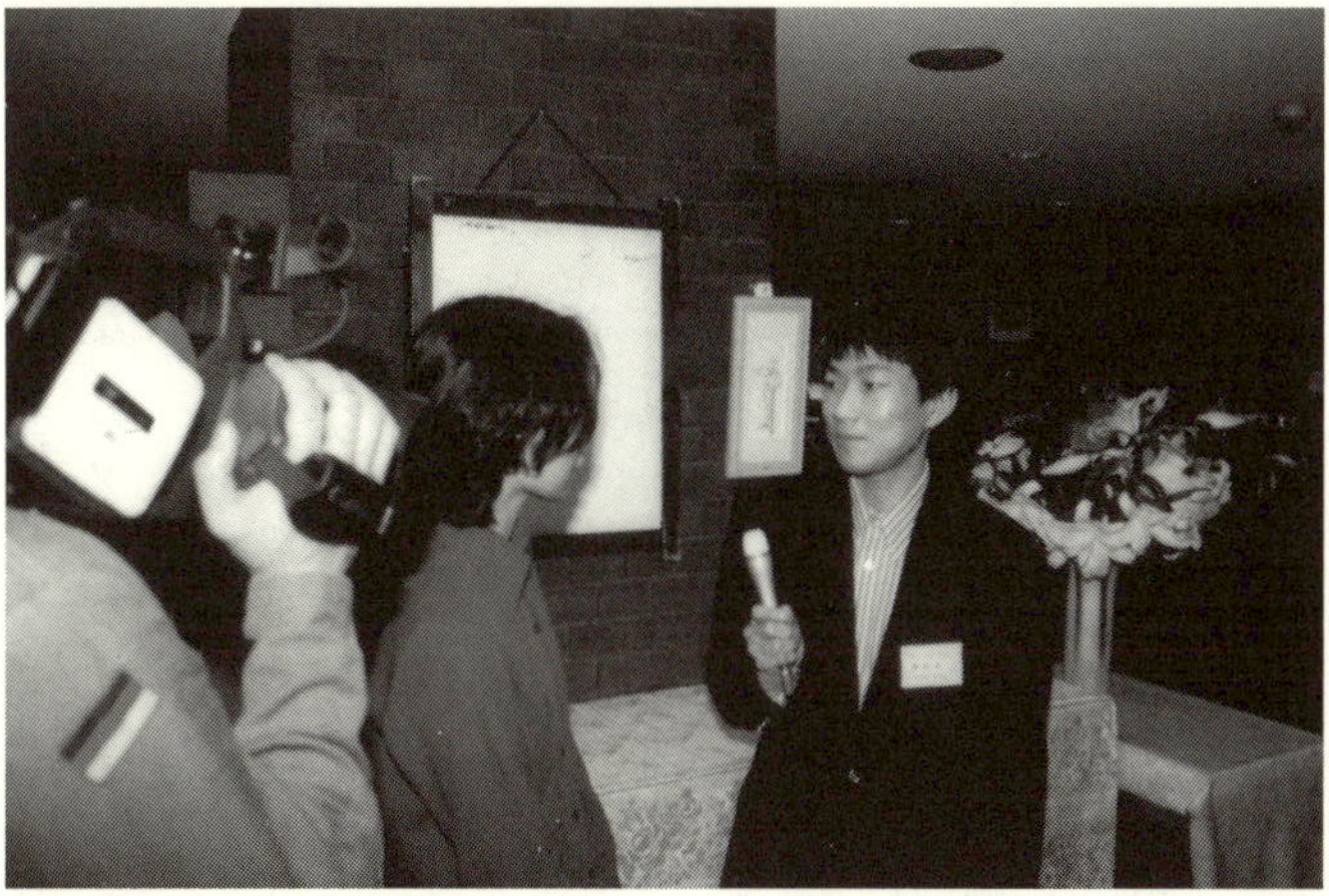
第6回トリオ・ジャパンセミナー「支え合あう医療――臓器移植」(1998年10月24日開催）にて――前月26日にマイアミから帰国後したばかりの若林さん

が行われるようになったいまでも、医師の中には自らの専門である臓器の移植についてさえ正確な情報を持ち合わせていない者もいる。その一方で、伝えることの意味やその後のフォローを考えずに、無責任に告知する者もいる。

患者本人が小児であるか否かにかかわらず、家族だけが本当の病状や予後を知っていて、本人は知らされていない場合もある。この場合はいつ告げるべきかということが、家族の中で問題になる。当然のことながら、移植に臨む際には、基本的には本人が自分の病状を正確に認識し、移植という医療についてよく理解していることが前提となる。

残念ながら、子どもへのインフォームド・コンセントについては、家族の側も医療従事者の側も理解が進んでいないのが現状である。渡航移植に際し、両親にきちんと説明をするよう促しても、「そんな残酷なことをしなければならないのですか」と訊き返されることもある。一時的には大きなショックを受けたとしても、長期的にみれば、ウソはつかずに正直に伝えておいたほうがよい。

さらに困難なのが、思春期の子どもたちである。突然病気について、移植について、真実を知らされれば裏切られたように感じるし、長い間病気で、つかの間の学校生活においてもいじめを受け、病院でも楽しみがなく過ごしてきたような場合には、移植に積極的な意味を見出せなくなっている。とくに両親の間が不和で、移植に対する姿勢にも温度差がある場合には、移植について冷静に考えられるような環境やサポートを提供することは困難である。

末期心疾患の子どもの場合は、国内での移植が事実上不可能であることから、海外渡航臓器移植に踏み切るか、移植をしないかという二者択一となるが、成人の場合は移植をするにしても、国内で移植を待つか、海外に赴くのか、思い悩むことになる。補助人工心臓を装着する前に臓器移植を考えるのか否かも問題になるし、最近では拡張型心筋症の場合、Batista《バチスタ》手術という選択肢も加わってくる（Batista 手術については、NHKの「プロジェクトX」ではプラスの面ばかりが強調されていたが、学界でも意見の分かれるところである。実際、術後に急遽渡航心臓移植を迫られた患者が複数存在することから、説明や適応にはさらに慎重を期すべきであろう）。

こうした複雑な状況のもとで、素人である患者・家族が意思決定を行うのは非常に困難であるが、必ずしも十分な説明やサポートが行われているわけではないので、医療従事者の個人的な考えが押し付けられたり（患者・家族がそれを求める節もあるが）、家族内での意思統一に困難を来したりすることが多い。

とはいえ、医療従事者の側も、安易に海外での移植を奨めることも、国内での移植を待つよう奨めることもできない。そして、同じ病棟の中に、国内での移植の待機患者、海外渡航臓器移植の待機患者、もはや移植の適応にはならない患者が存在するという状況に直面し、どう対処していけばよいのか、判断を迫られることになる。

2　海外渡航という選択肢

一口に海外渡航臓器移植と言っても、諸外国でも移植希望者数の増加と適応の拡大のため、臓器移植の待機時間は年々長期化している。このため、海外の施設での外国人患者の受入れは至極限定されており、一部の医師の個人的な努力に頼っているのが現状で、海外への窓口はごく限られている。仲介にあたる医師の負担は相当のものであり、独自のコネクションやノウハウを必要とするが、これらは日常の業務外のボランティアである（本来はわが国で諸外国と同様に移植が受けられるようにする責任は医師にあったのだから、当然のことだとみなす向きもあるが）。

海外渡航臓器移植で大きな壁となるのが、費用の問題である。当然のことながら、健康保険は適用されないので、心臓移植などでは億を超える費用がかかることも珍しくない。これは一般市民には到底賄えない金額であり、移植に赴くとすれば、通常は募金活動に頼らざるを得ない。金額や状況によっては、自費で賄うのか、募金に踏み切るのか、悩ましい場合もある。遺伝性や感染性の疾患の場合、あるいはそうでなくても、身内に病人を抱えていることを周囲に知られたくないがために、親族が募金や移植に反対する場合もある。

いずれにせよ、ビザ取得のためにも、移植を受けるためにも、渡航前に支払い能力があることを証明する必要があるので、臓器や病状によっては短期間に数千万円単位の金額を預託金（デポジット）として用意しなければならない。その金額は施設や病状によって異なるが、重症であればあるほど高額になることが多い。

米国のＩＣＵで人工心肺が必要な状態が続けば、毎日２００〜３００万円の費用がかかるので、当初の預託金では間に合わない場合もある。しかし、外国籍の患者を制限付きながらも（各施設で年間実施数の５パーセント以内）公に受け入れている米国以外では、心臓や肺の移植を引き受けてくれる施設はほとんどない。また、費用は高額ながらも、受け入れられて移植待機者リストに載れば、外国人であるということで移植の順位に差が付くことはない。

一方、オーストラリアの施設は、**外国からの患者**を積極的に受け入れていて、費用が比較的安く、再移植となっても同じ定額であることから、日本人患者が集中している。しかし、自国の患者が優先されることから、待機期間が長い。

このように費用の問題は、移植の緊急性や、移植実施施設の選定とも絡む非常に複雑な問題となる。予定していた施設がさまざまな事情で受入れ不可能になって、予定施設が二転三転することもあり、このような場合には本人や家族が「だまされているのでは」と猜疑心を強め、「もう本人と一緒に死ぬしかない」と激しく動揺することもある。こうしたときには、トリオ・ジャパンのような第三者が支持的に患者・家族に関わり、現在の状況について客観的な情報を伝えることが役に立つであろう。

3　募金をめぐる問題

本人や家族は、募金をしてもよいのか、募金が本当に集まるのか、移植に行けたとしても本当に元気になって帰って来られるのかと思い悩む。さらに家族には、渡航に関連して、パスポートやビザ、渡航手段の確保、生活の準備などやるべきことがたくさんある。何もかも初めての経験であるかもしれない。これらすべてを、本人が死に瀕しているという危機的な状況の中で行わなければならない。

トリオ・ジャパンでは、募金を行う場合には、家族以外の方が代表者となって支援会を結成し、募金活動を行うようお願いしている。家族が患者本人のケアや渡航の準備に専念できるようにするとと

外国からの患者……現在、オーストラリアでは日本人患者は受け入れられていない。

もに、金銭にまつわるトラブルが起こらないようにするためである。

支援会の代表者としては、本人や家族が何でも言えるような友人で、本人のために尽力してくれる人が望ましいが、地域の有力者の地位や肩書きに頼ろうとする家族もいる。そのような代表者が選ばれてしまった場合には、地位を利用して協力してくれるものと考えている家族と、名義を貸しただけだと考えていたり本業に忙しかったりする代表者との間にギャップが生じて、家族が募金にも奔走する羽目になり、燃え尽きてしまったり、心労や過労で倒れてしまったりする。

実際に募金を始める前には、必ず担当医（紹介医師）が移植実施施設に患者の医療情報を送付し、移植待機患者としての受入れ承諾書と、預託金の請求書をいずれも文書で受けとったうえで、募金活動を開始してもらうようにする。そうしなければ、適切な目標金額を設定することはできないし、受入れが口約束でなされていたりすれば、後々トラブルのもとになるからである。

「募金でどこまでの範囲の費用を賄うのか」については議論のあるところである。「普通、生活費は誰でもかかるのだから、募金で賄うのは医療費だけにすべきであり、残りの費用は家屋敷を売ってでも自己負担すべきだ」という論理を展開する支援者や医療従事者も存在する。これはこれでひとつの考え方であろう。また、誰が本人に付き添っていくのか、その費用をどうするのかという問題も浮上する。付添いは一人だけにして費用を最小限にするという考え方もあるだろうし、生死の境にあるのだから、家族全員で行くという考え方もあるだろう。

しかし、これは実際の話であるが、母子家庭で親子2人だけの家族に対し「お母さんは日本で働いて少しでも稼ぎ、本人はボランティアの人に付き添ってもらいなさい」と告げたり、夫婦で赴いている患者・家族に対し「手術は終わったし、もういても仕方がないから、（付添いの家族は）帰りなさい」とまで言うのはいかがなものであろうか。前者のケースでは、付き添ったボランティアはまったくの素人であり、英語ができるわけでも医療のことがわかるわけでもなかったため、現地でも身動きが取れず、見かねた現地のボランティアから問合せが来たほどであった。

トリオ・ジャパンが関わる場合には、さまざまな考え方があることを伝えたうえで、家族の渡航費・滞在費を含めたすべての費用を募金で賄うようにと伝えている。これは、本来臓器移植は国内で健康保険の適用下で受けられるべきものであること、渡航移植という過酷な状況下では、家族のサポートが不可欠であり、それが術後の回復にも影響するであろうこと、そして帰国後には元通りの生活に戻る必要があることによる。とはいえ、これを拡大解釈してしまう家族もいれば、必要以上に神経質になってしまう家族もいるので、そのあたりは十分見極めながら、適切なアドバイスをする必要がある。

本人が子どもで、とくに幼いきょうだいがいる場合には、その子も連れて行ってもよいことを伝えている。重い病気や移植は、他のきょうだいにも大きな影響を与える。典型的な例では、母親は病気の子どもにかかりきりになり、父親はその医療費や諸経費を稼ぐために仕事に没頭する。このとき、両親ともに、どうしても他のきょうだいへの関わりが薄くなる。さらに海外渡航臓器移植となって、両親が病気の子どもに付き添っていく場合には、その子がどういう状態にあって、どうなるのかということがはっきりと認識できない年齢であれば、やはり一緒に付いていって、一緒に時を過ごしたほうがよいであろう。

あるいは、本人が成人で、嫁と姑が付き添っていくことになれば、場合によっては本人をめぐる嫁姑関係が問題をややこしくさせかねない。乳飲み子がいる場合などには、誰が付き添っていくか、子どもの面倒を誰が見るのかについて、困難な選択を迫られることになる。

募金については、最終的には家族や支援会のモラル、そして支援団体としての筆者らの関わりが問われることになる。とくに小さな子どもの場合、驚くべき速度で大金が集まってくるために、関係者は不思議な気持ちにとらわれるかもしれない。資金の管理という点からも、支援会の役割は非常に重要である。

4 渡航準備

募金も集まり、いざ渡航ということになっても、飛行機の座席に座れる患者であればさほど困難はないが、ストレッチャーで搬送する必要性のある患者もいる。補助人工心臓等の医療用電子機器を飛行機内で利用する際には、安全性のチェックや電源の準備が必要なこともある。

こうした問題が渡航直前に浮上して、渡航が危ぶまれたケースもあった。患者が重症であれば、複数名の医師やナースが24時間態勢でケアを行う必要があるかもしれない。こうした事態に対応するためには、病院や支援会のスタッフに加えて、理解のある旅行代理店や医療機器メーカー、航空会社とも綿密な打合せが必要となる。

渡航後のストレス

海外渡航が初めての経験であれば、新しい土地での生活基盤の確立は本人や家族にとって大きな課題となる。誰もが想像できるように、気候や生活習慣、食事や言葉の違いなど、戸惑うことばかりである。

水まわりや空調の故障などの日常生活においても、あるいは急な腹痛や体調不良など医療を受けるうえでも、あらゆる場面で言葉の壁にぶつかる。たとえ現地語を十分に理解し、日常生活には困らなくても、症状を示す言葉や医学用語はわからないかもしれない。

筆者が滞在していたマイアミでは、時間感覚の違いに閉口した。朝の検査が夜に延びることも、レントゲン1枚に2時間かかることも珍しくはなかった。術後の呼吸機能のリハビリ担当者は深夜でもかまわず訪れた。免疫抑制剤の副作用でまったく眠れず、不穏な状態であったので余計辛かった。

あるいは、オーストラリアのように、日本人の患者・家族がまとまって生活しているところでは、良いこともあれば、悪いこともある。助け合い、経験を語り伝えていくことが可能である反面、限られた人間関係の中で、些細なことが大きな問題に発展することもある。たとえば、血液型や病状により移植の順番が前後することがあると頭ではわかっていても、いざそうした場面になって、わが子の病状が思わしくなければ、そう簡単には割り切れないかもしれない。

渡航先にはたいてい日本人の医師が在職していたり、留学していたりするが、言葉の通じない見知らぬ土地で、末期患者を抱えた家族には行き場もなく、やはりこうした医師に頼りきりになることが多い。こうした医師やその家族の負担は非常に大きく、支援しだせばきりがない。

逆に、渡航先に日本人医師がいても、移植という医療の性質上、緊急手術などで非常に忙しいため、患者の調子が悪くなっても連絡が取れずに、コーディネーターに現地語で連絡をするなどして、自力で対処しなければならないかもしれない。どこでどのように線を引くかという問題は、ケアをする側にとっても、ケアを受ける側にとっても問題となる。

移植までの待機期間は人それぞれであり、到着した翌日に移植になる人もいれば、1年半も待って、すれすれのところで移植になる人もいる。残念ながら、渡航直前、渡航後の待機中、あるいは移植後に亡くなる人もいる。

移植が必要な末期患者である以上、待機期間が長引けば本人の容態は次第に悪化する。病状は次第に耐え難い苦痛に変わってくるので、呼出しを心待ちにするが、呼出しがあっても、提供された臓器の状態などの条件によっては、実際に移植が行われるとは限らない。「空振り」

が重なれば、本当に移植が受けられるのかどうか不安が高まる。一方で、脳死臓器移植の場合は、誰かが亡くなることによって初めて提供が成立するのであるから、願ってはいないものの、結果的には誰かの死を待つことになることは否めない。筆者が募金に頼って渡航し、テレビのコマーシャルで難民の子どもを救うキャンペーンやフォスター・ペアレントの広告を目にしたときは複雑な気分になった。もし移植が間に合わなかったとしたら、日本では臓器や組織の提供のシステムは未確立だけど、ここ米国ならスムーズかな、と考えたりもした。

日本人だから、あるいは外国から移植を受けに来たからということで、現地で直接後ろ指を指されるようなことはまったくなく、一様に病状を気遣ってくれたことはありがたかった。しかし、到着早々注意されたとおり、病院や住居の近くが危険な地域であることが肌で感じられて、ここは日本ではないのだと思った。

移植待機患者は、移植を受ける臓器のみならず他臓器にも合併症《がっぺいしょう》が及んでいることが多く、場合によっては待機中に複数の臓器の移植が必要になることもある。本人は迫り来る死について考えるかもしれないし、それを懸命に否定しようとするかもしれない。さまざまな身体症状のために、精神的にも不安定になり、不眠を訴えたり、不穏になったりもする。さらに病状が悪化すれば、あるいは渡航直後から、病院に入院したまま移植を待ち続けなければならない。こうした本人の容態を見守りつつ、異国の地での生活を支えていかなければならない家族の負担は想像を絶するものである。

日本に残っている家族にとっても、遠く離れた場所にいる患者や家族の様子は心配であろうし、募金を行っている場合には、状況を支援者に説明していかなければならない。日本に残っている家族と渡航した本人や家族との間には緊密な連絡が必要になるが、現在では安価なインターネットや国際電話が活用できる。それでも、「募金に頼っているから」などということで極度に制限を加えると、かえってさまざまな問題が生じるかもしれない。

海外渡航臓器移植という大きな危機に直面して、夫婦や家族の関係やその意味が改めて問い直されることになる。離ればなれになっている夫婦の間の意思疎通がうまくいかず、母子2人の心細い移植待機中の生活の状況が日本に残った父に理解できなければ、移植前も仕事に熱心で疎遠になりがちであった父と母子の距離はますます遠くなる。あるいは、出口のない移植待機中の生活に疲れた夫婦が、帰国後徐々に亀裂が大きくなって、破綻に至ることもある。患者や家族が移植という危機以前から、精神疾患あるいは独自の性格特性や価値観、人間関係を有していたのか否かは、対応を考慮するうえで重要な要素となる。

移植後は、日本のように完全に回復するまで入院し続けられることはなく、問題がなければ即座に退院となる。病院にいたほうが安心だという患者や家族にとっては、このような扱いは驚かされるだろう。また、移植後どの程度滞在するかについても、早く日本に帰りたいという思いと、現地にいたほうが安心だという思いの間で揺れ動くかもしれない。

帰国後の生活に向けた支援のあり方

帰国後は「普通の生活」ができるようになることが望ましいが、免疫抑制剤を服用し続けなければならないことや、定期的な通院が必要であることはずっと変わらない。移植を受けた当初は、以前には考えられなかった「健康」を享受し、喜びに満ちた日々が続くかもしれないが、それが「当たり前」になれば、細かな問題が次第に大きな不満になってくる。たとえば、多毛や脱毛、にきびなど免疫抑制剤の副作用が気になって、身動きが取れなくなってしまうことがある。とくに、健康面には問題がないのに、希望しても就学や就労などの社会復帰がスムーズにいかない場合や、成長して思春期を迎えた場合には、このような副作用に怒り、免疫抑制剤の服用を中止してしまうこともある。

逆に、本人は健康で社会生活にも問題がないにもかかわらず、たとえば母親が過度の不安や心配を抱き続けて、本人や他の家族が対応に苦慮することもある。

移植を受けたとき幼い子どもであった場合には、どの時点で自己管理するようにさせるかということも問題になる。子どもの自律性を奪い続けるのは発達上望ましくないし、かといって前述したような問題が起こらないとも限らない。

海外渡航移植を受けたということに対する周囲の目や、自分は移植を受けた「特別な」存在であるという意識、そこから生まれる使命感は、本人や家族にプラスの作用をもたらすこともあれば、マイナスの作用をもたらすこともある。これがうまく活かされれば、ボランティア活動等において経験が生きるであろうし、逆に移植を受けたことで自分に特別な能力があると勘違いすれば、社会との接点において歯車が嚙み合わないという事態が生じてくる。

こうしたさまざまな問題について、移植を受けた本人や家族が自らの気持ちを打ち明けたり、分かち合ったりすることができるような関係や場が、医療やソーシャル・サポートの一環として提供されることが望まれる。

国内移植の問題点

海外渡航臓器移植を実際に行うことはきわめて困難なことではあるが、ごく一部を除いてはすべて脳死者からの提供に基づく移植であり、生体臓器移植の提供者をめぐる家族内の問題や、提供者の安全性についての懸念は生じない。最近では、とくに生体肝移植については、適応疾患が拡がっているだけでなく、提供する親族の範囲が拡がっており、いとこなど三親等を超える親族や、夫婦関係を超える非血縁者の親族、未成年者からの提供が行われている。移植が無事に行われて、患者も提供者も順調であればよいが、患者が死亡したり、提供者の体調が長期的に優れなかったりする場合には、強い悲嘆や苦悩が生じ、場合によっては家族関係まで危機に陥る。提供者の安全性については、国内での死亡例はないことが強調されるばかりで、これらの問題症例については学会で報告されることもメディアに取り上げられることもないが、医療の品質管理やアフターケアがない現状は到底肯定できない。

わが国では、「脳死」や「臓器移植」に対する反対論は依然として根強く、移植を受けている者としては自らの存在が否定されるように感じられることもあるほどである。

しかし、このような生体臓器移植の問題点や、海外渡航臓器移植のストレスを考慮すると、現在のようにカードの記入不備で提供ができないとか、子どもの臓器提供が事実上不可能であるといった事態を早急に見直し、諸外国と同様に、家族の忖度《そんたく》により臓器提供が行えるようにして、子どもも大人も同様に、臓器提供と臓器移植の双方の機会が得られるようになることが望まれる。

これに並行して、わが国の救急医療体制や、臓器提供者の遺族の方々へのケアやサポートを充実させるとともに、生体臓器移植も含めて移植医療に関する正確なデータを公開して、一般市民に理解を深めてもらうことが不可欠である。

（出所：「海外渡航臓器移植に伴うストレス」『現代のエスプリ（412号）』至文堂、2001年／一部改変）

参考文献

若林正「生体肝移植を受けた経験から」『現代のエスプリ』371号、1998年。
荒波よし、若林正「生体臓器移植における家族内の問題点」Pharma Medica, 17(3), 1999年。

いまだ本当の脳死を知らない国

千葉　太玄
広島県広島市　71歳

善意のドナーとは

今年（２００６年）の1～2月、厚生労働省（以下、厚労省）研究班は海外で移植を受ける渡航移植の実態調査の一環として中国での事例を調査したことが、産経新聞で報道された（3月13日付）。

それによると、集計途中だが、腎臓移植では国内の34病院が、肝臓移植では12病院が、中国で移植手術を受けた患者の術後管理を行っているという。中国では移植に使われる臓器の9割は死刑囚からのもので、毎年数千件行われる死刑の執行により、大量の移植用臓器が提供可能となっており、近年中国に渡って臓器移植を受ける日本人が増加しているようだ。死刑囚ドナーについては、倫理上あるいは人権上の問題から米国は強く反対し、日本移植学会も反対の立場にあるという。

臓器移植でしか自らの生命を維持できない患者は、死刑囚ドナーを前に「命か倫理か」の厳しい選択を迫られる。どうすれば患者を救うことができるのか。それには臓器提供を強制されない「善意のドナー」を増やす以外、道はない。

善意のドナーを増やすにはまず、臓器移植法を、WHO（世界保健機関）の推奨する世界基準まで引き上げることが必要だ。ドナーの生前の意思確認を必要条件としている臓器移植法を、ドナーが拒否していなければ、遺族の同意で提供できるように改正することである。そのうえで、移植先進国の欧米のように潜在的なドナーを臓器提供に結びつける地道な努力を続けることだ（以上、産経新聞主張）。

私が臓器移植と関係を持ったのは、19年前（１９８７年）のことだ。当時23歳だった長男が米国で転落事故にあって脳死の宣告を受けたとき、臓器の提供を申し出て、心臓・肝臓・腎臓・角膜・手足の骨等を提供し、そのあと遺体を火葬して、遺骨を抱いて帰国した。

２年後、当時日本移植学会の会長だった太田和夫先生との出会いから、ドナー家族として移植医療との関わりが始まった。いろいろな機会にドナー家族としてお話をさせていただいたが、一貫して主張してきたことは、「ドナーとなった動機は、脳死死亡宣告を受けたことであり、潜在的な善意のドナーを増やす根本的な対策は、医師が明確に脳死死亡宣告をできる環境を整備することにある」ということである。

私の主張からすると、前述した産経新聞主張の結論も、的はずれというか、枝葉の考えで、根幹には迫っていない。遺族の同意で臓器提供できるように移植法を改正する提案には同意するが、それだけでは問題の根本的解決にはならない。

デンマークの例を挙げて説明を試みよう。デンマークでは1980年代初め頃、脳死が認められていなかったため、移植を必要とする患者はドイツ・イギリス・スウェーデンなどで移植手術を受けていた。ところが、これらの受入れ国から、デンマークは臓器をもらうだけで提供しないという批判が強まり、1980年代後半には、各国の病院からデンマークの患者は受け入れない旨の通告を受ける事態に至った。デンマークでは、このような批判を避けるべきであるとの主張が脳死容認論の強い論拠となり、1990年に脳死と心臓死の双方を人の死とする臓器移植法が制定され、この問題は解決された。法律の名称は、「検死、解剖および移植等に関する法律」となっているが、冒頭の第1章を下記する。

第1章　死の判定

第1条　次のいずれかの事実により、人の死を判定することができる。

（1）　呼吸および心臓活動の不可逆的な停止

（2）　脳機能の不可逆的な停止

第2条　保険庁は、前条第2号による死の到来を診断するために実施しなければならない検査に関する規則を定める。

以上、デンマークの例でわかるように、移植医療で一番大切なことは、脳死の死亡宣告なのである。私自身の体験からも、死亡宣告を受けて、脳死を容認するまで、臓器提供の考えはまったく頭の中になかった。脳死の受容の後に、「死亡宣告は受容したが、人工呼吸器の力で息子の心臓は拍動を続けており、血液は流れて、身体は温かい」と考えていたときに、突然ひらめいたのが「健康体だった息子の心臓は、誰かのために役立つのではないだろうか」という考えだった。死亡宣告のとき、妻と娘が同席していたので、家族３人で話し合い、自主的に提供を申し出たのであった。

もし脳死でなかったら、臓器提供の考えは浮かばなかっただろう。また、日本での事故なら脳死の死亡宣告はないので、臓器提供はしなかっただろう。そのように考えると、息子は最高の場所（米国）で最高の死に方（脳死）をしたのだと考えることにより、悲嘆をやわらげることができている。臓器提供は他人の命を救うためという視点が一般的であるが、実は、愛する子どもを失った悲しみや苦しみをやわらげる提供者自身のためという視点も考えてほしい要素なのである。

欧米では、赤ちゃんの心臓移植が行われている実例が多いということについて考えてみよう。父親にはわかり難いことだが、10カ月以上も自分の体内で育てた生命が、誕生の直後に死んでしまうという悲嘆は当事者以外にはわからない苦痛ではないだろうか。そのとき、コーディネーターから、腹に宿った子が決して無駄死にではないと説明されたら、洋の東西、宗教の種類を超えて、「どうぞ、死んだわが子に活きる道を作ってくれるなら、子どもの臓器を使ってください」という、善意のドナー心が生まれるのだ。

赤ちゃんの心臓移植は、米国ロマリンダ大学附属病院での生存率が10年間で約50パーセントと一見効率が悪いようにも思えるが、提供した母親の心のやすらぎの方面から考えてみると、計り知れない大きなものがあると思われる。

死の定義を避けてきた日本

前置きが長くなりすぎたが、このあたりで本論に入ることにする。

厚労省は、脳死と臓器移植問題に関する主管官庁だが、いまだかつて厚労大臣に「本当の脳死」(デンマークの法律や米国の法律など)を報告したことがない。当然、国民に対しても知らないふりを決めこんでいる。したがって、橋本龍太郎、小泉純一郎といった元首相も、厚労大臣経験者でありながら、本当の脳死を知らない。

そのことについての厚労官僚の罪は計り知れない。知らなくて報告しなかったのなら許されるというものではないが、知っていて報告しないのは官僚の悪弊の最たるものと言えよう。そこには責任の所在が不明確で、誰も責任をとらない官僚制度の構造的欠陥が見られるのである。

厚労省はいまから20年も前に、当時の医学水準に照らし合わせて妥当と考えられる脳死判定基準を作成している。竹内一夫研究班長の名前から「竹内基準」と呼ばれている。

デンマークの法律も、米国の統一死亡判定法（1980年モデル法）も、死亡については前半の定義と後半の判定基準から成り立っているが、厚労省は後半部分のみ検討して、前半の最も大切な死の定義については目をそらしている。

脳死の問題を樹木にたとえれば、死の定義と脳死死亡宣告は根幹に相当する。その根幹については、諸外国の例から、厚労省が知らないはずがない。敢えて顔をそむけているのは怠慢以外の何物でもない。

脳死死亡宣告を行わないのは、世界の先進国の中で日本だけである。すでに英国をはじめ欧州諸国は、かつてのデンマークと同様に日本からの患者受入れを断っており、その流れは米国にも及び始めている。韓国や台湾の医師からも、「死者に治療を続けている」日本の医師の倫理感に疑問の声があがっている。

脳死死亡宣告が行われるようになったとしても、宣告された患者家族のすべてが臓器提供に応じるとは限らない。しかし日本には、私のように脳死死亡宣告を受けたから臓器提供を考える、潜在的なドナー家族も多勢いるはずだ。

現行移植法では、脳死の最終決定を患者家族に委ねるという奇怪極まりない責任転嫁が公然と行われている。これは「死亡判定は医師以外の人が行ってはならない」とする、医師法第17

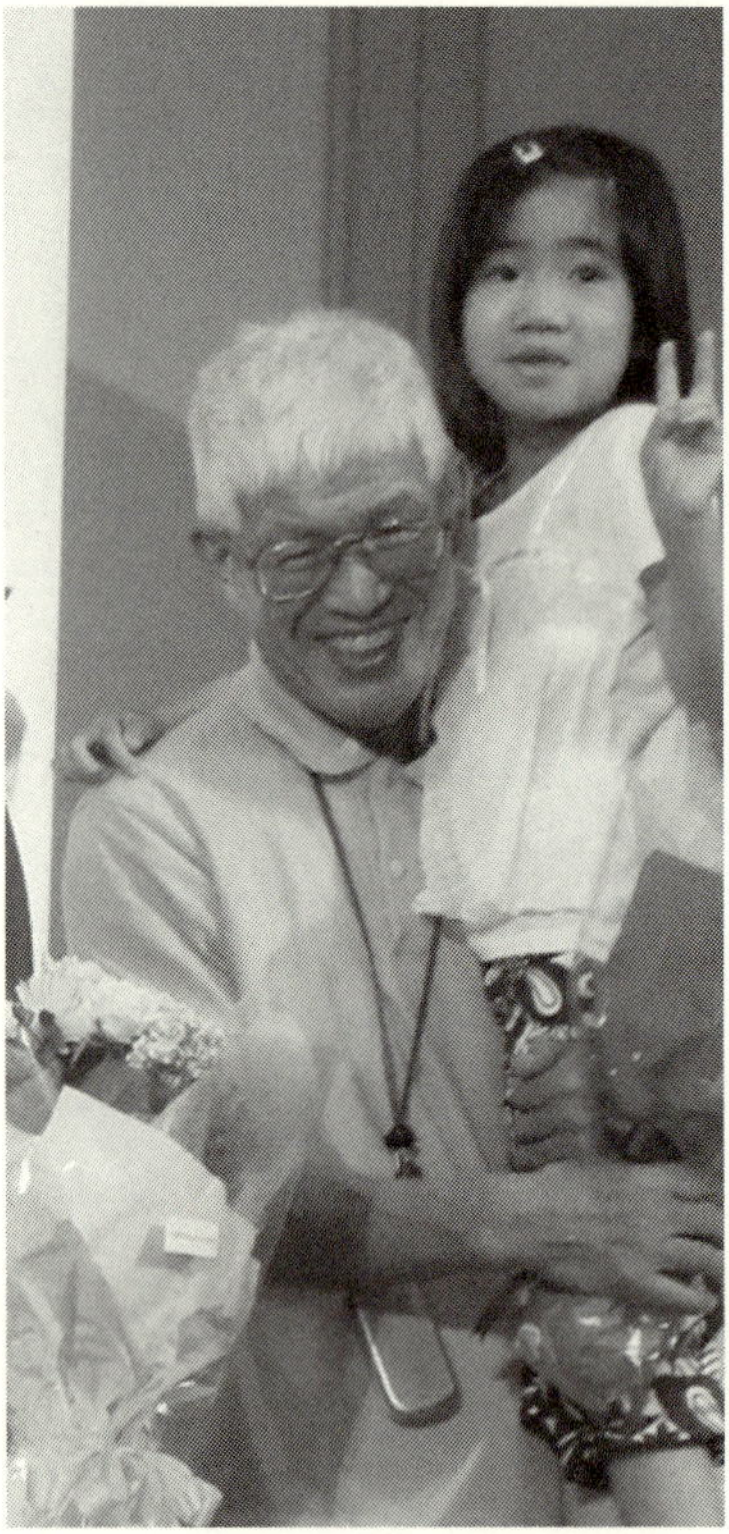

筆者近影（抱いているのは１歳半のときにカリフォルニアで心臓移植をしたもねちゃん）

条に違反しているのではないだろうか。心臓死の場合は、死亡宣告の後に延命治療が行われないのは当然なのに、日本では脳死の場合、死亡判定が行われた後も患者家族が死亡を容認しないときは、心臓死まで延命治療が行われている。諸外国では、それを〝死者治療〟として、倫理的に施してはならない医療とされている。患者家族が脳死を認めれば死亡宣告を行い、認めなければ死亡宣告を行わない日本の医師の倫理感が疑われることに、日本国民は恥を感じなければならない。

脳死死亡宣告を行える国になるために

臓器移植法が施行されて8年半が経過した。これを書いている2006年3月にはたまたま3例の脳死判定が行われて、それぞれ移植が実行された。それでも法施行後の累計ではわずか45例の脳死判定で、年間平均は5例に過ぎない。米国では1日平均8例ぐらいの脳死判定が行われており、その比較から考えても日本の移植法の欠陥は明白である。

臓器移植とは切り離して、脳死死亡宣告を行う環境整備が遅れているからに他ならない。死亡の宣告は、患者家族の意思とは関係なく行われるべきもので、それは医師の義務でもある。

移植法は施行後3年に見直しを行うと付則に定めているが、8年半を過ぎても見直しは行われていない。患者側からの要望で見直しの検討が進められているようだが、その方向は冒頭に引用した産経主張の提言にあるような「患者家族の同意で提供できるようにする」程度のもので、根幹問題に踏み込む気配はみられない。

繰り返しになるが、臓器提供との関連を切り離して脳死患者に死亡宣告する法整備と、医師の宣告マニュアルの確立が、本稿の結論としての提言である。結果として、善意のドナーが増え、小児でも移植が受けられる道が開かれることを期待する。

追記

2006年4月1日は、脳死した息子、玄山の19回目の命日にあたる。その直前に2件の重要なニュースが報道されたので、各々についての論評を本稿の補足として追加させていただきたい。

第一は、2006年3月31日に国会に提出された臓器移植法改正2案についてである。脳死の概念も臓器提供についても現行法と同じで、提供年齢を15歳以上から12歳以上に変更する案は、問題の解決に程遠く論外である。もうひとつの、河野太郎衆議院議員ら自公6議員が提出した改正案は、脳死を一律に人の死とし、ドナー本人が臓器提供を拒否する意思を示していない限り「家族の同意」で提供を可能にする案で、これなら米国やデンマークの死亡判定法と同じ考えであり、40年遅れている脳死についての考えが正常化される画期的提案で高く評価される。

しかし、心配されることが2点ある。一点は、昨年同様、審議未了で廃案になってしまうのではないかということ。それにはマスコミの応援を含めて、改正法案成立への世論を高める努力が強く求められる。もう一点は、臓器移植とは関係なく、脳死死亡宣告が行われること。脳死が一律に死であれば当然のことではあるが、日本では脳死死亡宣告が定着していないので、宣告可能な医師の養成が遅れている。それには医学界が指針を定めて、研修等により、患者家族に信頼される、脳死死亡宣告の具体策に着手することが急務である。

第二のニュースは、3月26日から報道が始まった、富山県の射水市民病院で行われた人工呼吸器の取外しに関わる諸問題である。約1カ月間、この問題に端を発した終末期医療のあり方を取り扱った報道を、産経新聞紙上で見守ってきた。当初は殺人の疑いもあるといった、外科医を悪者とする論調が主体であった（3月26日、27日、28日付）。

それが3月29日から、患者家族らの同意があったことが判明して、尊厳死や脳死の問題へと論調の軸足が変わってきた。その後、終末期医療のあり方について、安楽死（4月17日付「正論」欄、土本武司）、尊厳死（4月23日付「正論」欄、加藤尚武）などの見解が紙面に出て、終末期医療を取り上げた「風」欄には呼吸器を取り外した外科医の立場を擁護する投書が多数寄せられ、一般読者にとっては問題を整理して理解できず、混乱の度を深めているのが現状である。

ここにも、厚労省の、終末期医療のあり方を先送りしてきた、なさざる罪が重く大きく影を落としている。本件を整理すると、解決すべき順序から、脳死、尊厳死、安楽死に分けて考える必要がある。

脳死

脳死については本稿の骨子でもあるし、すでに国会に法案が提出されているので、まず第一に解決されるべきである。念のため注意すべきは、植物状態は脳死には含まれていないことである。植物状態は次の尊厳死の中で考える病態である。

尊厳死

尊厳死については、高齢化社会の中で、脳死の何百倍も適応人数の多い問題であり、3分類の中では最も重要である。現在、尊厳死協会が尊厳死の普及活動を行っているが、日本全国で、正会員は11万人をやっと超えたところである。私も10年前に入会したが、会員番号から推定すると過去10年間の会員増は2万5000人に過ぎない。その理由は、厚労省が尊厳死の法制化に消極的であり続けたことによる。さらにその原因を推測すると、延命治療を中止すると治療費収入が激減するという、病院経営の問題につき当たるのである。

今回の射水市民病院の場合も、院長と外科部長との間で尊厳死についての考え方が相違していることが明らかになった。この違いは、見方を変えると、医療収入を重視する立場と、死に臨む人間の尊厳を重視する立場との相違で、倫理的には後者が正しい。しかし現状では医学界を含む日本社会の環境整備が不十分なため、外科部長が苦境に立たされている。現実に還暦を過ぎた健常な人に「延命治療を望むか、望まないか」と回答を求めれば、望まないと答える人が圧倒的に多いだろう。

2003年に厚労省が行った意識調査では、延命治療について「やめた方がいい」という回答は一般の74％、医師の82％に及ぶ。このうち「苦痛を和らげることに重点をおく方法を選ぶ」とした回答は一般の59％、医師の84％に上っており、多くが苦痛緩和や自然な死を迎えることができる医療を望んでいることがわかっている。そのような調査を行っても、なお尊厳死法制化に消極的である厚労省の怠慢には理解できない思いを越えて憤りを感じる。

現在尊厳死協会に加入すると２０００円の年会費がかかるが、もし法制化によって年会費が無料もしくは１０００円程度になれば、加入者は一挙に50倍ぐらいは増加するだろう。それは、とりもなおさず無益な延命治療費の激減に直結するのである。現状では町内会の民生委員ですら、尊厳死協会の存在も知らず、ましてや加入方法もわかっていない場合が多い。多くの人が望んでいる尊厳死に対する環境整備は、厚労省だけに任せておかず、医学界、政界、マスコミ、法曹界などが足並みを揃えて取り組むべきであろう。

安楽死

最後に安楽死の問題であるが、脳死、尊厳死の問題が未解決の現状では、議論しても無益である。物には順序があり、人生にたとえれば10代20代を経過しなければ70代80代に到達しないように、まず脳死問題を解決し、次に尊厳死の問題を解決し、然る後に安楽死問題に取り組めばよい。

私は現在71歳だが、生きている間に安楽死を議論できるように日本の社会が成熟するかどうかは、はなはだ心許ない。脳死も植物人間も尊厳死も安楽死も整理できずに、何か事件が起こるたびに、ごちゃ混ぜに議論している日本の現状を憂慮すること切である。ガリレオは言った。「書きとどめよ、議論したことは風の中に吹き飛ばしてはいけない」と。

※

2008年9月20日大阪で行われた「世界移植デー」で、国際移植学会医療担当部長（米国）フランシス・デルモニコ氏は、「高い医療技術がありながら、米国やドイツで移植をしなければならないのはなぜか。日本は自国で移植ができるようにすべきだ。脳死は感情的なものではなく、科学的、医学的な死であり不可逆。脳死が死であることは当たり前だ」と日本の移植医療への取り組みを批判した。

同様に、世界保健機構の移植担当理事ルーク・ノエル氏は、「脳死は科学的な死で、臓器提供するかとは別のこと。2つを切り離して考えるべきだ」と発言している。

また、15歳未満の臓器提供は行われないことに対して、国際移植学会のジェレミー・チャップマン会長（オーストラリア）は「日本の子供は死を宣告されるようなもの」といい、スイス移植財団のフィリップ・モレル総裁も同じく「法が子どもの命を助けないのと同じ」とコメントしている（東京新聞9月26日付報道）。

こうした中オーストラリアでは日本の患者を受け入れないことを決めたという。私の主張が国際的な潮流に沿っていることがわかると思う。

3部
明日に向かって

ドナーの心にふれて

井原　愛
福岡県福岡市　30歳

父の死と向き合った日々

日本で臓器移植法が施行されたのは1997年10月16日。それから遡ることちょうど3年、1994年10月16日に私の父はアメリカ・サンフランシスコのパシフィック・メディカルセンターで肝臓移植を受けた。

父が主治医の先生に肝臓移植以外の治療法がないことを宣告されたのは1993年1月のことだった。父は落胆していたが、母はまだ助かる方法があってよかったと前向きだった。生き長らえる可能性に賭けるため、九州大学医学部附属病院の移植者待機リストに登録することになった。

しかし、1年待ってみても日本で脳死肝移植を受けることは難しいように思われた。病状は日に日に悪くなる一方だった。タイムリミットを感じた父は海外にそのチャンスを求めることにし、自分の足で歩けるうちにと1994年7月末、母に付き添われてアメリカに渡った。腹水《ふくすい》の溜まったお腹を抱え、足元もおぼつかない土色の顔の父を空港で見送るとき、もしかしたらこれが最後になるのかな……と思わざるを得なかった。旅立つ父もきっとそう思ったに違いない。

日本に残された家族は、「父の命が救われること」をひたすら祈る日々が始まった。生きて帰って来ないかもしれない、明日訪れるかもしれない父の死と向き合いながらも、私は「移植の順番が早くきますように」とは口に出すことができなかった。妹や弟たちにもそう口にしないように言い聞かせていた。

当時高校生だった私は、脳死肝移植がどんなものであるかを知り、父の移植を望むことは誰かの死を望むことなのだと思っていた。誰かが死ななければ父は助からないのだ、と。

父が肝臓移植という選択肢を選んでから、私たちは友人知人、親戚を含むたくさんの人に「他人の臓器をもらってまで生きることはないだろう」と言われた。でも、私は他人の臓器をもらってでも父に生きてほしかった。そんな罪悪感の中で、「早く移植を」と口にしないことがせめてものできることだと思っていた。

渡米から約2カ月半後、父は善意の提供により肝臓移植を受けることができた。経過も良好であったため術後2カ月弱で無事に帰国し、その3日後には父の44歳の誕生日を家族全員で祝うことができた。

帰国後すぐは免疫抑制剤《めんえきよくせいざい》の副作用で、父はへらへらと笑いながらよくおかしなことを言っていた。けれど、その顔色は移植前とは比べ物にならないくらいちゃんとした肌色で、私たちはまた陽気な父を囲んで笑える日々を取り戻すことができた。

その後、感染症にかかり短期間入院することもあったが、父はみるみるうちに元気になり、仕事にも復帰することができた。私は、父のドナーとその家族、父を救うために尽力してくださった日米の医師の方々、そして移植医療に関わるすべての人に心から感謝した。かけがえのないこの「いのちの贈り物」に対して何か恩返しがしたかった。私は父を救ってくれたこの社会と移植医療に役立つ人間になろうと思い、レシピエント（移植者）の家族としてできることはないかとずっと考えていた。

そして何より、私が私自身のドナーに対する感謝の気持ちと罪悪感の葛藤に決着をつける答えを見つけたいと願った。

「いのちの贈り物」をいただくということ

私はイギリスの大学に進学し、心理学を専攻した。海外にいるからこそ日本という国、日本人という人種を客観的に見ることができた。また、父から離れることで移植医療について客観的に考えることができた。

臓器移植は、いろいろな意味でいままでに存在しなかった新しい医療である。これまでの医療というものは患者やその家族以外の人々、普段健康に過ごしている人々にはあまり顧みられないものであった。けれども移植医療は、こういった人々すべてを、社会全体を巻き込むことのできる可能性を秘めている。

なぜならば、確かに「脳死」は誰にでも起きるものではないが、「死」はすべての人に訪れるものであるからである。このことが、すべての人がドナーになることを可能にしている。移植医療は社会の一人ひとりに対して、「誰かのいのちを救うことができるかもしれない自分が在る」ことを訴えているのだと理解した。

私は父が肝臓移植によって救われたので、自分もいつかはドナーになりたいと思うようになったが、私も社会の一員としてドナーになる権利と機会を持っている一人なのだと気づいた。私の探している答えの糸口が見つかりそうだと思った。

移植に関するたくさんの本を読んでいる中で、私はひとつの詩に出逢った。この詩はイギリスのＢＢＣで放送された胆道閉鎖症《たんどうへいさしょう》の子どもを扱ったテレビ番組を見た視聴者が、番組宛てに送ってきた手紙に添えられていた詩である。

「私を忘れないで」

生と死があふれかえる病院で、私の身体が白いシーツの上に横たわる時が来るだろう。その瞬間、医師は私の脳がその機能をやめ、志なかばにして私の命が燃えつきたと宣告するだろう。

そんな時が訪れたら、機械の力を借りて、私の体を無理やり生かすのはやめてくれ。そして、「死の床にいる」と言わないでくれ。その代わり、「いのちの床にいる」と呼んでくれ。他の人々が、人生をまっとうできるように、私の体を役立ててくれ。

日の出を、赤ん坊の顔を、そして女性の愛情に満ちた眼差しを見たことのない人に、私の目をあげてくれ。

私の心臓をあげてくれ。その心臓のために、明けても暮れても苦痛にさいなまれている人に。

私の血を、交通事故で大破した車から助けあげられた、10代の青年にあげてくれ。

自分の孫の遊ぶ姿が見られるように、私の腎臓を機械に頼らなければ生きられない人にあげてくれ。

私の体から骨を、ありとあらゆる筋肉、線維、神経をとってくれ。そして、足の悪い子供を歩けるようにする治療法を見つけてくれ。

私の脳のすみずみを調べてくれ。必要とあらば、私の細胞をとり培養してくれ。いつか口のきけない少年が大声を出し、耳の聞こえない少女が窓にあたる雨音の調べを聞くことができるように。

そして、あとに残ったものを焼いて、その灰を風の中にばら撒いてくれ。花が育つように。

もし何かを埋葬するというのなら、私の過ち、弱さ、同じ人間に対する偏見を葬ってくれ。
私のことを思い出すのなら、あなたを必要とする誰かに対する優しい仕草や言葉とともに
思い出してほしい。もし私が頼んだようにしてくれたら、私は永遠に生きつづけるだろう。

——E. Rantzen and S. Woodward, The Story of Ben Hardwick, BBC Books, 1985（前田祐子監訳『イギリスにおける移植医療の夜明け——ベン・ハードウィック物語』はる書房、１９９４年）より抜粋

会ったことのないこの詩の作者に心からありがとうと伝えたいと思った。私はこのドナーの心によって救われ、ずっと探していた答えを見つけることができた。

生は偶然であり、死は必然である。人は病気や怪我によって死ぬのではない。生まれてきたから死んでいくだけなのだ。自分も自分以外の人もそうなのだと気づいたときに、父のドナーの方への罪悪感がなくなり、感謝の気持ちだけで一杯になった。私も死から命をつなぐことができる。

臓器移植はドナーの意思に基づく「いのちの贈り物」を、それを何よりも必要として待っていたレシピエントに届けるための「いのちのリレー」の役割を果たす医療なのである。そして、レシピエントにとっては「いのちの贈り物」を受け取るという医療である。

「移植を受けたい」と望むことは他人の死を望むことではない。臓器移植は、患者が生きたいというだけの、また医師がやりたいというだけの医療ではなく、ドナーとなる人の臓器を提供

したいという尊い意思から始まる医療なのだから。

もう一方の心のケア

私は見つけたこの答えを形にするために、大学の卒業論文を書くことにした。臓器移植は、医師と患者だけでは成立しえず、すべてはドナーという第三者の登場なくしては始まらないという特殊性を孕んでいる。その特殊性が、いままでの医療では与ええないであろう問題をレシピエントの心に投げかける。

病状が悪化する中にあっても、手術の予定はドナーの出現に左右される。ドナーの存在は患者に自分自身の病気のことだけを考えることを許さないのだ。そして、手術が成功し終わった後でも、レシピエントの中にはドナーに対する感謝の気持ちと罪悪感が同居してしまう。そんなレシピエントのメンタルケアの重要性を問いたかった。

移植医療においての心のケアは、まず「いのちを贈る」ドナー側に対して始められた。すでに制度化され、教育を受けた多くのドナー・コーディネーターの方が活躍されている。しかし、「いのちを受け取る」レシピエント側に対する精神的支援体制はいまだに充実していないように思う。

レシピエントとしての使命

今回トリオ・ジャパンから執筆のお話をいただき、日本の移植医療の現状を見直す機会を得た。

1997年に臓器移植法が施行されてから、現在に至るまでの日本の移植医療の動きをあらためて眺めてみると、2006年度に脳死肝移植に対して健康保険の適用が認められたのは、制度上大きな前進ではあった。しかし一方で、いつまで経っても改正されない臓器移植法のために、子どもたちは日本での移植のチャンスがなく、海外へ渡るほかない状況に置かれていたのである。当初、法律の見直しは法施行後3年を目処に行うと定められていたにもかかわらず。そして、今ようやく、当初の予定から遅れることおよそ10年、法律の改正が行われようとしている。

もちろん臓器移植は法律ができればすぐに実現するというようなものではない。個人あるいは社会の価値観・倫理観を覆さなければならない「脳死」というものに大きく依存し、社会全体にその意義の認識を広く求めていかねばならないからだ。

臓器移植が社会に定着した医療となるまでにはまだまだ長い時間を有するものと思われる。けれども、ギリギリのところで移植を待ち続ける患者がいる限り、移植医療はそのための時間を待つことができない。法によってゴーサインが出た以上、その歩みは遅くとも再び止まることがあってはならない。

父と私たち家族は大きな贈り物をいただいた。移植医療においてドナーの匿名性は鉄則であり、レシピエントからドナー本人に対しての恩返しは禁じられている。ならば、私たちはこの感謝の気持ちをどう表現したらいいのだろうか。レシピエントにできることは何だろうか。自らが臓器移植からの生きた証拠として社会に復帰し、元気な生活を送り、そしてレシピエントはもはや病人ではないことを社会にアピールすることではないだろうか。

このレシピエントとしての役割を果たそうとしているのがトリオ・ジャパンだと思う。トリオは移植者組織であって患者団体ではないことを強調し、移植を推進し、臓器提供を呼びかけている。医師たちがいかに移植が臨床的な医療であるかを述べて、患者たちがいかに移植を必要としているかを語る。そしてレシピエントたちが彼らの話に説得力を与えるのだと思う。

臓器移植はまだまだ反対の多い医療であるし、社会における理解度も高いとはいえない。臓器移植推進のキャンペーンを行い、一般の人々に訴えかけることも重要であるが、大々的なキャンペーンで移植医療の本質を伝えることは難しい。

人びとが身近な問題として移植医療を捉えられるようになるためには、レシピエントを一人でも増やすことが重要だと思う。なぜなら、レシピエントは臓器移植を受けた時点で、すでに家族や友人を含む周囲の人びとの目を自然に移植医療に向けさせることに成功しているからである。

私は父と同じように移植医療の必要性や有効性を知っているつもりだし、またドナーへの感謝の気持ちも同じように抱いている。レシピエントが一人増えるということは、その周囲の人々への自然な形をとった啓蒙活動であると思う。地道ではあるが、そこから広がっていくものがあると信じたい。

胸の傷は命ある証

石田　恵梨佳
宮崎県延岡市　22歳

国内初の心肺同時移植待機者となる

私は1984年10月1日、京都市右京区で体重3060グラムという普通の健康体として生まれました。しかし、生後1カ月頃から、食欲はあるのに飲んでは吐き、多呼吸、呼吸困難、苦しそうで寝ないといった変調が見られたため、京都第二赤十字病院へ入院し、検査の結果、レントゲンで心臓肥大がすぐに見つかり、**心内膜線維弾性症**《しんないまくせんいだんせいしょう》と診断されたそうです。生後4カ月で余命6カ月と宣告され、助かるには心臓移植しかないと言われたそうです。

両親は、他に治療法がないのかと、京都府立医科大学、大阪大学医学部附属病院へと、私を連れて行ったそうです。当時は日本での移植は望めず、寿命に任せて生きるしか選択肢がありませんでした。3歳までは鼻腔栄養《びくうえいよう》、利尿剤《りにょうざい》、強心剤投与、酸素テントの中で内科的治療を続け、奇跡的に生きてこられました。

お薬を飲みながら幼稚園、小学校に入学し、運動制限や生活制限はありましたが、入院はすることなく、休みながらも何とか通学できていました（実のところ、体育の授業は見学で、利尿剤というお薬を飲んでいるためトイレへ通う回数が多かったりと、皆とまったく同じ行動をとることはできませんでした。でも、私は学校に通えるだけで楽しかったのです）。

中学2年の初め、朝起きるのも辛くなり、学校へ行けなくなりました。5歳までは入退院を繰り返していましたが、14歳からは日常生活もままならず、精神的パニック障害、肉体的にも限界で、三菱京都病院に入院しました。

治療に専念するために母の実家である延岡（宮崎県）に移りました。救急車で何度、宮崎県立延岡病院へ運ばれたかわかりません。自分でも不整脈、心房細動《しんぼうさいどう》がわかるほどです。

酸素吸入と常時点滴をして、何をするにも、何もしなくても息苦しく、息苦しいから深呼吸を何度もするのですが、まったく空気が入ってきません。息苦しさに耐えられない状態です。横になるのも苦しくて、座ったまま、丸くなったまま、朝を迎えたことが何度もありました。

心内膜線維弾性症……拡張型心筋症［かくちょうがたしんきんしょう］に分類されており、心内膜に線維組織だけでなく、弾性線維が幾層にも増えて、心機能が落ちるのが特徴である。原因はいまのところ不明だが、さまざまなウイルスの感染による心筋炎［しんきんえん］に引き続いて起こるという説が有力である。

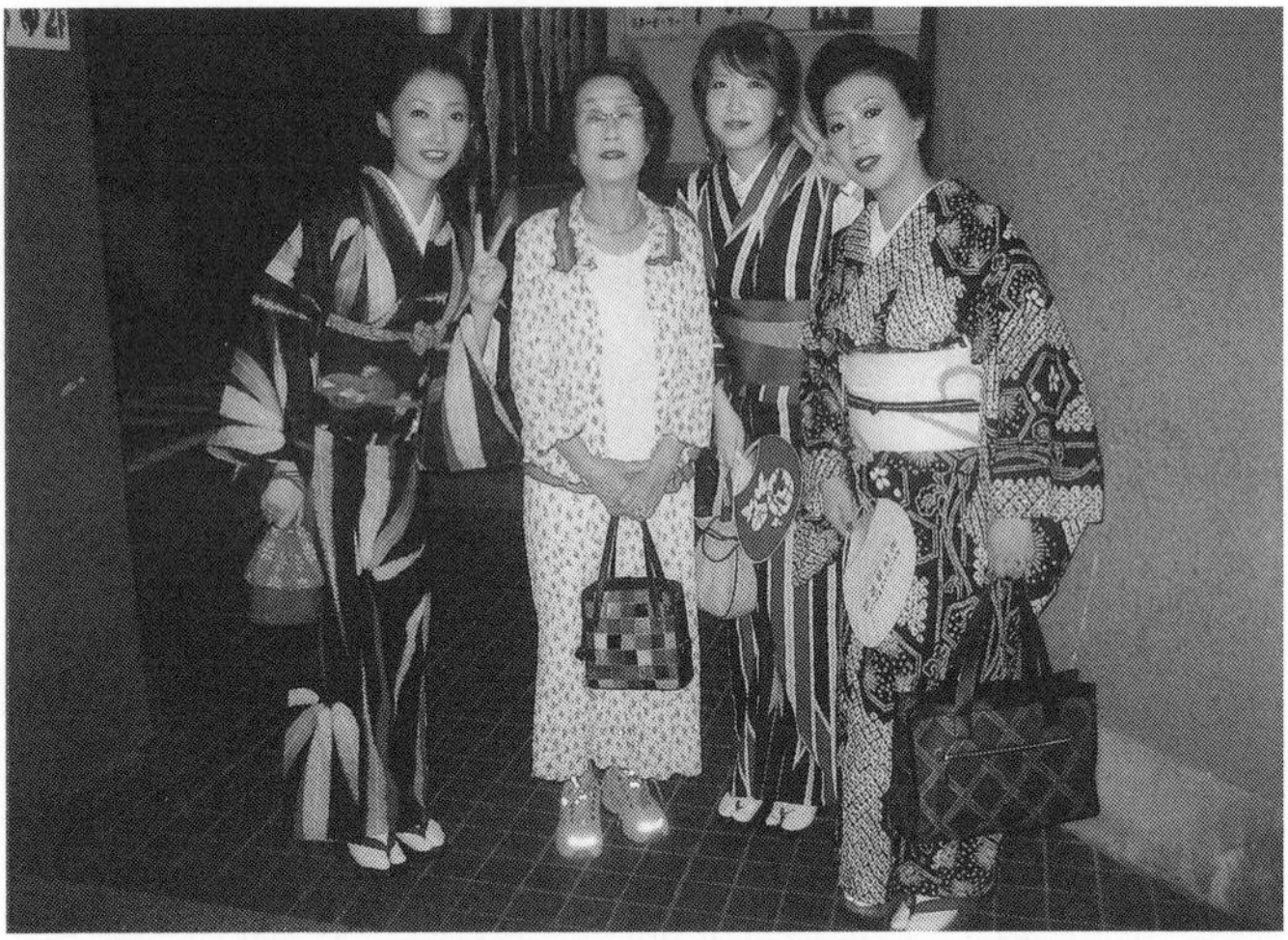

はじめて出かけた「まつり延岡」（向かって左から、姉・陽子、母のおば、私・恵梨佳、母）

それまでは苦しいながらも徐々に悪くなってきたこともあり、自分なりに何とか気力だけはなくさないようにと頑張ってきたのですが、もう気力でも頑張れないと思い、心臓移植待機者として２００２年３月、大阪・国立循環器病センターに転院しました。検査の結果、拡張型心筋症、肺高血圧症《はいこうけつあつしょう》も併発しており、心臓移植だけではなく肺移植も必要とされ、２００３年５月には肺登録をして、国内初の心肺同時移植待機者として日本臓器移植ネットワークに登録されました。

国立循環器病センターで1年半待ち続けましたが、私の体重は30キロを超えたことがなく、日本での移植の可能性はほぼゼロに等しい（15歳未満の体重しかなく、現行の臓器移植法では15歳未満の脳死臓器提供は認められていないため、実際には行えない）状況でした。渡航することはかなり危険性があると言われました。私も行くことに不安はありましたが、このままの状態で待っているほうがもっと不安でした。良くなることはなく、悪くなっていくのを待つような感じ、ただ死ぬのを待つような、そんな気がしました。

ドイツでの心臓移植、そして帰国

ドイツ・バード・コーンハウゼン心臓病センターの南和友先生（現在は日本大学医学部心臓血管外科教授）をはじめ、トリオ・ジャパン、瀬在明先生のご尽力でドイツで移植が受けられることになりました。早くこの息苦しさから逃れたい、生きたいという私の強い思いと、家族の生きてほしいという気持ちが一つになり、心肺同時移植を受けるため、２００３年７月９日、生死をかけてドイツへ渡航しました。日本から５人の医師が同行し、医療機器、酸素ボンベなどを持ち込み、飛行機に乗りました。後で先生から聞いた話ですが、そのとき血圧は50を切り、危険な状態だったそうです。何とか、16時間かけて無事辿り着きました。

ドイツの病院での検査の結果、肺血管抵抗が見られたため、肺移植のリスクや待機期間のことなども考えたうえ、「心臓移植だけに賭けよう」と言われました。私も家族もドイツの病院と南先生の実績と経験を信じ、心臓移植だけに賭けることにしました。渡航して１カ月ほどのちの２００３年８月12日、心臓移植手術を受けることができ、成功しました。

肺の血管抵抗はまだ高かったため、移植後しばらくは肺の治療も行いました。拒絶反応も少

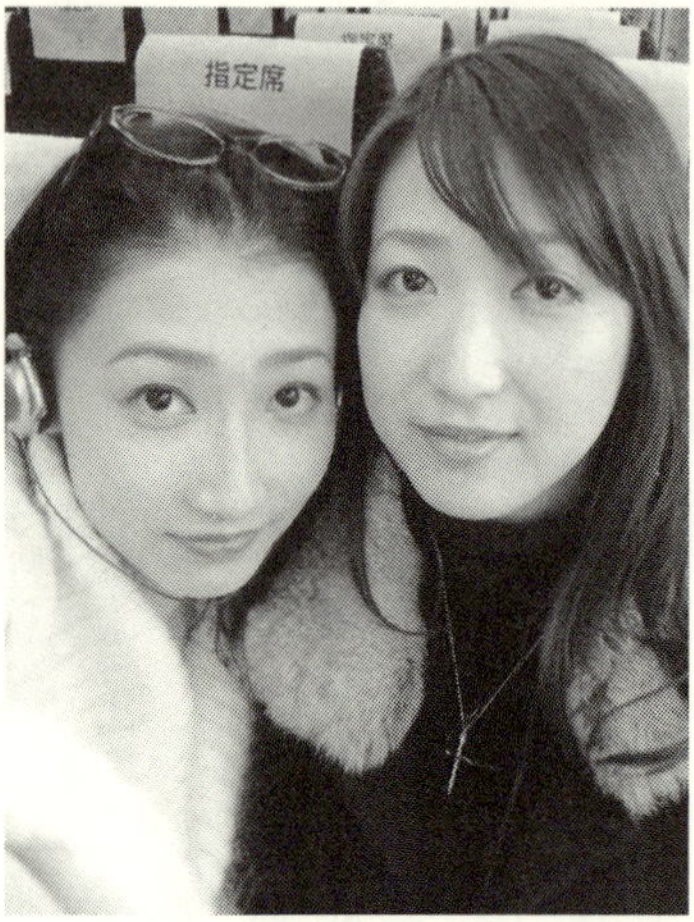

日本大学主催「ハート to ハート」に出演のため向かう列車の中で姉陽子と（向かって右が私）

なく、移植後3カ月半で生きて、歩いて日本に帰国することができました。

助かる命を助けられる国に

現在（２００６年）、移植して3年を迎えようとしており、４週間に一度、久留米医科大学に外来受診しています。移植した心臓は異物になるので、自己の免疫機能が働き拒絶反応を起こします。それを抑制するために免疫抑制剤は一生飲み続けなければなりません。これからも感染症、拒絶反応の管理のため、少なくとも４週間に一度は受診を続けていきます。

移植して、普通の楽な呼吸が生まれて初めてできました。移植前は歩くこともできず、２年間寝たきり状態でした。生死を賭けて渡航しましたが、渡航する前に亡くなった方々や渡航してから体力がもたなくて亡くなった方たちもたくさん見てきました。早く日本でも移植がもっと受けられるようになってほしいと願っています。毎日、不安と焦りの中で待機されている方に、一日でも早く日本で元気になっていただきたいのです。

「助かる命を助けられる国」になってほしいと心から願っています。私は物心ついたときから18年間闘病してきました。年齢相応の楽しさを失ってきたかもしれません。でも年齢以上の感動、喜び、そしてたくさんの人の愛を得ることができました。

平凡ながら私にとっては大切なことが、毎日たくさんあります。たとえば体拭きではなくお湯に浸かれること。何メートルも先の物を自分で取れること。トイレに立つことができること。体にチューブが何もないから寝返りはできるし、息苦しくないからベッドを平らにして眠られたり、制限を気にせずに飲みたいときに水が飲めること。車いすの目線ではなく立って歩いて外から中を見られること。皆と同じ速度で歩くこともできます。毎日毎日が感動、感激、感謝で一杯です。

できることなら自分の心臓で元気になりたいと願った時期もありました。「心臓が治りますように」と私も家族も祈ってきました。でも、移植でしか助からない、移植したら生きられる、移植という素晴らしい医療があってこうして生きることができたのです！　心臓はただの臓器ではありません。患者本人、家族、医師、たくさんの方々の命のリレーでつながれたものです。そしてドナーの方の〝心〟があります。

昨年（2005年）は成人式を迎えることができ、そして今年は、運転免許を取得することができました。3年前までは寝たきりだった私が、いまでは自動車を運転している。信じられないという思いと、すごいなという嬉しい気持ち、ありがたい気持ちで一杯です。

新しい命の贈り物を体いっぱい胸いっぱいに感じています。心とハートは命のリレーでもあり、命をつないでいます。
最後に移植後に書いた詩をご紹介します。移植という素晴らしい医療が、もっともっと日本に定着していったらいいなと願っています。

「心」と「ハート」

胸の傷は命ある証。
物心付いた時から励まし合った私と私のハート。
嫌いになった事はただの一度も無い。

それより何故か、いとおしかった。
頼もしかった。そして切なかった。

絶え間なく続く耳鳴り、難聴、眩しさに耐えられない目、
歩けなくて湾曲した背中と足、
顎に入りきれない歯と割れる爪。

でも、どんなに息苦しくても18年私を支えてくれた私のハート。

エコーで再会する度に、不安で脅えている弁は振るえ最後の力を振り絞っている。（負けてたまるか！　頑張るぞ。生き抜くぞ！　もうひと踏ん張り！）


移植のその時まで私と共に闘って来た。

18年間ありがとう。そしてお疲れ様。


エコーで初めて見た、「新しい命の贈り物。」

力強い鼓動が私の心を再び打つ。

私のハートを打つ。


「生きて！　生きて！　生き抜いて。これから仲良く頑張ろうね。」

上下の弁が拍手している。

あなたの心とハートが私を生へと導き、命をつないでくれた。

これから仲良く精一杯生きるから！　どうかよろしく！　見ててね。大切にするから。そして本当に本当にありがとう。ありがとう…。

胸の傷は命ある証。

心とハートをつないでいるよ。

——


臓器を提供していただきましたドナーの方のご冥福をお祈りするとともに、そのご家族に心より感謝を申し上げます。生きて日本に帰ることができました。

生まれて初めて普通の呼吸、息ができるのです。

心とハートを大切に、これからの人生を精一杯生きていきます。

［追記］
移植して6年目を迎えています。今では、家族とともに家業に専念しています。
「助かる命を助けられる国に」をメッセージに、日本大学「ハートtoハート」をはじめ、九州でも福岡・長崎・宮崎・熊本と移植啓発活動をしています。
私が書いた『「心」と「ハート」』の詩に曲が付き、「ハートtoハート」のテーマソングとしてCDが発売されました。

妻と臨んだ世界移植者スポーツ大会

栽　吉信
沖縄県豊見城市　48歳

移植者夫婦の日々

私と妻のみどりは、数少ない移植者同士の夫婦です。私たちは移植後に知り合いました。私は1993年に母からの生体腎移植、妻は1995年に献腎移植《けんじんいしょく》を受け、現在まで大きなトラブルもなく元気に過ごしています。

振り返ると、移植当時は2人ともいまだ若く、健康になった喜びと将来の希望に満ち溢れており、さまざまなものに挑戦する気概に満ちていたように思います。もちろん、現在も人生を楽しく豊かに生きようとする姿勢は失ってはいませんが、齢を重ねるごとに、人間としてもっと成長しなければいけないとの焦燥感に駆られることも正直あります。

また、移植をして十数年が経過し、その間、多くの人々と出会い、友情を深めることができましたが、深く印象に残っている友人の多くはすでにこの世にはいません。移植者の健康な日々が永く続くことを願いつつ、また、社会の移植医療に対する理解が深まる一助になればと思い、本稿への筆をとりました。

世界移植者スポーツ大会で出会った人々

1997年10月、私たちは太平洋の上空約1万メートルを南半球に向け、飛んでいました。新婚旅行と第11回世界移植者スポーツ大会・イン・オーストラリアへの参加を兼ねた過密スケジュールの旅です。

この旅には2つの目的がありました。ひとつ目は、妻を口説き落とすために「僕と一緒になれば2年に一回は海外旅行に連れて行ってあげる」と言った手前、有言実行の男であることの証明です。ふたつ目は、世界移植者スポーツ大会に何度も参加している移植者の「この大会に参加すれば大きな感動が得られる」との一言が忘れられず、実際に大会に参加して感動を味わいたいと考えたからです。

当時、私は移植後4年目に入り、妻は移植後2年が過ぎた頃でした。世間では珍しい移植者同士の夫婦であるため、いろいろと話題に上ることも多く、マスコミからの取材も何度か経験しており、地元沖縄の新聞で取り上げられたこともありました。また、沖縄からは初めての世界大会出場であり、友人や移植者仲間の熱い期待と羨望のまなざしを背に受けての大会参加で

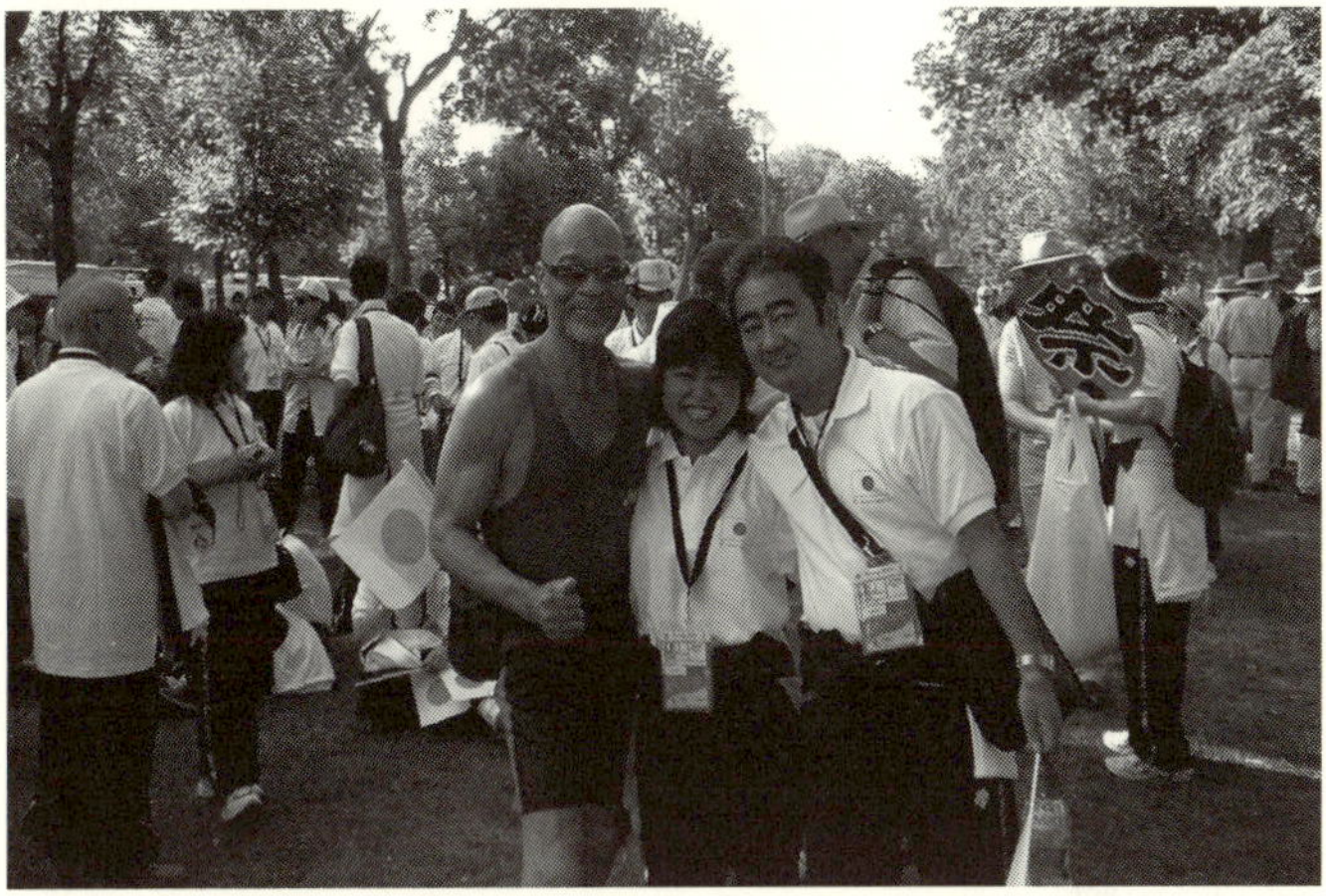
シドニー大会で出会ったＫさんと

した。
約7時間の長旅ののち、燦々と降り注ぐ太陽光線を受けて、シドニー国際空港に降り立ちました。夢にまで見た外国の地です。とくに妻にとっては夢のような出来事ではなかったかと思います。
日本チームの宿泊地はシドニーから少し離れた静かな場所でした。空の色、植物の緑、空気の匂い、すべてが新鮮で、移植した喜びを強く感じた瞬間でした。
大会は50カ国から約2000人の選手とスタッフが参加した大規模なものでした。国内の移植者スポーツ大会とは異なり、派手な開会セレモニーや観客席を埋め尽くす地元の人々に迎えられました。参加することに意義があるとの軽い気持ちで来た2人にとっては場違いの大会に参加したのではないかと不安に感じ、開会式で手を振りながら観客の声援に応える仕草もいま思えばぎこちなかったと思います。

2人とも英語は片言しか話せませんが、多くの人々との交流を目的に、積極的に外国選手に声を掛けました。その中でもとくに印象に残っているのが、参加した競技のほとんどでメダルを獲得した腎臓移植歴20年を超える初老のKさん、アメリカの選手です。彼とはトイレの順番待ちの間に知り合いました。穏やかでやさしい顔立ちをした黒人で、2人の下手な英語にじっくりと耳を傾け、丁寧に応えてくれた真摯な態度が印象に残りました。彼とはその後の世界大会でも再会し、友情を深めています。

ベルギー人の心臓移植者Mさんも忘れられません。彼とはオペラハウスで偶然出会いましたが、深い愛情に満ちた瞳を持った人でした。心臓移植を受けた際の苦労話やヨーロッパの移植状況について話してくれました。その数年後、外国の友人から彼が急死したとのメールを受け取りました。

妻とテニスで対戦した腎臓移植者のカナダ人Sさん、妻の約3倍もある大柄な女性です。現在でもメールや手紙の交換をしており、お互いに元気でいることを確認し、励まし合っています。

感動的な光景の数々

この大会の意義は、競技を通してドナーへの感謝の気持ちを表し、かつ多くの人に移植の素晴らしさを知ってもらい、移植医療への理解を深めてもらうことです。競技に取り組む選手の真剣な表情は、初めて参加した私たちにとっては新鮮な驚きでした。それぞれが全力を尽くして競技に挑戦しているのです。そんなに一生懸命にならなくてもいいのにと思えるほどの頑張りでした。国民性の違いはあるとは思いますが、必死に取り組む姿がこの大会の意義そのものなのです。

最も盛り上がり、感動を与えたのは、移植した子どもたちの50メートル走です。元気に走り回る子どもたちの姿を眺めながら、もし移植医療という医療技術がなければこの光景は見られなかったことを思うと、自然に涙が溢れてきました。

大会では競技のみではなく、ドナーへの感謝を表すコーナーも設置され、心臓や肝臓、腎臓等を提供したドナーの写真紹介や家族のメッセージが寄せられていました。一つひとつ足を止めて涙を浮かべながら見入る移植者の姿が多く見られ、賑やかな競技とは対照的な光景が印象に残りました。

オーストラリアは世界でも有数の移植医療先進国のひとつです。スポーツ大会のロゴマーク入りのTシャツを着て、2人でシドニーの市内を散策しているときでした。一般のシドニー市民から「移植をしているのですか、どこを移植したの?」と問いかけられ、「私たちは2人とも腎臓を移植し、結婚しています」と答えると、「それはよかった。2人の幸せを祈っているよ」と話しかけてくれました。このような光景が日本国内でも自然に見られるようになったらと強く願っています。

私たちはこののち、1999年のブダペスト大会（ハンガリー）、2001年の神戸大会、2003年のフランス大会と、結婚当初の約束を忠実に守り、2年ごとに開催される世界大会に参加しました。

この間、心に残る新たな出会いがありました。アメリカ人の心臓移植者Gさん、日本のテレビでも紹介されましたが、篤い信仰を持った品のある初老の女性です。彼女が一枚の若者の写真を見せてくれました。私たちが「息子さんですか」と尋ねると、「私のドナーです」との予想もしていない返事が返ってきました。

彼女は自ら進んでドナーを調べ、その家族に連絡を取って面会しました。そして、自分の心臓の音をドナーの家族に聞かせて「あなた方の息子さんは私の中で生きています」と語りかけたそうです。ドナーの家族は彼女の胸に耳を当てながら、息子の鼓動を静かに聴いていたそうです。移植医療の本質を表した出来事ではないでしょうか。

また、彼女は移植前は水泳にまったく関心がなかったのですが、移植後は水泳に興味を持つようになり、スイミングスクールに通い始め、大会では金メダルを獲得するほどに上達しました。後で知ったことだそうですが、彼女のドナーは水泳が得意な若者であったということです。

2年後の再会を約すフィーナーレ

数々の世界大会を通して、国や文化の異なる多くの移植者に出会い、彼らが体全体で表現する生きる喜び、感謝の気持ちを持って生きられる喜びを感じることができたことは、私たちにとって大きな財産です。

平穏な日々を送る中で、ふと自分が移植者であることを忘れることがあり、他人を中傷するような言葉を吐くこともあります。そのようなとき、世界大会で出会った友人や、移植を通して知り合った国内の多くの友人のことを思い出し、感謝の気持ちと、人に優しく接することができる自分自身を取り戻すことができます。

世界大会の最終日には、参加者全員がグランドに広がり、互いに手を取り、大きな人間の輪をつくります。そして一気に中央をめがけ駆け寄り、全員で叫ぶのです。「2年後に再会しよう」と。

私の仕事の職責が増すとともに、世界大会への参加も困難になってきましたが、あの強い絆で結ばれた人間の輪がさらに大きく強くなることを願っています。そして、いつかきっと2人でまた参加したいと思っています。

支えられる側から支える側へ

永谷　実紀
愛知県名古屋市　40歳

息子の闘病、死から立ち直るまで

次男の移植手術に向かっての闘病生活がスタートしたあの日からちょうど10年。いま思い返しても、つい最近のことのように思える毎日でした。病気の発症、告知、移植への準備と転院、渡航と、もう一生分のパワーを使い果たしてしまった感じが何年も続きました。待機先の病院で待ちきれず、力尽きてしまった息子。悲しくて、辛くて、こんなむごいことが世の中にあるのかと思うくらい、毎日泣いて泣いて過ごしました。

何カ月も泣き暮らしている間、そっと見守ってくださった周囲の方々には、本当に申し訳ないという思いと、感謝の気持ちで一杯だったことを覚えています。すぐに飲んだり食べたりできるものや、簡単に調理できるものを持ってきてくださったり、掃除や洗濯も手伝ってくださるまわりの人に甘え、支えられ、数カ月後には私も社会復帰ができるまでに心身ともに回復してきました。

私は保育士です。自分の子どもも地域の子どもも、そして日本中の子どもを平和で安全な社会の中で、すこやかに育てる側の一員になりたいと志して、生きてきました。結婚して出産しても、なお母親としての経験を生かし、プロとして、専門職としてのキャリアを伸ばし、定年まで働きつづけることが私の夢でもありました。

いくらか立ち直ってきたとき、元気だった頃の私の生活に立ち戻り、あらためてこれからの自分の生き方について考えてみたのです。人には想像できない辛い経験が、きっと今度は強い力になって、自分にできることがあるのでは……と。

いただいた力をお返ししようという思い

わが子の病気がわかったとき、世間をふと見渡すと、幸せそうな、闘病とは無関係な親子、家族の姿が羨ましくて、見ないようにしていたものです。その後の数年間は病院での生活で、まわりには障害を持った子どもがたくさんいました。家庭だけでは解決できないさまざまな悩みを抱え、それぞれ一日一日を必死で頑張っている患者家族がいました。

ところが、保育という子どもを取り巻く社会の現場へ復帰してみると、はたして子どもたちの命は国から守られているのか、幸せで安全な毎日を過ごしているのか、という疑問が次々と目につきました。連日報道される親子間での悲しい事件、不況によるリストラでの生活難や心中など、子どもの命に関わる問題ばかりです。家庭だけでは解決できない問題に対し、力を結集して、地域や社会で子どもの命を守らなければならない時代になってきていました。

私が再就職したいと思う職場の条件は、「園内の子どもを安全に見る」だけのところではなく、地域ぐるみの子育て支援に力を入れているという点でした。発達が気がかりな子や障害のある子どもには病院と連携しながら対処し、親が大変な状況だったりストレスを抱えて子育てが困難なときには保健所や児童相談所と連携をとっていく。そして夫婦が困難につまずいたときには、家族まるごとのサポートをしていく中で、生活を改善していくお手伝いを……そんな保育のできる園を望んでいました。辛い闘病生活の中で培った力を今度はすべて仕事に発揮して、第二の人生を送りたいと考えたからです。

私たちが海外渡航移植を望んだことで、たくさんの人に力をもらいました。人はみな、人にしてもらったことはしてあげられる力があると、私はかねてから思っていました。子どもに病気がある場合は、その子を軸に、医療者と家族の支えになっていきたい。私が病院のスタッフや、ボランティアにしてもらったように……。

その子に兄弟姉妹がある場合は、最大の愛情をもってかわいがってあげ、寂しい思いをさせない。わが家の長男が地域のママさん仲間に、わが子同然に愛情を注いでお世話してもらったように……。

困難を抱えている夫婦に対してはすべて受け止めて、一緒に前を向いて今できる一番の策を考えていきたい……。トリオの荒波夫妻が、私たちをいつも支えてくれたように……。

ひとつの命を救うために

いま、世の中では一つの命を救うために、地域の父母、学校、保育園、保健所、病院、児童相談所がチームを組んで救出にあたるケースも増えています。私も保育士という立場から、自分の経験を生かして残りの人生を送りたいと決めました。たったひとりわが子のために、地域の皆さんがお金を集めて海外まで送り出し、病院のスタッフの方々は一緒に準備しながら命をつないでくださり、現地の病院スタッフやボランティアが温かく受け入れてくださいました。そのお蔭でいま、私たち家族があります。

この命のチームの連携プレーの経験を、子どもを取り巻く社会で役立てたい。すべての子どもが安心して過ごせるような社会づくりの一員になりたいと強く思います。2006年度も、地域ぐるみの体制で子どもを見守る仕事に希望を見出し、日々奮闘しています。

渡航移植を目指して頑張った日々は、決して辛く悲しいものだけではなく、いまは大きな力に変わり、残りの人生を送る大事な柱をつくってくれています。

フローラン治療と肺移植のあいだで

中澤　貴司
栃木県宇都宮市　23歳

原発性肺高血圧症と診断されて

僕はいま、23歳（2006年）です。原発性肺高血圧症《げんぱつせいはいこうけつあつしょう》と診断を受けてから9年が経ちました。1995年、中学校での集団検診で再検査が必要と通知があり、近くの宇都宮社会保険病院小児科を受診して、心臓カテーテル検査で病気がわかりました。実際に僕が病名を知ったのは、両親に病名が告げられてから1年後でした。

後から聞いた話ですが、母は病名を先生から告げられてから、小児慢性特定疾患の手続きのために保健所に行き、そこで病気の相談ができるところはないだろうかと尋ねました。そこで保健所の職員の方が、「東京に相談できるところがあるようですよ」と、トリオ・ジャパンの名前と電話番号を調べてくれました。

その後、トリオ・ジャパン事務局に母が電話をすると、荒波よしさんが丁寧に応対をしてくださり、病名とその病気の患者さんを何人か知っていると、いろいろと話してくださったそうです。それからは荒波さんに、いろいろな相談をしていたようです。

いま行っているフローランの治療を始めるまでの3年間は、気持ちや体力的にとても大変でした。朝起きるのが辛く、午前中はほとんど起きられずに、母に起こしてもらって朝の薬を飲んで、それからまた寝る状態でした。遅れて学校に行っても、階段や休み時間中の教室移動がとても辛かったのを覚えています。食事をしたり入浴したりしても疲れてしまい、お風呂から出てしばらくは横になって休まなければ動けませんでした。

主治医の倉松俊弘先生からは、1日中の酸素吸入と、移動には車いすを使用するようにと言われましたが、この2つは周りの目がとても気になって嫌でした。酸素ボンベがとても邪魔でした。でも酸素をつけていないと、先生や家族からすごく怒られました。通学は車での送迎で、母が仕事で来られないときは兄が自転車で迎えに来てくれて、2人乗りで帰ったこともありました。でもだんだんに入院することが多くなり、倉松先生と病気や生活のことで話し合う回数が多くなりました。

病名を知る前は、両親の言動や飲んでいる薬の量が増えていくのに良くならないことなど、思うようにならないことにイライラしたり、母と衝突したりして、家のいろいろなものに当たっていました。しかし病気の内容と病名を知って、それまで意味がわからないことがあって尋ねても説明が曖昧だった理由がわかり、同時にいろいろと質問も出てきて、その後はそれまで以上に倉松先生との話し合いが深まり、今後の治療方針や、学校や日常生活などが厳しくなっていくことを話し合いました。そのたびに、看護師さんにいつも相談に乗っていただいて、安心でした。

また小児科だったので、小さな子がじっと我慢して治療している姿を見ていると、あまりわがままを言えないとも思いました。僕は3人兄弟の3番目なので、弟か妹がいたらこんなものだろうと思い、泣き声も気になりませんでした。

フローラン治療を開始

倉松先生から、日本では認可されていないけれどフローランという薬があり、アメリカへ行って治療して来た人が何人かいるという話を聞きました。両親はすぐに、フローランを使った患者さんに会いに行きました。僕もいまの状態が改善されるのならば、ぜひやってみたいと思いました。

大勢の皆様方のご支援により、1998年にフローラン治療と、携帯輸液ポンプの持続点滴《じぞくてんてき》治療を開始するために、アメリカに行くことができました。

ロサンゼルス空港からまっすぐにロサンゼルス小児病院に行き、帰りも病院から空港へという往復でした。病院に着くといろいろな検査が始まり、必死だったのを覚えています。それからフローラン治療が始まると、副作用で吐き気と下痢がひどかったことも覚えています。副作用が少し落ち着いてきた頃に、退屈そうだからと、ゲームコーナーにあるような大きな台車に乗ったテレビゲーム機（任天堂からの寄付だそうです）が病室に運び込まれてきたときは驚きましたが、そのゲームで楽しい時間が過ごせました。

ロサンゼルス小児病院で通訳をしてくださった鈴木直人、瑞枝さんには、本当にいろいろと助けていただきました。鈴木さんは当時ロサンゼルス在住で、日本人教会の通訳ボランティア募集に申し込み、小児病院に来る日本人患者家族の通訳のお世話をしていました。ボランティアは僕たちで4家族目、フローラン治療では3家族目だそうです。病院のことも病気のこともよく知っていて、短期間で覚えて帰国する僕たちに、時に厳しく、時に優しく接してくれました。お蔭さまで、予定通り帰国することができました。

こうして東邦大学附属大森病院（現・東邦大学医療センター大森病院）の佐地勉先生のご尽力もあり、フローラン治療を始めることができました。いまこのような生活を送ることができているのも、佐地先生のお蔭と感謝しております。

治療の実際とその効果

フローランは毎日薬を調製し、交換し、携帯します。週に数回、胸から入っているチューブ挿入部の消毒をします。始めた頃は胸に違和感があって気になり、チューブを引っ掛けたりといったトラブルも多くありましたが、日が経つにつれて慣れてきて、トラブルも少なくなってきました。

携帯ポンプは単3電池2本で動いています。電池切れやチューブに圧力が加わると、アラームが鳴ります。授業中にアラームが鳴るのは嫌だったので、早めに電池交換をしていました。また、保冷剤などで調製した薬を冷やしておかないといけないので、外出時には保冷剤や予備の薬を持って出かけます。始めた当時を思い返すと、ハラハラドキドキするようなことを平気でやっていたと思います。先生方は僕以上にとても大変で、心配だっただろうなと思います。

治療開始後の体調は日によって違いますが、だんだんに動けるようになり、階段もゆっくりですが上がれますし、長く歩くこともできます。お風呂上がりに疲れることもあまりありません。起床も早くなりました。酸素は寝るときと体調が悪いとき、動きすぎて疲れたときだけ使えばよいだけになりました。

肺移植という選択肢を提示されて

病名を倉松先生から聞いたときに、移植も治療の選択肢のひとつだという説明がありました。僕はよくわかりませんでしたが、両親はいくつかの肺移植をやっている病院の先生の話を聞きに行ったようでした。倉松先生からは「貴司本人が移植の説明を聞いて考えた方がよいのではないか」と話があり、僕も移植は漠然としていてわからないところがたくさんあったので、生体肺移植、肺移植待機登録の説明を聞くために、大学病院へ両親と3人で行きました。

説明を聞いていると、途中から頭がボーッとしてきてしまい、話の意味がだんだんわからなくなってきて、時間がとても長く感じました。説明では、僕が考えていたような、移植すれば病気は治るというようなこととは少し違っていました。術後の生存率の説明もありました。生体肺移植の場合、両親と僕は同じ血液型ですが、体格でドナーの基準を満たしませんでした。

肺移植を受けるかと聞かれたときに、「ハイ」と返事ができるか、考えました。いまの状態でも生活はできる。でも反対に、肺移植ができたのならば身軽になっていろいろなことをしてみたいなど、考えはぐるぐる回る状態で、何日か考えては落ち込みました。正直、そのときは移植の話は当分したくないなと思いました。

その頃に、倉松先生が病院を退職することになり、僕も19歳になっていたので内科に移ることになりました。循環器内科は小児科と違うことが多く、戸惑いましたが、同じ病院の中で、今度担当医師となる齋藤義弘先生を知っていたので安心でしたし、こちらの話をよく聞いてくださいます。また、とても話しやすい先生です。倉松先生は病院を辞められて、現在はお寺の住職をされています。ときどきお会いして、話を聞いていただいています。

肺移植待機登録を申請するも却下

フローラン治療で普通に近い生活はできていますが、病気は治っていません。いつ急変する

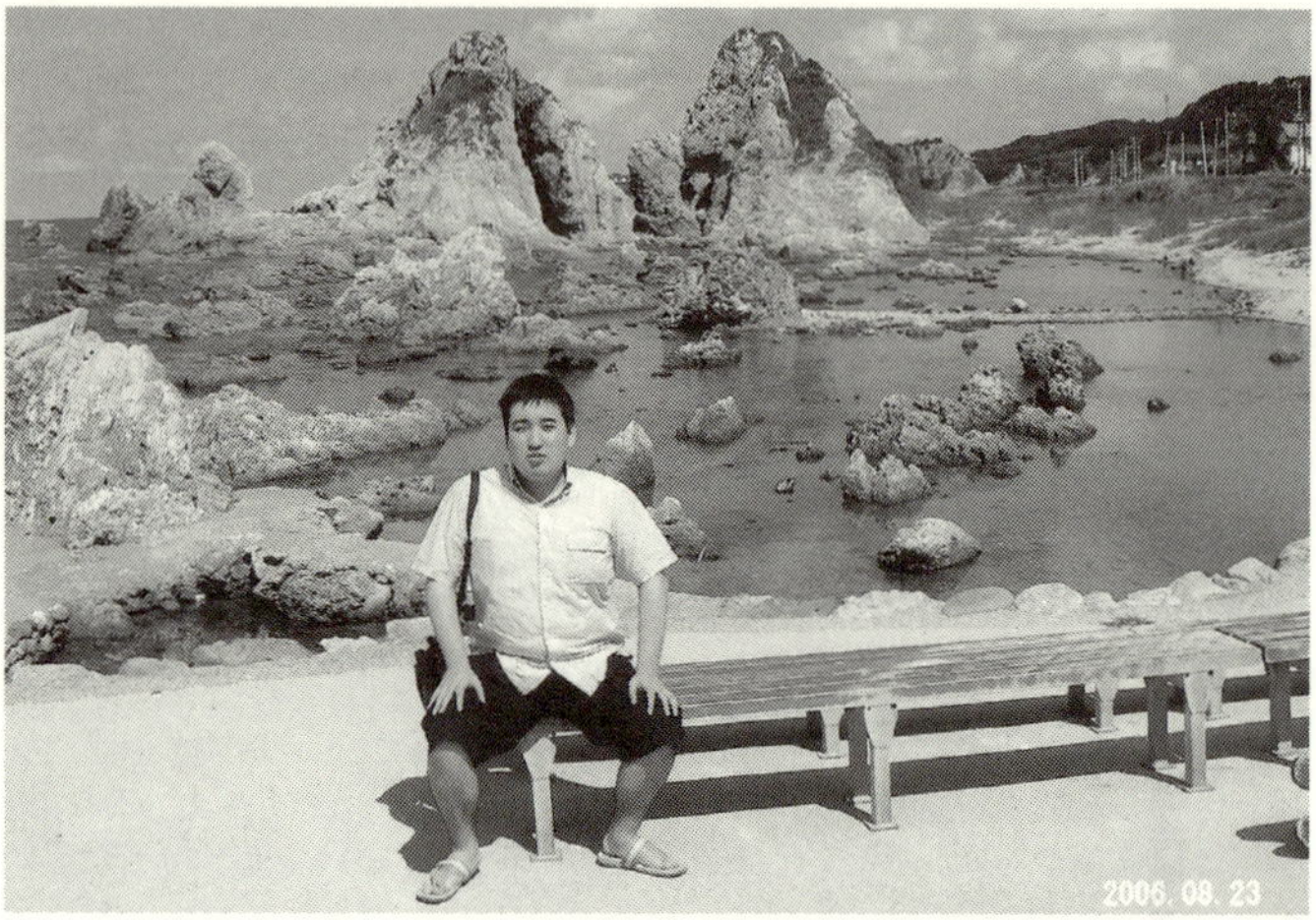

旅行で訪れた新潟にて

かわからないとも言われています。この薬がずっと効いていてくれるのか、副作用はいま以上にきつくならないのか、フローランと同じ効果の経口薬は開発されるのか、などの不安があります。

最初の肺移植の説明を聞いてから、移植のセミナーに参加したり、今後について何度も家族と話し合ったり、そして主治医の齋藤先生に相談をしました。

2002年には、肺移植待機登録の申請をしようと決めました。待機登録申請の適応検査をし、申請をしましたが、検査結果が良いとのことで、待機登録ができませんでした。どうして薬を使って調子が良いとダメなのか、調子が悪くなってから検査申請をして通っても、順番までどのくらいかかるか（それまで待てるのか）という不安な思いと、検査結果が良くて安心した思いとが絡み合い、他にも表現できない気持ちなどがあり、何と言ったらいいかわからない、とても複雑な気持ちでした。いまもその複雑な気持ちは変わっていません。

現実を受け止めて前向きに

僕の大きな力になってくれたのは、同じ病気の仲間です。年下や年上の人、同じ年の人もいます。それぞれ遠方の人ばかりなので、電話やメールでのやり取りで、会うことはほとんどありませんが、同じ治療や検査をしながら、学校に通ったり、仕事をしたりして頑張っている人もいると思うと、僕はのんびりしすぎているかなと思うようになっています。

不安はありますが、できる範囲で仕事をしたいと考えて、ハローワークに障害者雇用枠登録をしました。

また、僕がアメリカで治療できたのも、募金活動に協力してくださったボランティアの皆様のお蔭です。これからは少しですがボランティア等の社会参加もしたいと思っています。現実を前向きに受け止めて、いまの状態を長く続けていけるように、治療を継続していきたいと思います。

［追記］
僕は26歳になりました。3年前と体調は変わっていません。

昨年、放送大学を無事に卒業できました。

いくつかのボランティア活動をしていますが、少しずつ仕事をしていければと思っています。

「普通の生活」を楽しむ〝わたし〟

久米 若奈
福岡県福岡市　25歳

胆道閉鎖症と診断されて

私は1995年にオーストラリアで脳死肝移植を受けました。移植を通して、「普通の生活、平凡な暮らしが本当は一番幸せなんだ」ということを、いま、心から思っています。

1981年2月9日、私は双子の姉・春奈とともに、明るい両親のもとに生まれました。生まれて間もなく、1万人に1人という難病「先天性胆道閉鎖症（現在は胆道閉鎖症という）」と診断されました。その日を境に、私と家族の普通ではない生活が始まったのです。

この病気になると、肝臓から十二指腸へ胆汁《たんじゅう》を送る胆管《たんかん》が閉鎖し、肝臓からの胆汁が流れなくなります。胆汁が流れなくなると、通常は茶色の便が真っ白になり、黄疸《おうだん》が出て目は黄色くなり、白いものがすべて黄色に見えてしまいます。私は、小学校に上がるまで4回の手術を受けました。

小学校には無事入学することができましたが、高学年になって体調が悪化し、入退院を繰り返すようになりました。入院中は最高50日近く、絶食したときもありました。絶食中は栄養剤の点滴のみで飲んだり食べたりできません。氷で唇をぬらしたり、料理の本を見たり、料理番組を見たりしながら、良くなるのをひたすら待つだけでした。

そんなとき、最初の移植の宣告を受けました。肝臓の状態が悪化して、肝移植のほかに治療の手だてがないと告げられたのです。私は小学校5年生でした。いつかは移植をしないといけないことはわかっていましたが、小学生の私には事の重大さが理解できず、ただショックと恐怖心だけが込み上げてきました。しかし、幸い移植をしなくてもよいほどまで回復し、移植をしないまま退院しました。

「移植でしか助からない」と言われた私が奇跡的に回復した理由については、当時の主治医の先生もわからず、ただ「生命力だ」と言うほどでした。奇跡的な回復のお蔭で、小学校の卒業式にも姉や友だちと出席することができました。

オーストラリアで脳死移植を受ける

中学校入学後、私は再び入院しました。そして2回目の移植の宣告を受けました。今度は1回目のときのような奇跡は起きてくれず、私も「移植でしか生きる道はない」と確信しました。

渡豪し肝移植の久米さん（福岡市）
「患者支える仕事を」

4月中旬の夕方、福岡市身体障害者福祉協会（同市中央区）の事務局で、パソコンに一心に向かう久米若奈さん(25)＝同市西区福重団地＝の姿があった。「今は仕事が精いっぱいで、移植のことも忘れがち。できることは何でもやってみたい」と笑顔を見せた。11年前にオーストラリアで脳死肝移植を受けた苦しみの面影はない。

先天性の胆道閉鎖症で、小学5年で体調を崩し入院。同じように移植を待ちながら亡くなっていく患者を見て恐怖感も募った。学校にも通えず、国内移植は待ちきれないと、渡航移植を決心。94年9月に渡豪し、95年4月に移植を受けた。

今では通院と投薬を除けば、健常者とさして変わらない社会人生活。職場までの約30分、自転車で通勤する。

「職場と家の往復だけではつまらない。将来の選択肢も広がる」と昨年は専門学校に通い、カラーコーディネーターの色彩能力検定を受けた。「移植を受ければ、これだけ元気になれると伝えたい」と小中学生や医療関係者への講演もこなす。

臓器移植法が施行された97年。法律もなかった時代の移植体験を振り返り「これで国内の移植医療は発展する」と小躍りした。が、いまだに関心の高まりはうかがえないという。「言葉が通じない海外より自分の国で移植を受けられた方がいい。精神面も費用面も、負担がまるで違う」。今年3月に提出された改正法案に希望をつなぐ。

目標は移植コーディネーター。海外のドナーへの感謝の気持ちを胸に「患者を支える仕事がしたい」と将来を夢見た。

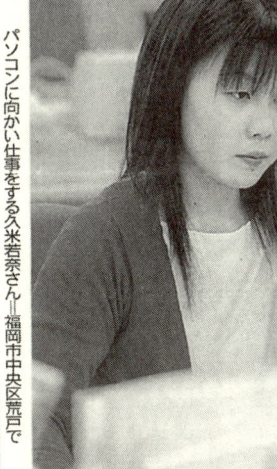

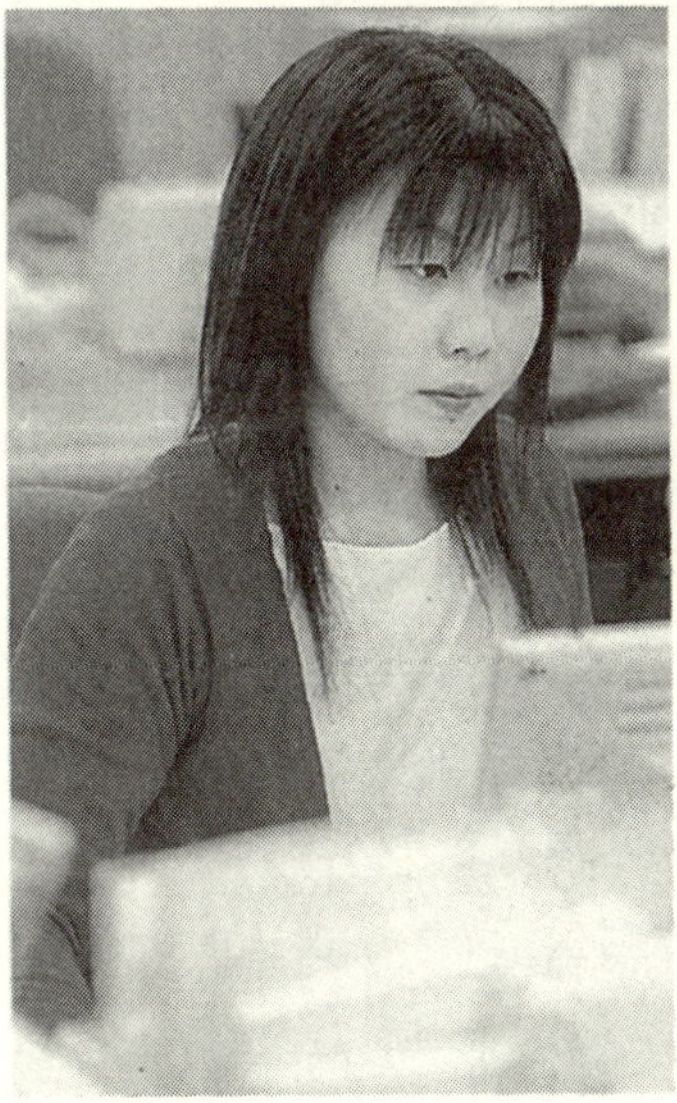

パソコンに向かい仕事をする久米若奈さん＝福岡市中央区荒戸で

将来の目標は移植コーディネーター
（「臓器移植改正法案、国会に提出」毎日新聞 2006 年 4 月 21 日掲載記事より）

私の場合、生体部分肝移植をまず考えましたが、父も母も不適応とのことで、双子の姉が「私の肝臓を若にあげて」と言ってくれたそうですが、若すぎるという理由で断念しました。最後に残された選択肢は、海外での脳死移植だけでした。私は、脳死移植を受けることにしました。

早速、地域の人たち、保育園・小学校・中学校の先生たち、友だちなど、たくさんの人が募金活動を始めてくれました。しかし、そんな周囲とは逆に、中学生になっていた私はそう簡単に「移植」を受け入れることができず、不安感や恐怖心などで前に進めませんでした。

「なんで、私だけがこんな目に遭わんといかんと！　こんなの、もうイヤだ！」と毎日悔やしくて、消灯後ひとりベッドの上で泣き、この体を恨んだこともありました。それに、海外での脳死移植を受けると決めたものの、言葉も通じない、誰も知らない国で移植を受けることがどれだけ大変なことかもわかっていましたし、不安だったし、イヤで仕方ありませんでした。

そんなとき、私の背中を押してくれたのは、同じ病気で入院している子どものお母さんや看護師の人たちの、「元気になって戻っておいで。みんな若ちゃんを待ってるよ」という一言でした。私は、この一言で少しずつ気持ちを切り替え、「元気になって帰ってくるんだ」と自分に言い聞かせながら、オーストラリアへと渡りました。

渡豪後7カ月経った4月18日午後11時、ついに移植。移植を受けにオーストラリアに来ていることはわかっていましたが、いざ移植となると恐怖心が先に立ってしまい、泣きながら手術室へ向かいました。15時間にも及ぶ手術は、小さいときにたくさんの手術をしていたので癒《ゆ》

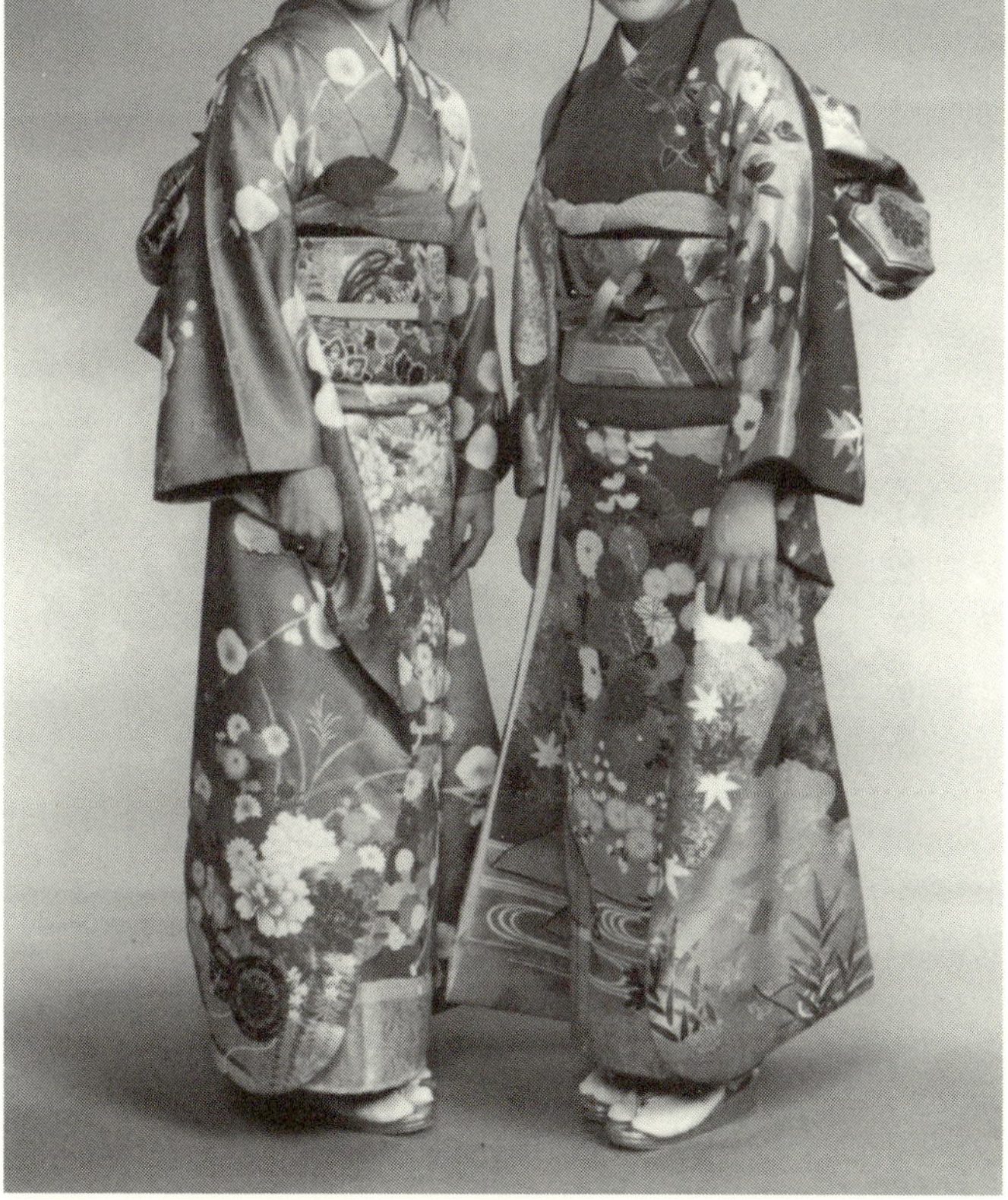

成人式に双子の姉の春奈（向かって左／右は私・若奈）と

着《ちゃく》がひどかったそうですが、無事成功しました。ずっと私の体の中で頑張ってくれた肝臓はゴツゴツとした石のようで、その肝臓を取り除き、ドナーの方が提供してくれた肝臓が私の体の中に入ったその瞬間、とてもきれいなピンク色に変わったと後から聞きました。

術後は拒絶反応もなく、3カ月後、日本へ帰国することができました。オーストラリアへ渡るときもたくさんの人に見送られましたが、帰国したときもたくさんの人に出迎えていただき、「こんなにたくさんの人に私は支えられていたんだ」、「勇気を出して募金活動をしたことは間違いじゃなかった」と改めて感じ、心から感謝しました。

帰国後、胆管が狭窄《きょうさく》しかかり、その治療で兵庫医科大学に入院したり、**G型肝炎**になったりと、何度か入退院はしましたが、中学校も高校も姉や友だちと卒業できました。短大にも入学し、念願の学生生活を休むことなく楽しく送り、無事卒業することができました。

そして何よりも嬉しかったのは、姉と2人揃って振袖を着て成人式を迎えられたことです。移植前は想像もしていませんでしたので、夢のようでしたし、移植を受けられたこと、こうやって生きていられることを心から感謝しました。

短大卒業後、現在は福祉の仕事をしながら、楽しい毎日を送っています。

普通の生活を送ることのできる幸せ

私は、一番楽しいはずの中学時代、高校時代を、ほとんど病院のベッドの上で過ごしました。

移植を受ける前、「普通の生活を送りたい！」、「友だちといろいろなおしゃべりがしたい！」、「家でテレビを観たり、家族でごはんを食べたりしたい！」と思っていました。そして、この思いが移植後の私の夢となりました。

贅沢がしたいわけじゃない、ただみんなと同じように、学校に行ったり、たわいもない話をしたり、家族とごはんを食べたり、将来は結婚もしたい、そういう「普通」のことがしたいと、ずっと思ってきました。

そして私は、夢だった「普通の生活」をいまこうやって、送ることができています。移植をして11年経ったいま、私は「普通の生活、平凡な生活を送ることが、本当は一番幸せなんだ！」と心から思うようになりました。

家族と生活ができること、友だちとおしゃべりをすること、どこかにドライブに行くこと、きれいな景色を見ること、買い物に行ったり、カラオケに行ったり、映画を観たりすること、恋をすること、仕事をすること、そんな当たり前のことができる喜びを、改めて感じています。

人というのは欲が出てくるもので、代わり映えのしない毎日が続くとつまらなく思えてくることもあると思いますが、私は、それが一番幸せだと思います。病気をすると、そんな普通で当たり前のことが当たり前ではなくなるし、家族

G型肝炎……1995年に米国で遺伝子が確認されたG型肝炎ウイルスによって引き起こされる肝炎。G型肝炎がどの程度肝臓がんの原因となるのかは、まだ解明されていない。

と過ごしたくてもそれができない人もたくさんいます。私自身、そういう子どもたちをたくさん見てきました。でも、みんな病気と一生懸命闘いながら、辛い、痛い治療も頑張っていました。

一つひとつ夢をかなえる

移植前は漠然と「将来、結婚したい」とは思っていましたが、正直「結婚」なんて、夢のまた夢でした。でも、25歳になったいまは「私も、結婚できるかも！」と思えるようになりました。「結婚なんて、誰でもできるし、誰でも叶う夢」と思われるかもしれませんが、私はずっと、「自分は一生、結婚できないんじゃないか。移植をして元気になっても、こんな私を好きになってくれる人はいないかもしれない」と思い続けてきました。

でも、いまこうして毎日楽しく元気に暮らしていると、「結婚」がひとつの夢になり始めたのです。これは、2005年に姉が結婚したことも影響しているかもしれません。

こうやって、将来のことをちゃんと考えられるようになったのも移植を受けられたからだし、移植をしていなかったら、こんなことも考えなかっただろうし、いまここに私はいなかったかもしれません。

誰にでもできる仕事や恋や結婚も、私にとっては、一つひとつが大きな夢でした。その夢が、移植をして元気になったことでひとつずつ現実のものになっていくことが、私は嬉しくて仕方ありません。自分が、家族や友だちと普通に生活ができていること、仕事がちゃんとできていることが、いまでも、たまに信じられないときがあります。

移植をして11年、私はいろいろな人に支えられてきました。とくに家族にはずっと支えられてきたし、家族がいたから私は頑張ることができました。だから、これからも一日一日を大切に、家族と一緒に「普通の生活」を楽しみ、精一杯生きていきたいと思います。

そして、皆さんにも一日一日を大切に、楽しみながら生活していただきたいと思います。

［追記］

2007年10月6日、福岡市内で福祉関係の仕事をしている夫と結婚。

私は、最大の夢だった「結婚」をすることができました。今でも自分が結婚して、大切な人と「普通の生活」を送っていることが信じられません！　そして、こんな幸せな毎日を過ごせていることに心から感謝しています。

結婚した今、新しい家族が増えることが私たち〝二人〟の夢です。

3度の移植と、ケーキ職人になる夢

石原 祥恵
東京都練馬区 24歳

急性肝炎の診断と生体肝移植

私は高校1年生（1997年）の9月24日、突然38・5度の熱に襲われました。学校を休み、近所の病院で注射を受け薬をもらって呑むものの、体調は一向によくなりません。何としても間近に迫った文化祭に出たかったので、病院を替え、点滴を受けましたが、やはり調子は悪いままです。毎朝迎えに来てくれる友だちには「顔が黄色いよ」と言われましたが、きっとこの頃から肝臓がおかしくなり始めていたのでしょう。数日後、検査のため日本大学附属練馬光が丘病院を受診しました。

検査の結果、急性肝炎と診断されました。さらに入院後、担当医から母に「劇症《げきしょう》肝炎《かんえん》というものになって命を落とすこともある怖い病気」との説明があり、これまで健康そのものの私がまさかと、母のショックは相当だったようです。

　ここでは十分な治療が受けられないと、その後、駿河台日本大学病院の救命救急センターに搬送されました。10月8日、私の16歳の誕生日でした。ここで初めて、「移植をしなければ助からない」と医師から言われたそうですが、たとえ移植手術をするにしてもずっと先の話と母は思っていたそうです。

　10月19日、父から生体部分肝移植（以下、生体肝移植）を受けます。その頃の私はというと、ほとんど意識がない状態で、前後のことはあまり記憶がありません。移植手術のため日本大学附属板橋病院に運ばれたのは覚えていますが、次に気がついたときには、すでに移植手術を受けたあとでした。

　手術については、主治医の高野靖悟先生が説明してくれました。高野先生は、術後の私の経過をよく診に来てくださり、いつも気にかけてくれていたのですが、精神的な不安と、肝性脳《かんせいのう》症《しょう》になり体調がおかしいのとで、術後、パニック状態になったのを覚えています。それが落ち着き、意識がはっきりし始めてからは、少しずつ自分の置かれている状況を受け入れられるようになりました。

度重なる入院

　ところが、生体肝移植を受けたものの、体調は一向に良くなりません。移植すればすぐ良くなるものと思っていましたが、甘い考えでした。胆管炎《たんかんえん》を繰り返し、たった10歩歩いただけで、すぐにだるくなってしまう。退院できてもせいぜい1週間で、熱を出してはビリルビン値が上がり、再入院の繰り返し。たまたま泊まりに行った祖母の家から救急車で運ばれたこともあり、結局、アメリカで移植手術を受けるまでの4年間、入院は20回にも及びました。

胆管炎の手術も考えましたが、これまで受けられた方の経過が良くないと聞き、手術は行いませんでした。そうこうするうちにだるさにも慣れてきて、「生きている限り、ずっとこのままなのかな」、「もう元気になれないのかな」と、健康体の自分を想像することもできなくなっていました。

さらに、薬の副作用で糖尿病を併発してしまい、入院中は制限ばかりで口からはほとんど食べられませんでした。ベッドではいつも退院後に食べたいものをノートに書きつけ、家に戻るたびに、ストレスを発散するかのように口に入れていました。

それでも、高校へは意地になって通い続けました。時には点滴をロックしてもらい、病院から通うこともありました。午前中に出席だけのために行くこともしょっちゅうでしたが、いま思うとなんであんなにも意地になって高校へ行ったのか。もっと体に気を遣えばよかったのですが、当時、病院生活が中心の自分にとって、学校は唯一、社会との接点だったのです。

学校の友だちとも本当に仲が良く、もともと高校生活は自分にとってかけがえのない時間でした。それが病気をしてからはなおさら、もしいま学校を奪われてしまうとどうなってしまうかわからないくらい、心の拠り所になっていたのです。

病気のため2回留年しましたが、同級生が教室にちょくちょく遊びに来てくれたし、年下の子も事情を理解してくれたので、通っている間は楽しく過ごすことができました。そこで2年生までは進級できたのですが、このままでは卒業が難しいということで、その後は通信制のNHK学園に編入手続きをしました。

実感の湧かない海外移植

その頃母は、門脈圧亢進症《もんみゃくあつこうしんしょう》になり肝機能が下がるなど、私の病状がどんどん悪くなっていくのに不安を覚え、漠然と再移植や海外移植の必要性を考えていたらしく、トリオ・ジャパンのもとへ相談に行っていました。ただ、海外移植を受けるほど病状が悪化しているとは思わず、このときも母は国内移植の道を探していたようです。

ところが、事務所を訪れたとき、胆道閉鎖症のため14年前に亡くなった荒波さんの娘さんの写真を見て、母は初めて「急がなくては」と直感したそうです。ビリルビン値も私のほうが高く、顔色も私のほうが悪いように見えたからです。

事務所にお邪魔した際、すぐに荒波さんが当時JR病院に勤務されていた北嘉昭先生に連絡を取ってくださり、母は荒波よしさんとともに北先生のもとへ、海外移植の相談に伺いました。

しかし、その場では北先生から海外移植について、期待できる返事をいただけなかったそうです。そこで再度、荒波さんに相談したところ、時間の問題もあったのでしょう、「ここまで来て、国内でやるなんてとんでもない」と、海外での移植手術を強く勧められたそうです。

当時、このような動きは知らないうちに進んでいて、私の耳にはまったく入ってきませんでした。体調は悪いままでしたが、まさか2回も移植を受けるとは考えもしませんでした。だから、「海外移植しかない」という話を高野先生や若林正さんに聞かされたときは、正直、戸惑い、前向きになれませんでした。もちろん「助かりたい」という気持ちはありましたが、治療費がすぐに集まるのかどうか、現実感がまったく沸かなかったうえに、募金をしてお金をもらってまで移植をすることが悪いことのように思えたのです。

そんな心配をよそに、海外移植をすると決まってからは、父と母の職場の方たちが「救う会」を立ち上げてくださり、父の会社からは多額の募金だけでなく、机やパソコン、印刷機器などをすべて無償で貸していただくなど、準備は着々と進んでいきました。最終的に、全国各地の皆さんの応援のおかげで、目標金額をはるかに超える1億2000万円が驚くべき速さで集まりました。

真夏の炎天下での街頭募金は本当に大変だったろうと思います。どんな方が応援してくださり、募金してくださったのでしょうか。できるならその現場に立ち、自分の眼で確かめたかったと思います。その間、病院には小学校時代の親友がたくさんの友だちを呼んでお見舞いに来てくれて、その励ましに支えられるかのように、私も移植について前向きに考えられるようになっていきました。

同時多発テロ、そして2度の移植手術へ

２００1年9月11日、移植のため成田を出発。成田では台風に見舞われ、そのうえ、まさか同時多発テロの影響が身に降りかかることになろうとは……。テロの模様はシカゴ空港の大画面で初めて目にしました。英語のアナウンスが飛び交う中、状況がわからない私にはまるで映画のワンシーンを見ているようでした。

結局、厳戒体制が敷かれ空路を断たれた私たちは、シカゴで3日間の足止めとなり、仕方なくピッツバーグまで陸路７００キロを車で向かいました。熱は上がり、一歩も動けず、体は最悪の状態でした。

そして9月末、脳死肝移植手術を受けました。経過は順調で、大成功と思われていたようです。ところが喜びも束の間、肝臓が破裂し、心肺停止という大変な危機が襲いました。あとは祈るのみという、最終的な段階まで来ていたらしいのですが、そこへ奇跡的に次のドナーが現れたのです。何カ月も待ってドナーが現れることなく亡くなる方がいる中、2度続けて肝臓の移植手術を受けることができるなんて、幸運だったとしか言いようがありません。

後から聞いた話ですが、2回目の手術の最中、予断を許さない状況にもかかわらず、両親は家族待合室でトランプをしていたそうです。「手術の成功をただ祈るしかなかったけど、暗く

なっているわけにもいかず、気持ちだけは明るくしていたかった」と、母はたまにこのときのことを振り返ります。その夜、日本へ電話をかけに病院を出たときに母が口ずさんだのは、坂本九さんの「上を向いて歩こう」だったそうです。最初このエピソードを聞かされたときは、「いつも前向きに生きている母らしいな」と思ったものです。

2度の移植手術を受け、何とか一命を取りとめたものの、術後は薬の副作用による幻覚症状に襲われ、ひどい精神状態に陥りました。時には死にたいとさえ思うようになり、ストレスの影響で腸に孔《あな》が開き、このまま放っておくと胃にも孔が開くと高野先生がおっしゃるので、予定よりもずいぶん早く帰国しました。いま思うと、見知らぬ外国人に囲まれ、ナーバスになり、向こうの空気そのものが嫌になってしまっていたのでしょう。早く日本人の顔が見たいと、「泳いででも帰る」とまで母に訴えていましたから。

帰国後は、心の底からほっとしたこともあり、1カ月のリハビリを経てぐんぐん回復しました。こうして、年末には家族の待つ自宅に戻ることができたのです。

夢はケーキ職人——夜間の製菓学校へ

2005年の3月、トータルで8年をかけて、高校を卒業することができました。ピッツバーグの病院へも、その年、家族でお礼に伺いました。お世話になった先生もほとんどの方が他の病院へ移られていましたが、当時ICU（集中治療室）でお世話になった看護師のパティさんにお会いでき、感謝の気持ちを伝えることができました。当時はあれほど嫌いだったアメリカですが、元気になって再び来られたことを、改めて嬉しく感じました。

いまは高野先生が院長をされている相模原協同病院の外来に通っていますが、高野先生は体調に関して何も言うことがないようで、世間話で終わっています。あまりに何も言われないので、「何か悪いことがあるなら言ってください」と、こちらから言ってしまうほどです。いつも見守っていてくれ、アメリカにも付き添ってくれた高野先生は、私にとって第二のお父さん。顔を見るといつも安心します。

ここ2、3年は体調も比較的良く、元気になって体力が付くにしたがい、とにかく社会に出たいという思いを強く抱くようになりました。病気のときは考える余裕もなかった将来への夢も……。

今年の4月からは、小学生の頃から憧れていたケーキ職人を目指し、昼間はバイトをしながら夜間の製菓学校に通っています。9月からは親元を離れ、念願の一人暮らしも始めました。いまは生活費や薬代を稼ぐために、もうひとつバイトを増やそうかなと考えているところです。

病気になってから9年、脳死移植を受けてから5年が過ぎました。いまは健康なのが当たり前になってしまっているのですが、たまに当時撮ったビデオを観て、3度も移植を受けた過去を振り返りながら、健康のありがたさや周囲への感謝の気持ちを忘れないようにしています。

［追記］

２００1年に手術を受けてから「もう7年も経ったのか」と思う一方で、闘病生活の日々はつい昨日の出来事のように思い出します。7年前は術後数メートルを歩くのがやっとだった私が、現在は地元のパン屋さんで働いています。朝の8時から昼1時までの5時間、結構体力の要る仕事で、時には辛いこともありますが、毎日楽しく元気に働くことができています。

また、昨年私は、製菓衛生師の資格を取ることができました。

闘病中は諦めかけた夢でしたが、元気になれた今、着実に夢に向かって前進できています。普通に生活できる幸せを再び私に与えてくださったドナーの方お二人と、ご支援いただいた大勢の方々にこの場を借りまして改めてお礼申し上げます。

飛んだり跳ねたりできる喜び

藤田　夏帆
奈良県香芝市　15歳

病気になって思うこと

私は、病気になることは悪いことばかりではないと思います。病気になったら苦しいし、悲しいし、寂しいし、嫌なことがたくさん起こります。ときどき「病気じゃなかったらこんなことができたかな。あんなこともできたかな。どうして病気になんてなってしまったのかな」と考えてしまうこともあります。

もちろん、病気になるよりも、健康で幸せに暮らせたほうがずっといいと思います。でも、病気は失うことばかりではなく、病気になった人しか知ることのできないものを、たくさん知ることができるのです。病気になると、普通に暮らせることがどれだけ幸せなことかがわかります。まわりの人たちの温かさに気づくことができるのです。

私がいま、生きることができているのは、心臓をくださったドナーの方のお蔭です。そして、ずっと私のそばに家族がいてくれるからです。

拡張型心筋症の発病

小学校に入学してすぐの心電図検査で、私は「拡張型心筋症」という重い心臓の病気であることがわかりました。

2年生のときに入院することになり、入院生活はどんどん長くなってしまいました。入院が長くなるにつれてストレスがたまり、私は物を投げたり、かみついたりして、お母さんにあたってしまいました。お母さんもその頃は私と同じくらいか、もしくは私よりもストレスがたまって、辛かったかもしれないのに、私があたっても黙って聞いてくれました。

そのままだんだん病状が進行した私は、国立の病院に移ることになりました。その病院に移ってからも病気はどんどん重くなり、ついには補助人工心臓を着けることになってしまいました。その手術は成功するかどうかわからなかったけれど、病院の先生や看護師さん、たくさんの人たちのお蔭で、成功することができました。

その頃、私はＩＣＵに入っていました。ＩＣＵの面会時間はとても短くて、5分程度でした。その短い時間しか家族に会えなくて、家族が面会に来てくれたときには私はいつも泣いてしまいました。お父さんとお母さんは私のために、毎日毎日1時間かけて病院まで会いに来てくれました。お母さんは私が病院食をあまり食べないので、お弁当を作ってきてくれました。お母さんが作ってくれたお弁当は、当然、病院食よりもおいしくて、すごくうれしかったのを覚えています。

それからしばらくして、一般病棟に移ることができました。そして海外で移植を受けることになりましたが、募金をお願いしないと行けないということで、家族の知り合いの方たちが「かほちゃんを救う会」を立ち上げてくれて、私のために募金活動をしてくださいました。皆さんが頑張ってくださったのと、まわりの人たちの温かい気持ちとで、募金はすぐに目標に達しました。

家族で待ったアメリカでの移植のチャンス

2000年6月14日、私のアメリカへの渡航が決まりました。アメリカに行くことが決まると、救う会の人たち、入院していた病院の先生や看護師さん、患者さんたちまでが、応援の色紙や手紙をくださいました。それにはいろいろと工夫されたものや楽しいものもあり、みんなの心のこもったメッセージを見て、私は「アメリカに行って、頑張って元気になるぞ。そして応援してくれたみんなにお礼を言おう！」と改めて思いました。

いよいよアメリカへの出発の日になりました。アメリカには家族全員とおばさん、そして病院の先生3人と、技士さんも何人かついて来てくださいました。機内は私のために座席を20席でした。おかげで長時間のフライトも疲れませんくらいつぶして、ベッドも用意してくださいました。

アメリカに到着すると、空港から入院先の病院まで救急車で向かいました。周りはアメリカ人ばかりで、私は少し不安な気持ちになりました。病院に着いてからも環境の変化に少し戸惑いましたが、何日か経つうちにだんだん慣れていきました。何より、家族みんながアメリカに一緒に来てくれたので寂しくなくてすみました。

アメリカに着いて2週間ほど経ったとき、ドナーが見つかったと言って、病院のスタッフが病室に来ました。「いよいよ移植ができるのか」と思って手術室に向かいましたが、ぎりぎりのところでドナーの方の心臓と私の体の相性が合わないことがわかり、移植の話はなくなりました。私はショックで泣いてしまいましたが、周りの人たちが励ましてくれたので、また元の明るさを取り戻せました。

アメリカの病院には、いろいろな遊びをしてくれるスタッフの人がいて、その人と一緒に遊びました。アメリカのすごろくをしたり、工作やお絵かきなどをして遊びました。病室でも兄弟と一緒に遊ぶことができて、すごく楽しかったです。

また、病院の先生が金魚をくださり、病室で育てるのを許してもらえました。金魚にはLO（ロロ）という名前をつけて、病室にある酸素をあげて育てました。日本ではありえないことですが、すごく心が癒されました。

他のスタッフの方たちもすごく親切でした。いつもポップコーンをくれる看護師さんもいました。私の誕生日には、病棟のスタッフの方たちが「おめでとう」と書いた寄せ書きを私の病室に貼って、大きなケーキを用意してお祝いをしてくれました。それから現地に住んでいる方たちが、通訳のボランティアをしてくださいました。通訳だけでなく、遊んでくださったりもして、すごく嬉しかったです。

このように、私の周りには温かくて優しい人たちがいてくれたので、嫌なことや悲しいことがあっても頑張ってアメリカでの入院生活を乗り切ることができました。

アメリカに着いて1カ月と少し経ったとき、2度目のチャンスが巡ってきましたがマッチングテストで合わず、またショックを受けました。ちょうど3カ月経った2000年9月15日、今度はぴったりと合う相手が見つかりました。私は少し不安もありましたが、それより元気になれることが嬉しくて、希望にわくわくした気持ちでした。私はお父さん、お母さんや、大勢の人たちに見送られて、手術室に向かいました。

手術は成功し、それまで着けていた補助人工心臓なしで、私の体の中で元気に心臓が動き始めました。これも手術をしてくださった先生や看護師さん、その他のたくさんの人たちのお蔭です。そして何より、私に心臓をくださったドナーの方のお蔭です。この方がいなかったら、いま、私は生きていなかったでしょう。

手術後に目が覚めると、私は元のＩＣＵの病室に戻っていました。その部屋には誕生日のと

き と同じように“CONGRATULATION KAHO”というような、お祝いのメッセージをたくさん飾ってくださっていました。日本からもお祝いのメールや手紙をたくさんいただいて、私はとても幸せでした。

私は調子が良かったので、わずか1週間ほどで退院できることになりました。退院するときも、お世話になった先生や看護師さんたちが「おめでとう」と言って見送ってくれました。私はやっと1年半ぶりに、病院という施設から出て、家族みんなで過ごせるようになるのかと思うと、本当に幸せな気持ちで一杯になりました。いままでずっと頑張ってきたのがやっと報われたと思いました。

移植後、一番楽しみだったこと

病院を出て、家族みんなでアパートに帰りました。私は車に乗ることさえも、とても久しぶりでした。このときの私には、何もかもが喜びの連続でした。アパートに着いて、まず何をすればよいのかわからないくらい、私は嬉しい気持ちでとまどっていました。

退院してからしばらく経つと、アパートの前にある公園に遊びに行けるようになり、兄弟やお母さんと遊びに行くようになりました。公園では走り回ったり、ブランコに乗ったり、縄跳びをしたりして、とても楽しく遊びました。病気だった頃の私を考えると、そうして遊んでいることが嘘みたいでした。しかも、移植をしてから1カ月も経たないうちにそうすることがで

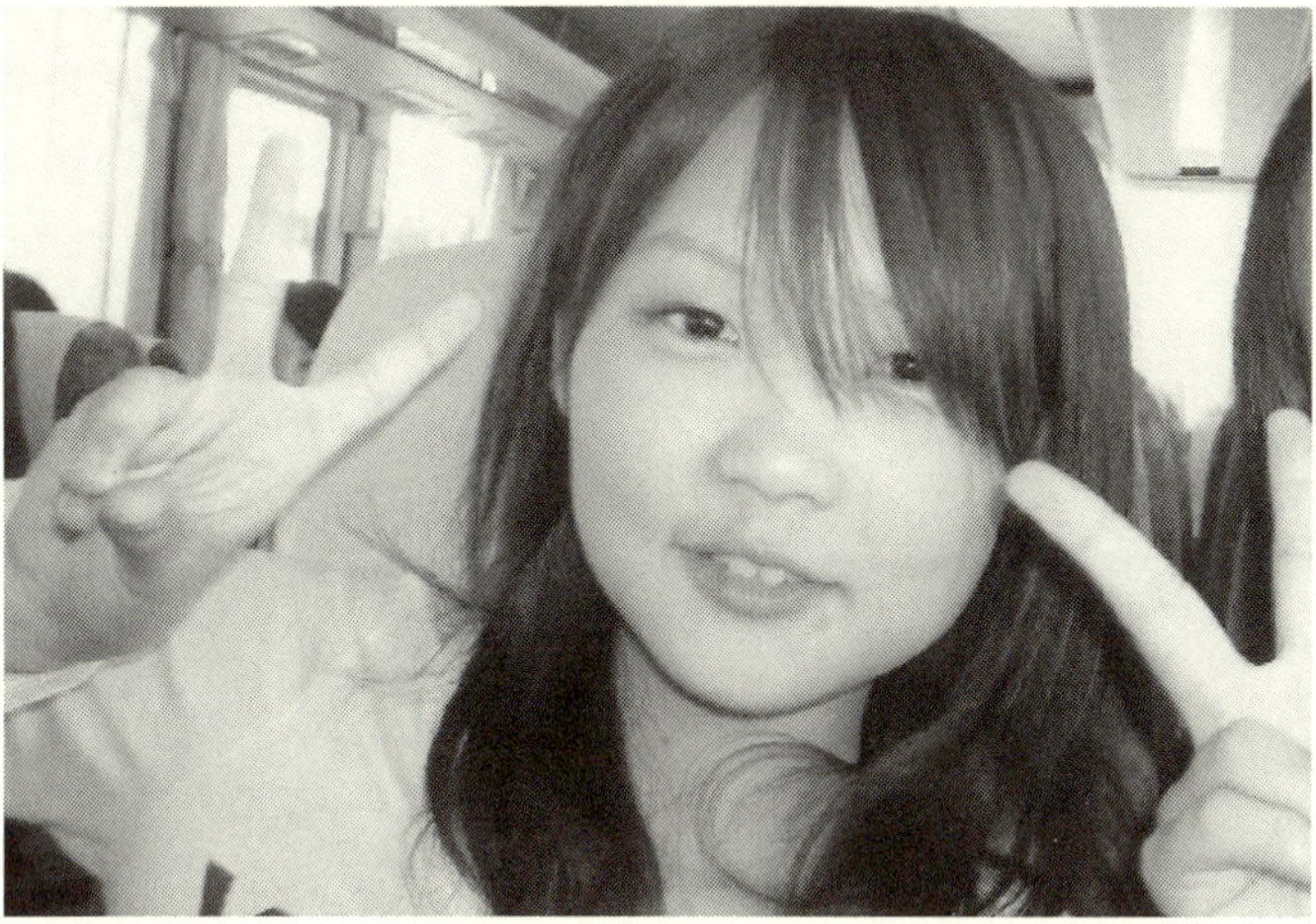
筆者近影

きて、夢のように思えました。スーパーへ買い物に行ったり、現地で知り合った人たちと出かけたり、移植ができたお蔭で日常の生活でほとんど困らないくらい、たくさんのことができるようになりました。

そして、アメリカに来てから10カ月くらいが経ち、帰国が決まりました。たくさんの人と知り合って、たくさんの思い出ができたアメリカを去るのは少し寂しい気もしましたが、そのときの私には日本に帰れるという喜びのほうが勝っていました。帰りの飛行機では、行きのときとはまったく違い、希望に満ちて、嬉しさと喜びで一杯でした。

日本に帰ってからしばらくは、検査等で数日間病院に入院することになりましたが、調子も良く、すぐに退院できました。退院すると、一番楽しみだった家に帰れることになりました。

病気だったとはいえ、多少なりとも成長していた私には、久しぶりに帰った家が少し小さく感じられました。また、しばらくして私は、学校に行けるようにもなりました。久しぶりの学校でわからないことがあっても、クラスの友だちがなにかと教えてくれました。2年ぶりの学校は何もかもが新鮮でした。

いま、私は中学3年生（2006年）で、普通に学校に行って、部活もして、塾にも行っています。友だちもたくさんいます。楽しいことも嫌なことも頑張ってしています。

いま私がこうして生きていられるのは、私の病気を治療してくれた病院の先生方や看護師さんたち、募金をしてくれたたくさんの人たち、私を応援してくれた人たちや支えてくれた家族のお蔭です。そして何より私に心臓を提供してくださったドナーの方のお蔭です。

私は、みなさんへの感謝の気持ちを忘れずに、これからもずっと元気で生きていけるように頑張ります。

［追記］

移植後、8年が経ち、高校3年生になりました。

体調は良好で、大学受験を目標にがんばっています。

移植がくれた家族の時間

神達　宏美
茨城県常総市　30歳

遺骨を抱いての帰国

私たちがマイアミ空港を飛び立った朝、飛行機の窓から眼下に広がる景色を眺めていると、3人で住んでいたアパートが小さく見えました。彩花にとっての第二の故郷、マイアミとの別れを惜しむかのように、そのアパートの周辺だけ、雨が降っていました。

私はおくるみに包まれた彩花の遺骨を抱きかかえて帰国の途に着きました。飛行機の中では、それまでの出来事が走馬灯のように蘇りました。私は彩花の遺骨を抱きながら思いました。日本を飛び立った半年前、私には万が一彩花に死が訪れたとしても、それを受け入れるだけの覚悟がありました。それなのに移植手術が成功し半年が経とうとしている今、あまりにも突然訪れた彩花のその死を受け入れることができませんでした。「信じられない、信じたくない」という気持ちと、「静かに事実を受け止めなければ」という気持ちが私の中では交錯していました。多臓器移植手術を受けてからは、〈拒絶反応〉と〈感染症〉に一生注意しなければいけないことは理解していました。しかし、移植後の彩花の回復は目覚しく、私たち夫婦は、いつからか「明日は必ず来る」と思い込んでいたのです。

出生直後の長期入院と余命宣告

私は、妊娠10カ月目の臨月に入った頃に実家のある岐阜県に帰省し、そこで里帰り出産をしました。生後すぐから彩花の腹部は膨満《ぼうまん》し、ミルクを飲まず、排便もありませんでした。私は彩花の体に何が起きているのかわからず、心配でたまりませんでした。翌日の夜には緑色の胆汁を嘔吐し、NICU（新生児集中治療室）の設備が整った総合病院へ夜中の2時に救急車で搬送され、そこから彩花と私たちの長い闘病生活が始まりました。検査の結果は「腸閉塞《ちょうへいそく》」もしくは「ヒルシュスプルング病」の疑いがあり緊急開腹手術が必要との診断で、生後2日目の夕刻より緊急手術となりました。

産後間もない私はパジャマ姿のまま手術が終わるのを控室で待っていました。「どうしてこんなことになったの？　何がいけなかったの？　お願い、死なないで。生きて手術室から出てきて」と祈り続けていました。生後間もない娘が手術に耐えられるのか不安でした。

手術が終わり、彩花はお腹に大きな傷痕と人工肛門を付け、たくさんの点滴や管を付けながらも手術室から出てきてくれました。手術の結果「ヒルシュスプルング病類縁疾患」という珍しい病気で、全腸管《ちょうかん》の神経細胞の数が少なく未熟なために排便・排ガスが十分に行えず、消化・吸収ができないという病状でした。それでもその当時は、体の成長・発達とともに腸管の神経細胞も成熟してくるだろうという期待もありました。でもその期待は徐々に裏切られ、彩花は生後8カ月までに人工肛門を造り直す手術を5回も繰り返し、次第に体力も奪われていきました。

帰省先での長期入院となってしまったために、私と彩花は茨城県の自宅に一度も帰ることができずにいました。私はずっと彩花に付き添っていましたし、主人は仕事が休みのときに会いに来るという生活でした。私と彩花は、狭い病室の中から出ることもできず、出口のない真っ暗なトンネルの中をさまよっているかのようでした。

彩花の病状は次第に悪化し、とくに有効な治療法はありませんでした。「どうして彩花はこんな病気になったの？　何がいけなかったの？」と、先が見えない不安から自問自答する日々が続きました。一番辛いのは病気と闘っている彩花なのに……。苦しい状況の中で時折見せる娘の笑顔に、私自身励まされ、彩花の前では泣かないよう決めました。

私は看病の疲れもあり夫とも、時々喧嘩をしました。緊張の連続で気の休まる時のない私の気持ちをわかってほしかったのです。ただ本当に辛かったのは、夫の方だったのではないでしょうか。なぜなら私はいつも彩花と一緒にいられるのに夫はいつも彩花のことを心配しながら、後ろ髪を引かれる思いで一人ぼっちで茨城に帰っていかなければいけなかったのです。当時の

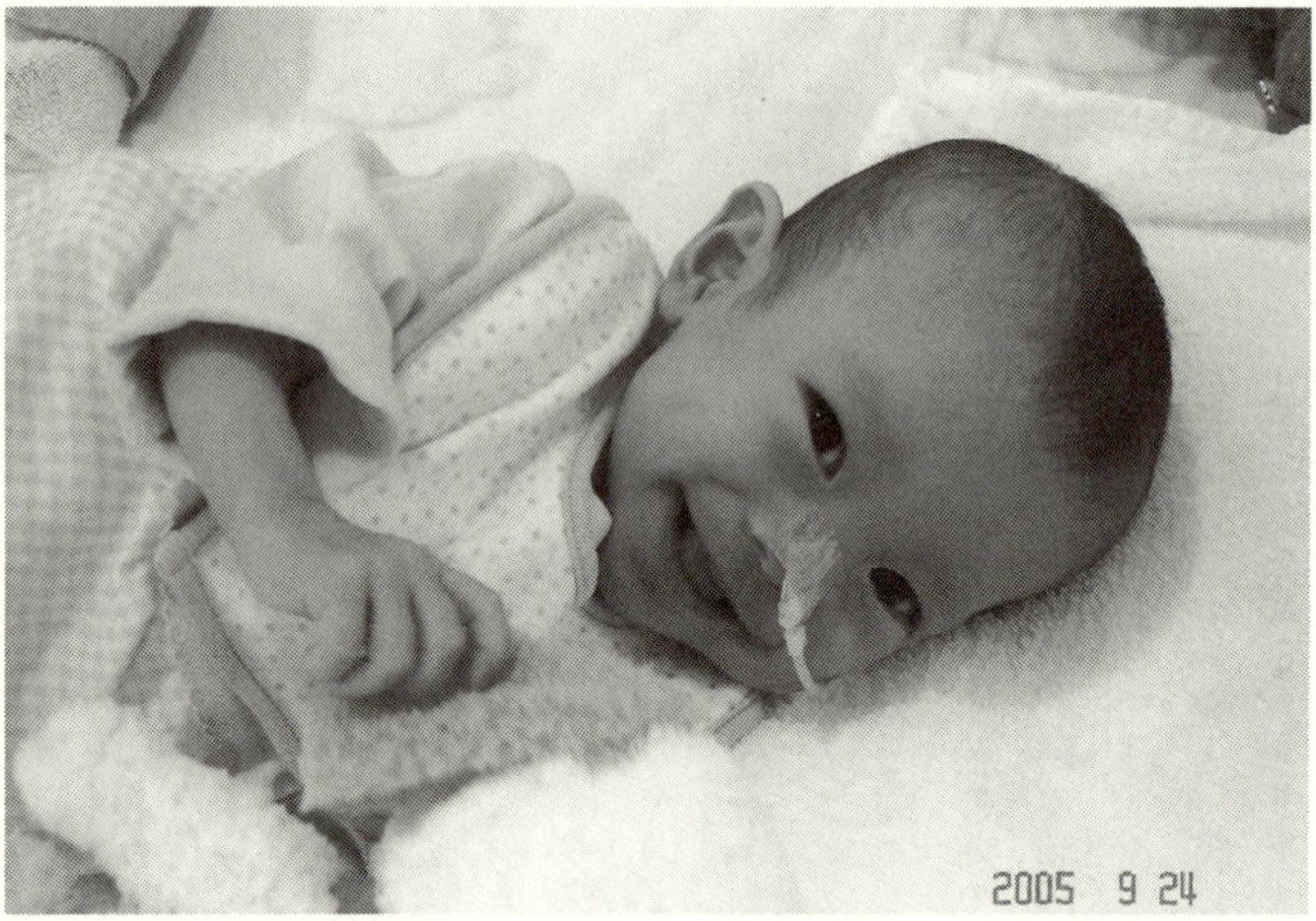

余命宣告を受けた日の彩花

ことを振り返り、私は自分の身勝手さに情けなくなります。

余命宣告を受けた昨年（２００５年）９月24日も、夫は私に「彩花にもしものことがあっても、自分自身やお互いを責めることはやめよう。誰のせいでもないから」と励ましてくれましたが、その日は彩花のベッドの脇で、我慢ができず２人で泣いてばかりいました。

先が見えない真っ暗なトンネルの中で私と彩花は、いつも明るい大きな夫に守られていました。夫は彩花が余命を言われても決して信じようとせず、クリスマスまででも、誕生日まででも、雛祭りまででもいいから、一日でも長く彩花と一緒に過ごせるようにと、励まし続けてくれました。また、娘の必死に生きようとする姿・その存在が、私たち夫婦を支え続けてくれたのです。私たちは、長く離れて暮らしていた時間を少しずつ埋めるかのように、「お互いに相手のことを考えられるように」なっていきました。

移植への葛藤と決断

余命宣告から20日ほど経った10月13日、私たち夫婦は「米国で多臓器移植《たぞうきいしょく》を受け元気に帰国した大橋陽佑くん」のことをテレビで知りました。

「もしかして彩花も移植手術を受ければ助かるかもしれない」と、新たに希望を持った日でもあります。少ない情報を頼りに、陽佑くんの手術を執刀した加藤友朗先生の連絡先を調べ、早速メールを送りました。その返信には「もう少し詳しい情報をいただかないと判断しかねます。いずれにせよ、お嬢さんのケースが移植に間に合うかどうかギリギリのところにあるのは間違いないでしょう。米国での移植となれば莫大な費用がかかりますし、移動にも危険が伴います。総合的に考え判断する必要があります。ただし病状から考えるとあまり時間はありません」とありました。

「娘を何としてでも助けたい」という一心でしたが、現実はそう甘くはありません。私たちの希望を打ち砕くかのような米国での多額の治療費は、自分たちで賄える金額ではなく、何の担保もない私たちは、銀行でお金を借りることもできません。それならば募金しか術はない。でも、簡単に決断できることではありませんでした。

「家族や親戚、友人を巻き込んで本当にいいのだろうか？」

「彩花や自分たちのプライベートを曝け出すことができるのか？」

「この1年余り、友人の誘いなども断り連絡も取っていなかったのに、こんなときばかりお願いして、協力してくれる友人はいるのだろうか？」と悩み、これから始まることの大きさに怖くなりました。

そして一度は海外渡航移植も募金という道も諦めようとしました。「娘を助けたい。でも自分たちの力だけでは助けられない。周りの人に迷惑をかけてまでこの道に突き進んでよいのだろうか」。彩花に残された危機迫る時間の中で、私たちの葛藤は続いていました。

しかし、私たちには何日も迷っている余裕などなかったのです。彩花に残されたわずかな時間で医療デポジット（預託金）を振り込み、米国へ渡らなければなりません。ドナーが現れるかどうかもわかりませんが、まずは移植待機者リストに載せてもらわなければ、〝その先〟はないのです。

私たちは、何度も話し合い、そして決断しました。「やれることはすべてやろう。何があっても後悔しない」と。まずは海外渡航移植に向けて、移植前検査を受けるため、また米国から帰国後の治療・管理をお願いするため、岐阜県から東京都内の慶應義塾大学病院へ転院することになりました。

移動の新幹線の中では、岐阜での主治医が付き添ってくださいました。それまで親身にお世話いただきながら、治療半ばで転院することに申し訳ない気持ちでいっぱいでしたが、このまま日本にいては死を待つしかないわけで、岐阜に留まることはできませんでした。転院は、「移植」と「募金」に対する決意をさらに固めた瞬間でもありました。

受け入れてくださった慶應義塾大学病院側も、「肝不全末期状態の小さな赤ちゃんを、何とか米国まで連れていかなければいけない」というプレッシャーがあったと思います。それでもギリギリの状態で来た私たちを、快く受け入れてくださいました。

救う会の募金活動と全国からの温かい支援

その間、友人たちが集まって「あやかちゃんを救う会」を立ち上げ、会見前日には徹夜で、記者会見や募金活動の準備を進めてくれていました。11月16日に茨城県庁で記者会見を行い、その日からは時間との闘いが始まりました。救う会のメンバーは私に、「募金のことは心配しなくてもいいから、彩花の側に付いていてあげて。そして時間があるときは渡米の準備を進めて」、「お母さんはいつも笑っていなくちゃ、子どもに不安な気持ちが伝わるよ」と、励まし続けてくれたのです。

全国から寄せられたメッセージの中には、

「私たちも、子どもの海外渡航移植という道を考えたけれど、協力してくれる友人がいなかった。正直、あなたたちが羨ましい。決して悔いのないように、精一杯頑張ってください」

「私の子どもが亡くなったとき、臓器の提供を申し出たけれど、無理でした。誰かの体の中ででもいいから、自分の子どもの一部分が生きていてくれれば、それが自分たちの支えになったのに」

「移植手術を受ければ子どもは助かったかもしれないが、募金活動を考えたときにためらい、自分たちのプライベートを曝け出せず、子どもは亡くなってしまった。後悔しています」

「私の子どもも移植を必要としています。費用は保険適用でカバーされるし、日本で移植を受けることができます。余命宣告をされてから海外へ行くしか道がない子どもは大変だと、初めて知りました。頑張ってください」など、さまざまな思いが寄せられていました。私たち夫婦は「誰もが募金を集めて海外に行けるわけではない」ことを、このとき実感したのです。

「あやかちゃんを救う会」をはじめとする全国の支援者の方々のお力で、募金開始からわずか2週間で目標金額を達成し、慌しく医療デポジットの送金や、渡航に向けての準備が進められていました。その間、慶應義塾大学病院では移植前検査などが続いていましたが、彩花は「渡米まで持ちこたえることができるのか?」と思うくらいぐったり衰弱していきました。私たちは、「なんとか無事にマイアミに辿り着きたい。いままで移植が叶えられなかった子どもと家族の思いを無駄にしてはいけない」と、強く感じ渡米の日を迎えたのです。

米国での多臓器移植

そして12月8日、日本中の支援者の方々のお蔭で成田を発ち、無事に米国マイアミに到着することができたのです。

早速マイアミ大学ジャクソンメモリアル病院に入院し、採血・診察後、移植待機者リストに名を連ねました。加藤先生は診察後、「肝臓が末期の状態で非常に悪いです。しかし大きな声で泣いたり、ミルクを飲む姿は思ったより力強く感じますね」と励ましてくださいました。私は「たくさんの人に応援してもらいマイアミまで来ることができたんだから、後は先生と彩花の生命力を信じるしかない」と自分に言い聞かせていました。また日本と米国の医療・システムの違いや、ほとんど言葉も通じない慣れない環境に戸惑いはありましたが、日本人の主治医だったため、あまり不安を感じませんでした。

移植待機中、彩花の出血は相変わらず続いていました。ファクター7という少量でよく効く凝固因子《ぎょうこいんし》を投与しても出血を止めることはできず、肝臓の機能はゼロに近い状態でした。渡米後8日目あたりから尿の出が悪くなり、いよいよ病状が深刻化していきました。

そしてその翌日、〝いましかない〟というタイミングでドナー候補者が現れ、結果的にその候補者の5臓器が彩花に移植されました。ドナーは生後3カ月の赤ちゃんでした。そのご家族は最愛の子を失い、深い悲しみの中にありながらも他人を助けることを選択してお子さんの臓器を提供してくださったのです。彩花は尊い贈り物をいただき、命をつなげることができたのです。

そのドナーのお蔭で彩花は順調に回復し、移植手術後25日目、偶然にも彩花の1歳の誕生日に退院することができたのです。彩花が生まれてから病院以外の場所で家族一緒に生活できることは初めてでした。これは何物にも換え難い幸せでした。

退院3日後には、人工肛門からの便汁量が増え、拒絶反応の疑いで再入院となりましたが、OKT3という強い免疫抑制剤とステロイド剤を大量に使用し、20日間程度の治療で再退院することができました。その結果拒絶反応は治まりましたが、強い薬の副作用でムーンフェイス（頰っぺたが満月のように膨れ上がる特徴的な副作用）になり、また腎臓にも負担がかかってしまいました。

トリオ・ジャパンの荒波嘉男さん曰く「移植は術後に始まる」というお言葉通り、術後は〈拒絶反応〉と〈感染症〉との闘いでもあります。加藤先生や私たちはいつも両者に気を配りながら投薬量等を微調整して彩花の体調管理に努めていました。1日15種類ほどの薬や点滴の管理、ミルクの濃度・量の調整、人工肛門のケア、自宅でのリハビリなど常に時間を気にしながらの生活でしたが、家族揃って暮らせる幸せを実感でき、周囲からは「大変だね」と言われても私たちは苦労とは思いませんでした。

毎日のように病院通いをしていたので、状態など不安なことがあればすぐに移植オフィスに訪ねて行き、レシピエント・コーディネーターや先生方に相談することができたので大きな心配はありませんでした。

アパートでの暮らしはすべて彩花中心でした。夜眠るときは、彩花の隣に私か夫のどちら

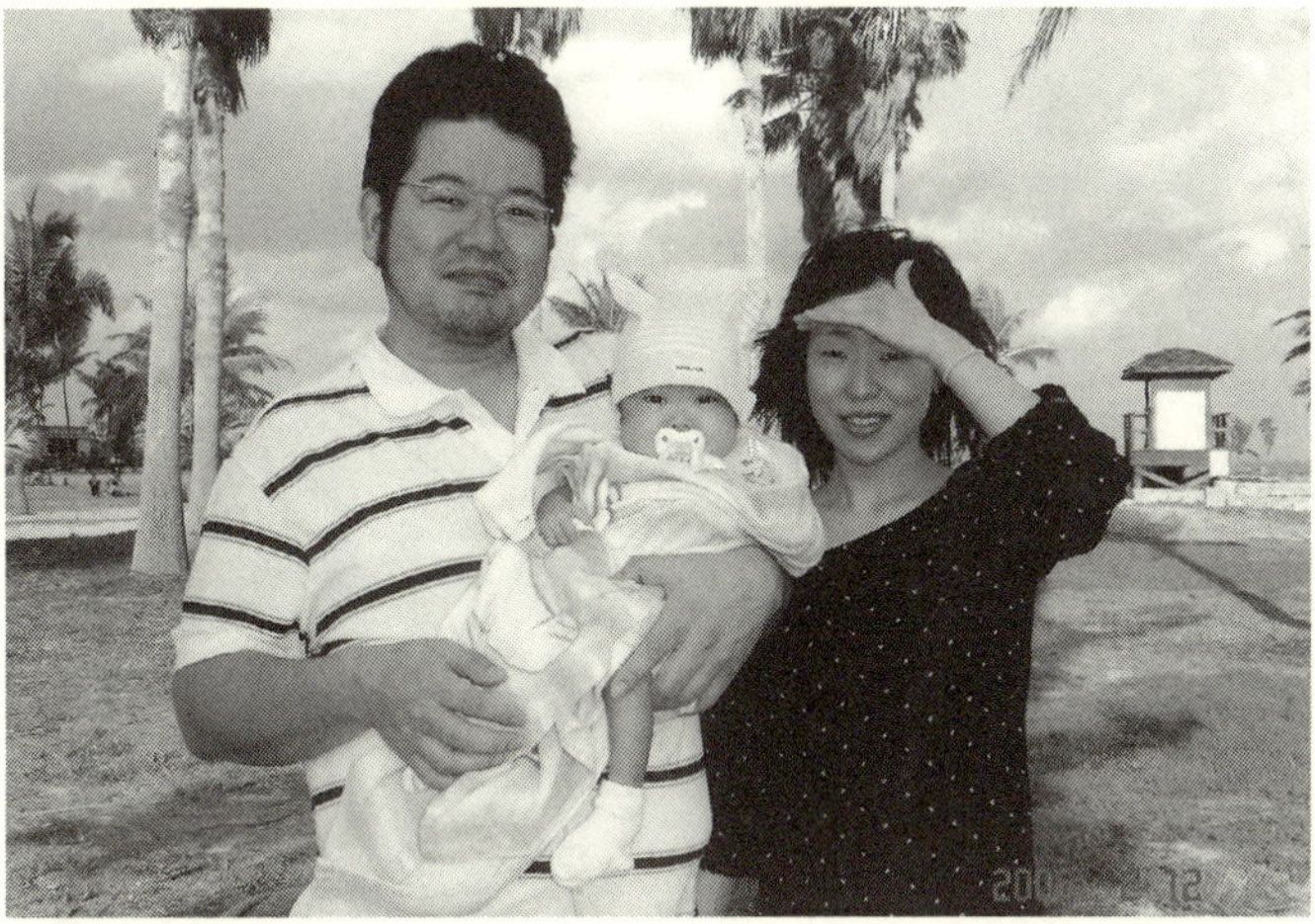

移植後2カ月が経った頃

かが添い寝し、彩花は安心しきった様子でのびのびと大の字になって寝ていました。移植手術後もミルクを上手に飲み、ライスシリアルをお湯で溶かした、いわゆるおもゆのような離乳食も食べてくれました。彩花のすべてが愛おしく、幸せな日々が永遠に続く気さえしていました。

ときどき、発熱やカテーテル感染などで何日か入院することもありましたが、見た目は非常に元気で大きな問題にはなりませんでした。加藤先生は「悪くなった臓器を取り替えると、術後経過が良ければ見違えるほど良くなりますよ」とおっしゃっていましたが、本当に彩花の回復・成長ぶりは周囲を驚かせるものでした。そろそろ帰国の話も出てきそうなくらい順調だったのです。

突然の異変と娘の死

しかし、突如異変が起こりました。彩花は5月13日の深夜に急に高熱を出し、ぐずり始めたのです。体温を計ると40度、いつもと様子が違ったのですぐにERへ連れて行きました。ただちに高熱の原因を調べる検査が行われました。

朝になって一般病室へ移り、拒絶反応かどうかを調べるために小腸内視鏡検査が行われました。見た目では小腸内にそれらしい兆候は見られません。ただ、高熱は強い解熱剤によって下がってはきましたが、唇や爪が紫がかっていてチアノーゼが出ていました。私はそれまでの具合の悪いときとは何かが違うと直感し、ドクターに相談しました。彩花はすぐにPICU（小児集中治療室）に移され、私たちは検査結果が出るのを待っていました。

夕方過ぎには、グラム陰性桿菌《いんせいかんきん》によるカテーテル感染が原因だということがわかり、急遽カテーテルを入れ替えました。彩花の状態も落ち着いてきたようだったので、彩花のことをお願いし、夜11時半ごろ病院を出て、入院の用意と着替えを取りに一度アパートに戻りました。まさかその何時間後かに彩花の心臓が止まるなんて、そのときは想像もしていませんでした。

私は看護師に「何かあったらすぐに電話をしてね。でも、あなたから電話がないことを願うわ」と、自分の携帯番号を伝えて帰ってきたのです。

そして夜中の1時半過ぎ、PICUの看護師から電話がかかってきたのです。私は電話の内容が信じられず、体の震えが止まりませんでした。私たちは慌てて病院へ向かいました。その間も彩花は何度も心停止を繰り返していました。私たちが部屋に入ると彩花は変わり果てた姿で心臓マッサージを受けているところでした。その周りで10人ぐらいのスタッフが必死になり蘇生処置を施していました。そのときの光景はいまでも忘れることができません。

真夜中にもかかわらず私は大きな声で、「彩花、彩花、聞こえる？　ママだよ。一人であっちへ行ったら駄目。パパとママの声のする方においで」と何度も叫び続けました。私たちの声が聞こえたのでしょうか、彩花は心停止を繰り返しながらも何とか私たちのもとに戻ってきてくれたのです。でも彩花は、人工呼吸器や昇圧剤《しょうあつざい》、人工透析《じんこうとうせき》でかろうじて生かされているようでした。

そして5月16日午後1時16分、私たちの腕の中で彩花は静かに息を引き取りました。彩花が死ぬなんて誰も思っていませんでした。1週間後、彩花を荼毘にふし、遺骨と共に日本へ帰国しました。

移植で得られた家族の幸せな時間

いま、私たち夫婦は、彩花の写真を見ながらあの頃を思い出しています。「大橋陽佑くん」をテレビで見なかったら、治療法もなく、ただ日本の病院で死を待つしか術がなかったでしょう。また日本中からご支援・ご協力くださった皆様のお力がなければ、米国へ行き、治療を受けることもできなかったでしょう。

蔭ながら私たち家族を支え続けてくれた「あやかちゃんを救う会」代表戸塚一彰さんをはじめとする友人たちは、彩花に一度も会ったこともなく、写真や映像でしか見たことがありませんでした。それでも、元気になった彩花の無事の帰国を願い、大きな支えとなってくれました。「あやかちゃんを救う会」を立ち上げ、わずか2週間で目標金額を達成することは、並大抵の努力ではありません。全国に大きな支援の輪が広がったのも、友人たちの尽力のお蔭です。ご支援・ご協力くださったすべての皆様に、心より御礼申し上げます。

そしてドナーとなってくれた赤ちゃんとそのご家族の決断がなかったら、彩花は移植手術を受けることなく、力尽きていたことでしょう。彩花は、皆様からの応援と愛情を一身に受け、最期まで頑張り、そして旅立ちました。同時に、多くのことを私たちに教え残していってくれたのです。

彩花が息を引きとるまで、私たちはPICUでずっと彩花の側に付き添い、治療と経過をすべて見せてもらいました。彩花の臓器提供を申し出たのは、医師、スタッフが寝る間を惜しんで彩花のために必死に治療をしてくださり、自分たちの目で彩花の最期を見届けたからです。

残念ながら、全身の感染症のため提供は叶いませんでしたが、今後の移植医療のためにと献体に同意しました。私たちは、彩花の体の一部分でもいいから、誰かの体の中で生きていてほしかった。彩花のドナーのご家族と同じ気持ちだったと思います。

ＰＩＣＵでの治療は、まさに「百聞は一見にしかず」という言葉通り、見せてもらえばどんな言葉の説明よりも理解できるものでした。彩花の最期の3日間は壮絶でしたが、親として何もできなくても、控え室で待つより、彩花の側にいて声をかけ励まし続けることが、私たちにできるたったひとつのことだったように思います。

また、短い期間でしたが、病院以外の場所で家族が寝起きをともにしながら一緒に暮らせたことは、何よりも幸せな時間だったのです。

移植医療は大きな奇跡

私たちは、約半年間の米国滞在の中で、小児移植だけではなく成人の移植についても日本との差を感じずにはいられませんでした。米国では〈移植〉という医療が当たり前に日常的に行われており、ドネーションという"Gift of Life（いのちの贈り物）"が、教育の場や社会の中で定着し、またボランティアも移植医療の中にしっかりと根付いていました。

彩花とともにＯＰＯ（臓器獲得機関）を訪問し、広報や医師、プロキュアメント・コーディネーター（臓器獲得コーディネーター）など、スタッフの仕事も見学させてもらいました。蔭ながら移植医療を支えている方々との交流は、私にとっても素晴らしい経験となり、それまで以上により深く移植医療について考えるきっかけになりました。また、自国でも移植待機者が多い中、5パーセントの外国人枠を設けて国籍を問わず公平に臓器配分を行っている米国に対し、日本では移植への理解が不十分なためにドナーも少なく、法律で守られているはずの大人でさえ救えないのです。

まずは、臓器提供意思表示カードを一人でも多くの方に広め、ご自分の意思表示をしてもらうことから始めていかなければいけないと思います。また、献血もドネーションと解釈するなら、移植をもっと身近に考えることができるかと思います。

この先、一人ひとりの意思表示が、日本の移植医療体制を変えていけると信じています。そしてこの命をつなげる医療が、日本でも当たり前に選択でき、移植でしか助からない患者さんが日本でも助かるようになってほしいのです。一人ひとりが、自分や家族、大切な人の身にも起こりうるかもしれないと、真剣に考えていただきたいのです。病室でただ死を待つのではなく、〝希望〟を持つことができたら、生きる気力につながります。そして、その力は時に大きな奇跡を起こすのですから。

＊＊＊

私たち夫婦にとって娘・彩花を授かったことは何ものにも代えがたい大きな幸せでした。彩花が笑ってくれるだけで私たちの心は癒されていました。そんな最愛の娘を突然失い、これほどまでに悲しく辛い別れがあるのかと、しばらくは何も手に付かず涙にくれる日々が続きました。

臓器提供意思表示カード
あなたの意思表示ありがとうございます。
このカードは常に携帯してください。
「あやかちゃんを救う会」の活動を通して臓器提供意思表示カードの普及を推進しています。
ドナー情報用
全国共通連絡先
0120-22-0149
厚生労働省
(社)日本臓器移植ネットワーク

「あやかちゃんを救う会」作成の「臓器提供意思表示カード」

私自身、彩花の亡くなった２００６年５月16日で時が止まってしまったと感じていましたが、一歩外に出ると季節は移り変わり確実に時は流れていきます。時間をかけながら少しずつ頭と心の中を整理し、今やっと前を向いて歩き出せるようになりました。

　私たち家族は、日本ではレシピエント・ファミリーですが、米国ではドナー・ファミリーとしても登録されています。誰でもレシピエントにもドナーにもなる可能性はあります。彩花の闘病を通して臓器移植医療の有効性を肌で感じた私たちだからこそ、移植医療の現実を伝え続け、この歩みを止めてはいけないと感じています。

「あやかちゃんを救う会」は、私たち家族の意思を反映し、解散時に「〈オリジナル〉臓器提供意思表示カード」を作成してくれました。このカードを一人でも多くの方に知っていただきたく、茨城県内を始め多くの団体、個人の方にお配りさせていただいています。

今こうして私たちが前向きに過ごせているのは、多くの方々に支えていただいたからです。ドナーとそのご家族をはじめ、「あやかちゃんを救う会」を立ち上げてくれた友人たち、救う会の活動に賛同いただきご支援・ご協力いただきましたすべての皆様、本当にありがとうございました。

そして私事ではありますが、２００８年1月に第二子に恵まれ、今は穏やかな毎日を過ごしております。ここに娘が生きていたら……と考えない日はありませんが、私たちの心の中で彩花は永遠に生き続けています。

彩花へ
健康な体に生んであげられなくてごめんね。
彩花の頑張り、彩花の笑顔、ずっと忘れないよ。
姿は見えなくてもいつも一緒にいるからね。
彩花、私たちの子どもとして生まれてきてくれてありがとう。

ドナーに感謝の6年間

三宅　健
神奈川県川崎市　29歳

突然の発症

1993年夏、中学3年生だったそのときを、僕は病を知らずに迎えた。当時の僕にとって、やがて来るべき未来は無限の可能性を内包しており、人生は夢と希望に満たされていた。そんなある日、僕は学校の尿検査で再検査を指示されていたため、近所の小児科を受診することになっていた。何てことはない、きっと検査機関がミスをしたんだ。そう高を括りながらも一抹の不安を抱えつつ、僕は病院に向かった。

その不安は見事に適中した。医師は診察室に入るなり、僕が重度の肝疾患を患っていることを告げたのだ。僕は肝炎を疑われ、その日のうちに都内の病院に緊急入院となった。その夜、隔離された病室の大きな窓ガラス越しに見た夜景をいまでも忘れることができない。美しいのに悲しくて、暖かいのに寒い景色。知らず知らずのうちに涙が頬を伝った。

入院して1週間余り、さまざまな検査を受け続けたが、肝疾患の正体は掴めなかった。その結果、肝臓の専門医がいる大学病院でさらに詳しい検査をしたほうがよいということになり、僕は親戚の紹介を受けて、中国地方にある大学病院に転院することになった。そしてさらに2カ月に及ぶ検査の日々。最終的に医師から告げられた病名は「自己免疫性胆管炎」という、医学書にも載っていない稀有な病気ということだった。

医師は、心配いらないと笑顔で僕に語りかけた。しかしその裏では、両親に悲痛な面持ちで真実を告げている医師の姿があったのだ。「病名は原発性《げんぱつせい》硬化性《こうかせい》胆管炎《たんかんえん》、治療法はありません。すでにかなり進行しているので、残念ですがそれほど永くは生きられないでしょう」。

結局、そのときの僕は、どこかはっきりとしない医師の説明に、あえて反論する気力もなく、心の片隅に拭い切れないわだかまりを残したまま、元の生活に戻ることになった。

本当の病名を知って

僕が本当の病名を知ることになったのは、病気の発見からおよそ1年後の、高校1年生のとき。舞台となったのは1年前に肝疾患を発見された病院だった。そのとき、医師は病状の説明をしてくれていたのだが、その言葉の中に、それまで聞いたことがない病気の名前があったのだ。「原発性硬化性胆管炎」。僕は耳を疑った。そのような病名は、そのときまで医師から一度たりとも聞かされたことがなかったからだ。反射的に僕は医師に尋ねた。「何ですか、その病気は？　僕の病気は自己免疫性胆管炎じゃないんですか？」。途端に、医師の表情がにわかに曇った。傍らにいた母の顔を見ると、蒼白な顔色をしている。さすがに鈍感な僕でも気が付いた。真実を隠されていたことに。

それから僕は、真っ直ぐ小田原の自宅には戻らず、東京の大型書店にひとりで向かった。自分を冒している病の正体を知るためだ。書店で分厚い医学書を広げるときには、どうしようもなく手が震えた。このまま知らないほうが幸せかもしれない。でも僕は、どうしても真実を知りたかった。意を決した僕は何冊もの医学書を閲覧した。しかし内容はどれも絶望的なものだった。僕は放心状態の中、心の内で幾度も叫んだ。「死んでしまう、僕は死んでしまう」。

自分を冒しているものの正体を知った僕は、それからしばらくの間、無気力な日々を過ごした。何をして良いのかわからなかった。学者になる夢も、いまや無意味に思えた。僕は毎日、学校が終わると自宅の近くの河川敷に寄り道をして何を考えるでもなく、ただ空を眺めて日が暮れるのを待っていた。生きていることが辛かった。こんな日々が続くなら死んだほうがましだと思った。

しかしそんなことを思うたび、いつもの何気ない景色が、暗く打ち沈んだ僕の気持ちを圧倒するのだった。人生を諦めるには、この世界はあまりにも美しすぎる。やがて僕は立ち直った。たとえ道半ばで倒れることになろうとも、諦めずに夢を追い続けようと決心した。

決断できなかった大学時代

高校卒業後、1年間の浪人生活を経て、僕は大学生になった。病気は緩やかに進行していたが、さりとて日常生活に支障が生じるほどではなかった。大学受験を控えた高校のときとは異なり、これからは好きな学問に思う存分打ち込める。そのことに僕は胸をときめかせた。大学生活の1年目は、その意味で概ね僕の期待通りのものとなった。

しかし、すべてがうまくいっていたわけでもなかった。1年目の半ばから、肝機能が大きく下がりだした。黄疸の数値が上昇し、それまで経験したことのない倦怠感が生じた。2年目になっても、肝機能は落ち着かず、緩やかながら着実に悪化の一途を辿った。体が押し潰されそうなほどの倦怠感、息をすることすら疲れ、苦しい。急激に体調が悪化していくことに、僕は不安を覚えた。

夏休みも近くなった頃に、両親の勧めもあって、僕は都内の移植外科医に話を聞きに行くことになった。当初僕は、移植なんか必要ない、馬鹿なこと言わないでくれと突っぱねたが、両親曰く、将来的に必要になるかもしれないからということで、渋々行くことを了承した。急患が入ったということで、予約の時間から1時間以上遅れてきた医師は、僕が渡した血液検査のデータをしばらく眺めた後に、次のように言った。「すぐに移植が必要だ。余命は半年、大学卒業まではとても保たない」。

僕は愕然として、何と言い返してよいかわからなかった。そんな僕の気持ちを知ってか知らずか、医師はオーストラリアならすぐにでも受け入れてくれる施設があるからと、受入れの申込みの電話をかけようとした。僕は急いでそれを制止すると、両親とも相談しないといけないからと言って、足早に診察室を後にした。

その話を聞いた両親はすっかり狼狽し、原発性硬化性胆管炎の専門家の意見を伺いに、あちこちの病院への行脚を繰り返した。しかし、どこに行っても返ってくる返事は同じだった。「根本的な治療法はありません。それに息子さんはすでに肝硬変《かんこうへん》の末期です」。毎回、両親から同様の報告を聞かされた僕は、「なるほど、治療法はありませんというだけで専門家を名乗れるなら、僕も立派な専門家だな」と皮肉交じりに言った。

大学3年生のときには日本の臓器移植ネットワークに登録し、事実上脳死移植を受けるための待機が始まった。しかし2000年当時、日本で脳死移植を受けられるのは1億円の宝くじに当たる程度の可能性しかないといわれていたので、とくに「移植だ、移植だ」と緊張を強いられたわけではなかった。また、日本では肝臓移植が必要とされる患者は、通常家族からの提供などにより、生体部分肝移植を受けることがまず考慮されるのだが、僕の場合、家族とは血液型が合わず、不適合となった。

結果的に、僕がこの先未来を見るためには、どうしても脳死肝移植を受けることが不可欠となった。そしていくら日本で待っていてもそれを受けられる可能性はほぼ皆無である以上、残された選択肢は渡航移植しかなかった。

しかし、だからといって、当時の僕には大学生活を中途で投げ出して、移植を受けるために海外に行く勇気がなかった。両親は国際移植者支援組織のトリオ・ジャパンの事務所に伺い、さまざまな助言をいただき、日米合わせて2度の肝臓移植を乗り越えられて、当時トリオ・ジャパンでファミリー・コーディネーターをしておられた若林正さんを紹介していただいた。

僕は両親や主治医から、若林さんとすぐに連絡を取るように言われたが、頑として取ろうとはしなかった。連絡を取ったら渡航移植への話がとんとん拍子に進んでしまうかもしれない。そうしたら大学も休学だ。僕はいまある日常が一本の電話で、すっかり変わってしまうことを恐れた。現実から逃げている自分を忘れようと、大学の友人や後輩たちと遊び暮らしたりもした。煙草を吸い、肝臓が悪いのに酒を飲んだりもした。しかし、それで忘れられるはずもなかった。

入退院を繰り返し、自宅にいても毎日、胆管炎の痛みと倦怠感に苦しみ続け、たびたび深夜の病院に駆け込んだ。どうしてよいかわからなかった。そして大学生活も、やがて混沌とともに終わりを告げた。

夢を諦めないために移植を受ける

大学を卒業して間もない頃、僕は重度の急性胆管炎にかかり、都内の病院に緊急入院した。

すぐにＥＲＣＰ（内視鏡的逆行性胆管膵管造影）という、胃カメラの親分みたいな検査とともに、適切な処置がなされた。

しかし、問題は症状の程度ではなかった。ある日の晩、主治医が一人で病室にやって来た。僕は嫌な予感がした。主治医が一人で話をしに来たときは、決まってろくなことを言われたためしがない。そのときもそうだった。

医師は、検査の際に採取した胆管の組織に、悪性にきわめて近い部位があったと告げた。そして、移植を受けるかどうかを考える時間はもう残されていないと言った。「死ぬことを選ぶのなら、苦しむことがないように全力を尽くすよ、でもそれじゃあもったいないと思うよ、まだ若いんだから」。医師の言いようは、温かいものだった。本当に親身になって僕のことを心配してくれているのだとわかった。そのとき、僕は海外に渡って、移植を受ける決意をした。

それから僕は、退院の日にトリオ・ジャパンの若林さんと会い、移植を受ける施設としてマイアミ大学を紹介してもらえることになった。程なくして、マイアミ大学から受入れの許可が下りた。大学院にも合格し、万事うまくいけば、翌年の4月には大学院に入学することができることになった。大学時代の後半は暗闇の中を歩いているようだったが、ここに来て突然湧き起こった微かな希望の光に未来を照らし出されて、僕はマイアミに旅立っていった。

マイアミに着いた翌日、僕の主治医として執刀してくださる日本人医師の診察を受けた。「どうして移植を受けたいと思ったの」と聞かれたので、僕は「夢を諦めないために」と答えた。

その後で内科医の診察も受けた。医師は簡単な診察を済ませた後で、「大丈夫、移植を受けたらすぐに元気になるよ」と言った。僕は嬉しかった。「元気になるよ」と言われたのは病気が見つかって以来、初めてのことだったから。

その日以降は、病院から僕に適合するドナーが現れたことを知らせる電話がかかってくるのを、ひたすら待つ日々が続いた。それほど病院から離れた場所に行かなければ、観光に行ってもよいと言われていたが、さすがに移植を受けなければならないほどの体調なので、遠出はしたくてもできなかった。

日本の場合と違い、今回は本当にいつ呼ばれてもおかしくないため、常に極度の緊張状態を強いられることとなった。渡米から1週間が過ぎた頃には、すっかり待ちくたびれて無気力感に襲われてしまった。何年も待つ場合もありうると言われていたが、正直、僕には耐えられそうになかった。

そして忘れもしない、待機が始まってからおよそ1カ月後の早朝、2002年10月18日、通訳などでお世話になっている方から電話がかかってきた。呼ばれたのだ。思っていたよりもずっと早かった。母はすっかり狼狽して、「早すぎよ、早すぎよ」と言って泣き出していた。僕は母に言った。

「何のためにここまで来たんだ。観光に来たわけじゃないだろう。移植を受けるために来たんだ。そして今日、こうしてその日がきた。

今回ドナーとなった人とその家族は、臓器を受け取った人を悲しませるために善意を見せたわけじゃない。自分の臓器を受け取った人が健康を取り戻し、そのことによって彼とその家族が再び笑顔を取り戻すことができるように善意を見せたんだろ。それなのにそうしてメソメソと悲しむのは、彼らに対して失礼だ」

そう強く言い終えると、母は泣き止んだ。僕は手短に入院の準備を済ませると、急いで病院に向かった。

手術はその日の夕刻に始まり、深夜に終わった。翌朝ＩＣＵにいる僕のもとに母が主治医とともに会いに来た。いまだ体中に多くの点滴類が装着され、しゃべることもできない僕を見た母は嗚咽し、「よく頑張ったわねぇ」と顔をクシャクシャにしながらも笑顔を見せた。何か書くようにと手元にペンと紙を渡された僕は、ゆっくりと生きていることを確認するように「こんな辛いことは、二度とご免だよ」と書き綴った。にわかに周囲に笑いの声が上がった。終わった、終わったんだ。移植手術を無事終えた安堵の気持ちが込み上げてきた。

米国の手術後のリハビリは早い。肝臓移植を受けた翌日には、早くも歩行訓練が開始された。その日の検査で大丈夫ということになったら、もう一般病棟に移動だ。体に装着されていたたくさんの点滴類も除かれて、洗面所にもひとりで歩いていくことになった。出てくる食事はパンやチキン、サラダと、まったくもって普通食だ。どうやら欧米には重湯やお粥などといった料理はないようである。

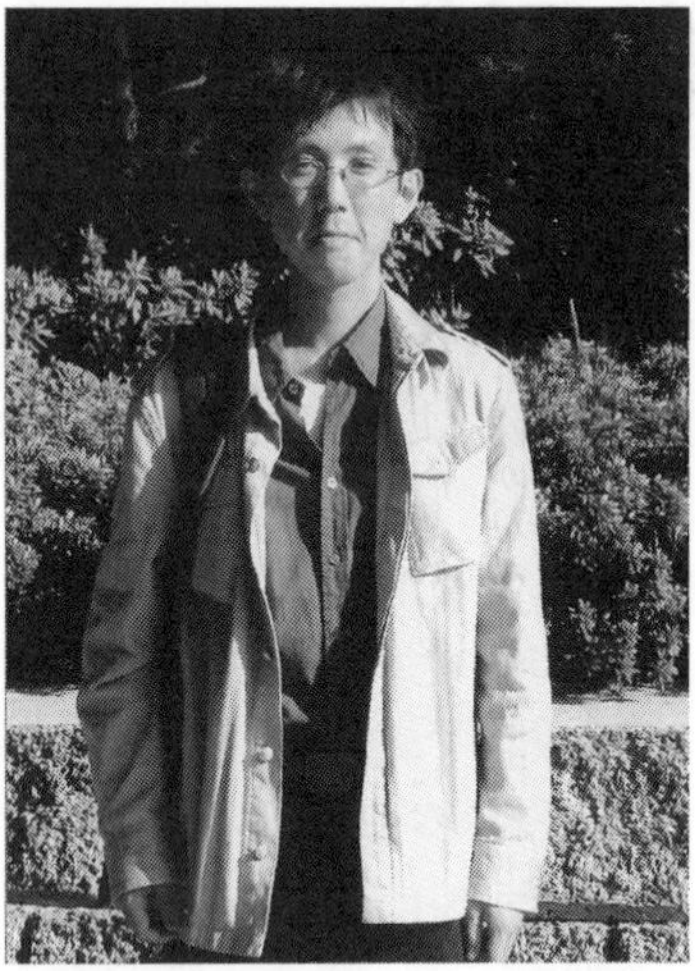
慶応義塾大学日吉キャンパスにて

日本においては通常消毒をしたうえに、包帯で幾重にも覆われているはずの手術の傷痕だが、米国ではそれを覆うものは手術直後から何もなかった。一日一回イソジンを塗るだけである。医師がイソジンを塗る間、僕が手術の傷を見るのが怖くてギュっと目をつぶっていると、「こらっ、ちゃんと見なさい。この傷は貴方のものなんだから」とたしなめられた。

おっかない女の先生だったので、仕方なしに片目でチラリと傷を見た。「ベンツマーク」と言われる肝臓移植特有の腹部全域に及ぶ巨大な傷痕がそこにはあった。僕は両目を開けて、改めてその傷痕を見た。そのとき、僕の目に映ったのは醜い切り傷などではなく、ドナーの善意の象徴、僕が生きていることの証であった。

僕は思った。この傷を見るたび、僕は思い出すだろう。何によって僕は救われ、何によって僕はいま、生きることができるのかを。この傷は愛の結実、人の善意の限りない証明である。これからの僕の人生はドナーと二人三脚なのだ。

それから僕は点滴台で身を支えながら、ゆっくりと起き上がった。廊下に出ると、久しぶりに見たような明るい世界が目に飛び込んできた。人々のざわめきが聞こえる。嗚呼、僕は再びこの世界に身を置けるのだ。夢に挑戦することができるのだ。僕は静かに廊下を歩き出した。すれ違うたび、看護師や医師が「頑張れ、ケン」、「元気になってよかったなぁ」、「凄いじゃないか」などと、励ましの声をかけてくれた。それまでの10年に及ぶ過酷な日々が頭の中を思い巡った。目頭が熱くなって涙が溢れた。

ドナーへ感謝、そして未来へ

天国にいる僕のドナー。心に響くこの喜びの鐘の音が貴方にも聞こえるだろうか。貴方の善意によって僕はいまを生きることができる。ありがとう。

その後、僕は渡米の翌年に慶応義塾大学の大学院修士課程に入学。２００８年10月現在、同大学院博士課程の学生として移植から6年目の冬を迎えようとしている。今もドナーへの感謝を思わない日はない。

縄文杉登山に思う

渡辺　直道・環
東京都大田区　直道64歳・環58歳

縄文杉

２００８年10月7日、かねてからの念願であった縄文杉登山を果たすことができました。午前6時に登山口を出発し、登山口に戻ったのが午後5時で、山と言えば高尾山ぐらいしか登ったことのない私たちにとって、大変過酷なものでした。

雨がシトシト降る中、悪戦苦闘の末、最後の急激な坂を、息を切らせて登ると、突然縄文杉が目に飛び込んできました。それは、まさしく神々しいとしか言いようのない姿で存在していました。圧倒されました。そして私は、今この場に夫婦２人で立って、こうして縄文杉を眺めている幸せを噛みしめました。

4年ぐらい前から、週に3回から4回、1回につき1万歩ぐらいのウォーキングを始めたこともあって、多少の自信はありましたが、縄文杉登山のために、半年前からエアロバイクを1日30分、負荷レベルを徐々に上げて漕ぐなどの準備をしました。

当日、往路約5時間半をかけて縄文杉にたどり着いたときは、やっと縄文杉に会えたという喜びが湧いてきました。しかし、復路は果てしなく長く感じられ、無事登山口に戻ってきたときの達成感は今までにないものでした。（環）

縄文杉を眺めながら、脳裏に13年前の1995年3月14日、新宿石川病院の一室での光景が鮮明に蘇ってきました。

担当医が、私と義母に向かって、深刻な表情で告げた言葉に、私は茫然としました。

「奥さまは、肝性脳症による昏睡状態に陥っています。今夜が峠です。もしもの場合、延命治療を希望しますか？」

「延命治療はしなくても良いです」と応える私の声が、別の人が言っているかのように耳に響いていました。テレビドラマの一場面に自分が入ってしまったような、非現実的な感覚だったことを覚えています。おそらく、目の前の現実を受け入れたくなかったのだと思います。

その頃の私の状態は、常に腹水がたまるので、アルブミンを点滴しながら、利尿剤を飲んでいました。それに、便秘をしないように緩下剤を飲んでいたため、常に点滴棒を持って頻繁にトイレ通いをしていました。また、ビリルビン値が高いため、肌の色が黄色く、いつも身体を掻きむしっていました。それと、血小板《けっしょうばん》が少ないため、血が止まりにくく、歯を磨くと口中血だらけになりました。

その当時の私の外見は、60キロ以上あった体重が48キロまで落ち、腹水によりお腹は妊婦のように膨らんでいました。入浴の手伝いをした母が、お尻の肉がそげ落ちて、まるで80歳の老婆のようだと嘆いていました。そして、白血球が少なく、風邪をひきやすい状態でした。前述の肝性脳症による危篤は、風邪をひいて体調を崩したことが引き金になったのです。（環）

一本の電話――ドイツへの道のり

幸いにも次の日から、妻の環は回復に向かいました。3日後、病床で通信販売のネックレスを注文する環の姿がありました。10日後、主治医である東京女子医科大学病院の寺岡慧先生から「いつオーストラリアでの渡航移植が決まっても良いように、パスポートを用意しておきなさい。ネバーギブアップです」と指示されました。

この言葉は、私たちの大きな希望となりました。今にして思えば、このときから、この手強い病気に対する私たちの反撃が始まったのでした。

肝がんとの闘い

その前年の10月、環はオーストラリアの病院での肝臓移植を目指して、東京女子医大に入院しました。当時、オーストラリアではがん患者の移植に消極的であったため、寺岡先生から、「がんを叩かないと、オーストラリアの病院は受け入れてくれない」と言われました。

そこから、苦しい肝がんとの闘いが始まりました。太腿の付け根から、肝臓まで管を通して、直接抗がん剤を肝臓に注入する治療が始まったのです。そして、師走には退院し、新年を自宅で迎えることができました。

しかし、新しい年1995年は、環の運命を予感させるかのような波乱に満ちた年となりました。1月17日に神戸・淡路大地震が発生し、また3月20日には地下鉄サリン事件が起きました。環は、年明けから連日抗がん剤の副作用と思われる高熱が出るようになりました。

そして遂に2月初め、東京女子医大の関連病院である新宿石川病院への入院を余儀なくされたのでした。

入院したとき私は、寺岡先生に呼ばれ、「これだけ熱が下がらないのは、一応がん性腹膜炎を疑ってみる必要があります」と告げられました。がん性腹膜炎であれば肝臓移植への道は断たれます。死の宣告と同じ意味を持っていました。

基本的には、私は病状について環にすべて話すことにしていましたが、この時ばかりは、そのように告げられたことを話すことができませんでした。本当に致命的な病状になったとき、告知するというのはとても難しいものだと実感しました。

幸いにも検査の結果がん性腹膜炎ではないことが判りました。

新宿石川病院に通う道すがら、一本の桜の木があります。危篤状態を脱した3月下旬、桜が満開になりました。そのとき、「来年環は桜を見ることができるのだろうか」と切ない気持ちが込み上げてきました。今でも満開の桜を見ると、切なくなります。

ドイツへの渡航

その後、6月ごろ、がん患者受け入れに慎重だったオーストラリアの病院から受入れ拒絶の返事が来ました。

その時は、楽天的な環も、さすがにガックリと気落ちして、傍の私は慰めの言葉をかけることもできませんでした。無理もありません。肝臓移植への希望だけが、辛い闘病生活を支えてきたのですから。

しかし、その後奇跡的としか言いようのない好運に恵まれ、再び移植への扉が開かれることとなります。

トリオ・ジャパンの副会長（当時）の石井直志さんは、原疾患がB型肝炎の患者で、フランスで肝臓移植を受けていました。石井さんは、同じく原疾患がB型肝炎で、ドイツで肝臓移植を受けた神戸の磯田省三さんから連絡をいただきました。磯田さんは、同じ原疾患がB型肝炎の移植者ということで、見ず知らずの石井さんに連絡したのでした。

磯田さんは大阪大学の門田守人先生が、ルドルフヒルヨウベルリン自由大学（当時）ヴィルヒョークリニックのノイハウス先生に送った患者さんでした。そして、運の良いことに、門田先生の下で働いていたのが、トリオ・ジャパンの生みの親である北嘉昭先生だったのです。

早速、トリオ・ジャパンの依頼により北先生は、北里大学病院から出向しノイハウス先生の下で勤務していた阿曾和哲先生に連絡を入れました。ドイツでがん患者である環を受け入れていただける可能性を打診したところ、良い感触を得たので、門田先生が寺岡先生をノイハウス先生に紹介する形をとり、正式に寺岡先生からノイハウス先生に環と阿見大二さん（同じ寺岡先生の患者でC型肝炎から肝硬変《かんこうへん》）の受入れを要請しました。偶然にも、寺岡先生と門田先生は高校の同級生でした。

結果的には、磯田さんが石井さんに入れた一本の電話が、環と阿見さんの命を救ったことになります。

ドイツで肝臓移植を受ける話が進行している最中、神戸の磯田さん夫妻が上京し、私たちに会ってくださることになりました。夜10時に待ち合わせ場所の六本木交差点にある喫茶店「アマンド」にタクシーで行くと、磯田夫妻がすでに到着していました。磯田さんはスリムですが、とても健康そうな肌の色をしており、美人の奥様と2人でドイツの話を色々教えてくださいました。

話の内容もさることながら、普通の人と何ら変わるところがない健康そうな磯田さんを見て、いまだドイツでの受入れが決まっていなかった私たちは、羨ましい気持が湧く一方、何としてもドイツに行きたいと強く願いました。

そして遂に、7月17日、待望のドイツから受入れ承諾の返事をいただきました。もっとも受け入れには条件が付いていました。もしお腹を開けて胆管にがんが転移していたら、その時点でお腹を閉じるというものでした。

しかし、楽天的な私たちは天にも昇るような嬉しい気持ちになり肝臓移植を受けて元気になれると信じて疑いませんでした。

7月27日、希望に胸をふくらませ、ドイツに渡航しました。

ウイ・ウィル・スーン・トライ

ベルリンのテーゲル空港には、阿曾先生が迎えにきてくださっていました。ドイツ人に引けを取らない堂々とした体格の先生でした。阿曾先生は環と阿見さんが来ることになり、夏休みを取らないで待っていてくださったのです。

空港から病院に直行し、環はそのまま入院することになりました。個室に入ると間もなく、若い看護婦さんが、阿曾先生から習いおぼえた日本語で「お通じありますか」と笑いながら聞いてきました。この一言で私たちは爆笑し、気持ちが和みました。

8月2日、休暇中だったノイハウス先生が病室に来て、「ウイ・ウィル・スーン・トライ」とおっしゃってくださいました。私は、ノイハウス先生と握手したとき、先生の背中から後光が差しているように感じました。

そして遂に、8月16日、環は肝移植手術を受けました。奇しくもこの日は環の45回目の誕生日でした。

手術室に入ってから2時間経っても、手術中止の連絡はなかったので、胆管にがんは転移しておらず、無事肝移植手術は続行されたとの確信を得て安堵しました。結局、6時間という短時間で終わる順調な手術でした。

手術当日は、日本で今まで心配してくれた家族や応援してくれている友人たちに、「これから手術室に入るけど、応援してね」という連絡を、娘を通して入れてもらいました。

手術が終わって、気が付くとすぐに阿曾先生から、「枕元の電話から家の人に掛けてごらん」と言われ、母に電話しました。まだ麻酔からさめたばかりで、声がかすれていましたが、「手術が無事に済んだよ」と言ったら、電話の向こうでビックリした声で「えー、もう電話がかけられるの」と驚いて、とても喜んでくれました。

術後は色々戸惑うことばかりでした。ドイツの病院では、日本の看護婦さんと違い、何から何まで面倒を見てくれるわけではないので、術後間もなくから自分でイソジンを滅菌水でうめ

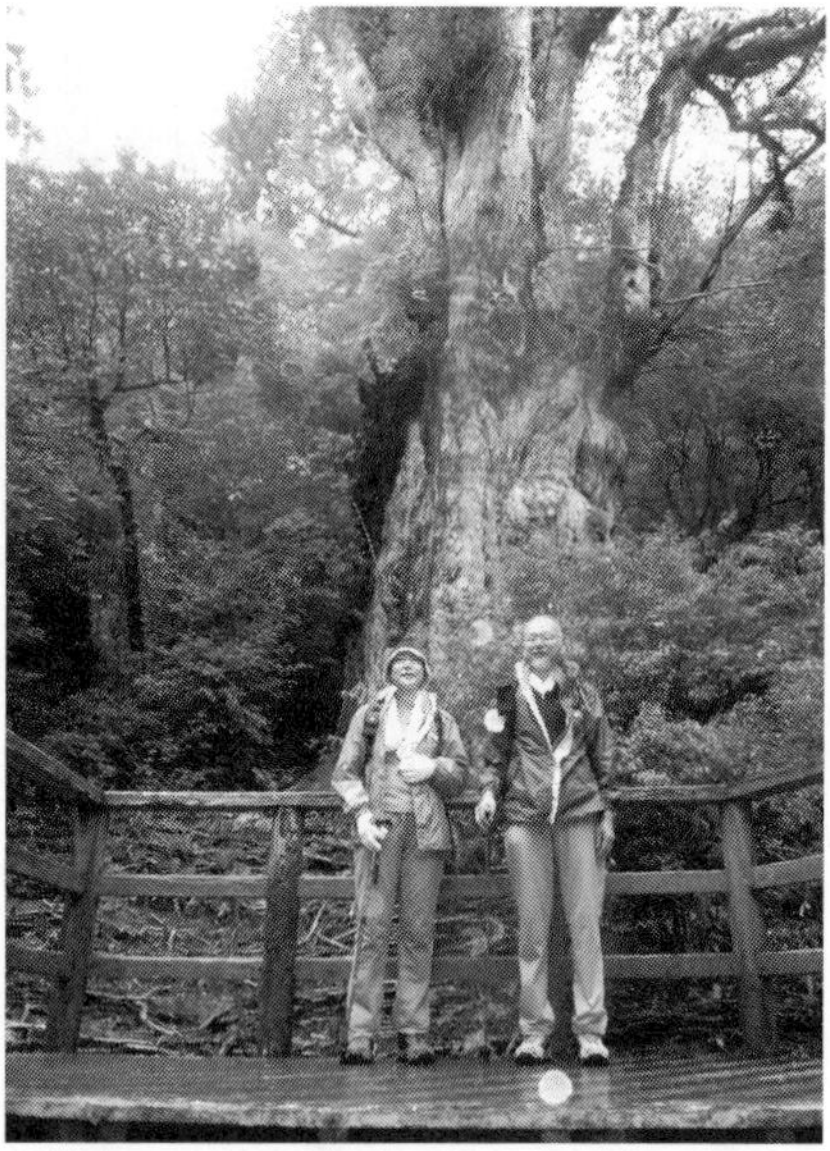
縄文杉にて

たもので自分の身体を拭きました。

　病院食は日本以上にまずく、ドイツ語の読めない私は、同室のドイツ人の奥さんが食べている白い柔らかそうなパンが食べたくても、それを頼むことができないため、いつも我慢して黒く固いパンを食べなくてはなりませんでした。

　移植後は大量の免疫抑制剤を飲まなければなりませんが、病院に備え付けの飲料水はすべて炭酸入りなので、毎日夫に普通の水を買ってきてもらいました。

　毎日ドイツ語しか聞こえてこないことによるストレスがたまる中、一日も欠かさずに阿曾先生が病室を訪ねてくれ、時々奥さまがお稲荷さんを差し入れてくれたことが、精神的に大きな救いとなりました。

　ドイツの病院でのリハビリは、驚くべきものでした。翌日から、ベッドに座り、3日目には部屋の中を歩かされ、4日目にはダンベル運動をしたり、廊下を歩いたりと、日本とは違って、寝たきりで静養するということがありませんでした。１週間後には病院の庭を１キロ以上毎日歩いていました。

そして、９月10日頃に退院しました。拒絶反応も全く起きず、術後の経過は病棟の中で一番と言われるほど順調でした。（環）

ドナーとその家族への恩返し

脳死肝移植は、患者である環の命を救ったばかりでなく、私たち家族の家庭崩壊の危機をも救いました。

寺岡先生、阿曾先生やノイハウス先生などの医療スタッフに対して、感謝しています。また、これまで支えてくれた多数の友人、知人に対して感謝しています。

しかし何と言っても、環に命を与えてくださったドナーの方とご家族に対しては言葉で表現できないほど感謝しています。

ドナーの方とご家族に対する最大の恩返しは、環が幸せに日々生きていくことに尽きると思っています。そういう意味で、肝移植手術からこれまでの13年余りは、環にとって家庭内の問題で悩んだときもありましたが、ドナーの方に恩返しができているのではないかと自己採点しています。今回の縄文杉登山はそのことを象徴しているように思えます。

私は、今生かされているありがたさを実感しながら、縄文杉を眺めていました。

1995年8月16日の肝移植手術がなければ、私の一生はそこで終っていました。肝移植手術を受けることができたのは、家族はもちろんのこと、多くの友人たちが、私のことを支えてくれたお陰と思っています。

そして、何よりも私に「命の贈り物」をしてくださったドナーの方とご家族には感謝しても感謝しきれません。

私はドナーの方と一緒にこの13年余りを生きてきたし、これからも一緒に生きていきます。そういう意味で私は、ドナーの方と一心同体となっていることを実感しています。そして、これからも一緒に元気でいることが、その方への最大の恩返しだと思うのです。（環）

貴重な9年間

東京都中野区　65歳
若林　滋

肝臓移植者の父として

息子の正は1996年、25歳のときに母親から生体部分肝移植（以下、生体肝移植）を受け、その2年後、27歳で米国において脳死肝移植を受けました。

生体肝移植から9年強、米国での脳死肝移植から7年弱の2005年3月、正は永眠いたしました。享年34歳でした。

移植後の9年間は貴重な時間でした。この貴重な時間を与えてくださった米国のドナーの方、そのご家族の皆様、正に関わっていただいたすべての皆様に感謝いたします。

本当にありがとうございました。

息子の闘病と移植の決断

正の一生は病気といつも向き合っての生活でした。4歳で川崎病にかかり、中学生では盲腸などの疑いで3回の入院、このとき何か漠然とした不安を持ったのを思い出します。

高校に入り通学を始めましたが、高校へ向かう途中にある坂を上るのが辛いと訴えたことがきっかけで近所のクリニックを受診しました。そのクリニックでは貧血と診断され鉄剤《てつざい》を処方されましたが、そのうちに吐血をしてしまったのです。

吐血後に千葉労災病院を受診しました。しかしそこでは一過性のものと言われ、何の処置もせず帰されてしまいました。そうするうちに再び吐血をし、休日当番医の小児科医で診てもらったところ、触診で脾臓《ひぞう》が腫れていることがわかり、すぐに帝京大学医学部附属市原病院（現・帝京大学ちば総合医療センター）へ行きなさいと紹介状を書いてくださいました。

市原病院では休日にもかかわらず担当の上東洋一先生がレントゲン、内視鏡等の検査を行ってくださり即入院となりました。内科で確定した診断名は「特発性門脈圧亢進症《とくはつせいもんみゃくあつこうしんしょう》」です。その後も吐血を繰り返し、内科では処置のしようがないということで消化器外科に回され、そこで脾摘《ひてき》・食道離断術《しょくどうりだんじゅつ》を受けることになりました。これは吐血の対症療法です。

入院期間は4カ月に及びました。大変な手術でしたが、周りの患者やスタッフの方がよくしてくださり、正もいろいろと刺激を受け、明るく過ごせていたようです。

高校時代の友人も頻繁に訪れてくれました。学校は半年近く休むことになりましたが、その間、授業のレポートを送ってくれていたようです。正は親から見ても羨ましいくらい友だちが多いほうでした。また、主治医がたまたま正の高校の先輩だったこともあり、診療の合間にしばしば勉強を教えてくださいました。

なんとか留年することなく高校を卒業し、東京大学教養学部理科二類に進学した正は、大学生になってからも、吐血、下血で入退院を繰り返しました。出血傾向のため四肢内出血《ししないしゅっけつ》のほか、24歳のときには肝性脳症による3日間の深昏睡《しんこんすい》も経験しました。この3日間の深昏睡が生体肝移植を受ける転機となりました。

それまでも正は、生体部分肝移植が世間で行われていることは知っていましたが、具体的に医師から提示されることはありませんでしたし、本人もまさか自分が当事者であるとは思ってもいませんでした。彼がある雑誌に寄せた記録には、「人の臓器をもらってまで、人を傷つけてまで生きたくはないし、お金もかかるし、私にはそうした価値がない」と、この頃の生体肝移植に対する思いを書き綴っています。

しかし、瀕死の状態となって初めて生体肝移植という選択肢を提示され、その直後に3日間の深昏睡となった正は、何とか意識を回復したものの腹水に悩まされ、絶食が続き、身体に力が入らず、肝臓病の末期の厳しさを身をもって体験しました。

心身ともに相当追い詰められたからでしょう、正は続きをこう記しています。「これにより、少し前までは自分が移植を受けるかどうか半信半疑で、まるで他人事のようであったのに、一日も早く移植を受けたほうがよいと考えるようになった」。そして、「自分は何と利己的で弱いのだろうかと思った」とも……。

しかし、実際はこのような心情を家族に話すこともなく、正は生体肝移植をすると決意したときにはすでに、手術に至るすべての段取りを自分で把握していたようです。私たちはといえば、正が決めたレールの上にただ乗っているという感覚でした。

適合性から、家内が肝臓を提供することになりました。手術は30時間にも及びました。東大病院では1例目の生体肝移植だったため、移植日が決まるまでに紆余曲折がありました。生体肝移植後、サイトメガロウイルス（CMV）感染による消化管出血のため結腸切除、イレウス解除術などを余儀なくされました。

生体肝移植後2年目になって原疾患（原発性硬化性胆管炎）がようやく判明しましたが、その再発による発熱、ビリルビン値上昇、高度の骨《こつ》粗《そ》鬆症《しょうしょう》、胆汁の滞留と、次々に病気が襲い、よく自暴自棄にならず向き合ってくれたと思います。

しかしその傍ら、正は病を押して、生体肝移植後に関わったトリオ・ジャパンの活動や、金沢大学や信州大学の非常勤講師を引き受け、講演のため各地を飛び回る生活を続けました。外でエネルギーを使ってしまうため、家では寝ていることがほとんどでしたが、きっと正には移植の体験者として伝えたいことが多くあったのだと思います。

再移植――渡米へ

生体肝移植から2年後の1997年12月頃から急激に肝臓の状態が悪化し、1998年2月中旬に、正は原疾患の再発により再移植が必要と言い渡されました。

トリオ・ジャパンの荒波さんが「一刻も早いほうがいい」と促してくださったこともあり、それから脳死肝移植を行うため渡米するまで、一足飛びで事が運びました。

生体肝移植のときはあれこれ逡巡した正も、脳死肝移植に関しては躊躇することなく受け入れていたようでした。これはあくまでも私の主観ですが、生体肝移植のときは正自身、諦めというか、「天命」と受け入れていたのだと思います。自宅で、きれいなお風呂とトイレがあって、それで静かに最期を迎えられればいいというような想いを、どこかで抱いていたのではないかと思うのです。

正は結論に至る過程を家族に打ち明けることはあまりなかったので、真実はよくわかりません。ただ医師から逐一情報を得ていた正は、家族の誰よりも常に自分の病状を理解していたので、いま脳死肝移植を受けなければどうなってしまうのか、自分なりに判断がついていたことは確かです。

海外渡航移植には多大な費用がかかります。正は自分で募金の企画から影のプロモートまで行っていました。私と家内は一切募金活動に関わることはありませんでした。募金代表者は、橋本剛さん（高校の友人）、岩田一正さん（大学の友人）、荒波さんに正からお願いしたようです。

正は高校、大学とオーケストラに入っていました。オーケストラの仲間やクラスメートが真剣に募金活動に取り組んでくださり、約１カ月で目標金額を達成しました。正は素晴らしい友人に囲まれていたのだと実感します。

こうして１９９８年４月11日、東大病院第２外科（当時）の北嘉昭先生に付き添っていただき正と家内と私は、脳死肝移植のため渡米したのでした。

思い出深いマイアミの街

受入れ先のマイアミ大学病院では、これまでにも日本人を何人か受け入れており、正で３人目と伺っていました。当初の予定では１カ月で手術を受けられると言われていましたが、結果として２カ月待ったことになります。

脳死肝移植を待っている間、正は体がとても痒いらしく、そのためになかなか寝付けない状態が続きました。顔色も真っ黄色で、相当調子が悪いということが見た目にもわかりました。

待機中の生活にも難儀をしました。最初の10日間は別の病院に併設された家族用の宿泊施設に滞在したのですが、キッチンがないため仕方なく外食で済ませるものの、独特の香辛料を使っているようでまったく口に合いません。その後はコンドミニアムを借りることができたので、食材を調達し、家内が料理を作りました。とはいえ買出しも大変で、家内と２人で見知らぬ土地をバスやタクシーで走り回ったものです。
しかし、地域柄治安はそれほど良くないと聞いていましたが、黒人の方ばかりのバス内でも、席が空いていれば声をかけてくれますし、乳母車を持っている人が乗ろうとすると、乗っている方がわざわざ降りて手伝ってあげていました。優しさというか、他人への関わり方にも温かみを感じ、われわれが危険な目に遭遇するということは一度もありませんでした。待機している間は今かいまかと焦らずにはいられませんでしたが、コンドミニアムからはマイアミの海が見渡せ、のどかな海を見ていると不安も紛れるようでした。

こうして2カ月が過ぎ、6月19日、正はいよいよ脳死肝移植を受けることになりました。私自身は仕事の関係もありちょうどその日、日本に単身帰途についているところで、帰国して初めて手術が行われたことを知りました。家内の話によると、手術そのものは10時間で終わったそうです。生体肝移植では30時間を要したため、本当に終了したのか疑ってしまうほど短い時間でした。

脳死肝移植を受けてからは、正の容態は目覚ましく良くなりました。とにかく経過が良く、ICUにいたのは1日だけで、手術の翌日には病室に戻り病院内を自力で歩いたそうです。また私、弟と電話で話をしています。入院中は、医師や看護師、コ・メディカルが医療チームを組んで皆でケアしてくれるので、外科の医師だけが回診にくる日本とは違った安心感がありました。

退院後一段落した頃には、家内と正が一緒に買い物に行くこともしばしばでした。術後3週目には水族館にも行ったそうです。帰国する1カ月前には、マイアミ大学病院の加藤友朗先生のはからいで病院へ勉強にも行かせてもらい、白衣を着込み、外来患者の診療風景を興味深く見学していたとのことです。

こうして順調に回復のステップを踏んだ正は、9月26日、日本へ帰国しました。なお、滞在中にドナーの情報をもらい、希望すれば手紙を届けることも可能でしたが、当然感謝の気持ちはあるものの、手紙で伝えるのは難しいと考え、送ることはありませんでした。

移植後の生活、そして7年後の死

吐下血のたびに絶食が続いたことに起因していると思いますが、正はいつも「美味しいもの」にこだわっていました。家族でよく食べ歩きをしました。とくに蕎麦が大好きで、長野まで蕎麦を食べる目的だけで出かけたこともあります。病院からの退院のたび、最初に行くのはいつも蕎麦屋でした。

家族旅行もたくさん行きました。脳死肝移植をしてからしばらくは大変調子がよく、ハワイ、北海道、金沢等を訪れ、楽しい思い出をいっぱい作ることができました。とくに、ハワイでセスナ機の体験操縦をしたときの喜びの笑顔は忘れられません。

一方、日米で2度の肝臓移植を行った当事者の立場から、また、心理学・教育学を専攻し、臨床心理士資格を有する者として、その後もずっと患者や家族の支援にあたっていました。人と接することが好きで、いつしか教育者になることを望んでおり、そのときそのときでできることを精一杯頑張っていたのだと思います。

また、そんな兄を見ながら育った弟・広は、自分が兄を支えねばという思いがいつしか芽生えたのでしょう。兄に頼まれれば素直に引き受け、論文作成なども手伝っていたようです。昔から仲の良い兄弟で、しょっちゅう２人で話をしては笑い合っていました。

しかし、体調が良いと思われたのはほんの数年ほどでした。脳死肝移植を受け、５年経った２００３年４月、正は再び入退院を繰り返すようになりました。悪性リンパ腫、門《もん》脈《みゃく》左《さ》枝《し》閉《へい》鎖《さ》、サイトメガロウィルス腸炎などにかかりました。結果としてこれらの疾患が原因となり、２００５年３月、正は息を引き取りました。脳死肝移植を受けて７年が経とうとしているときでした。

息子の遺志を継いで

いま、私はトリオ・ジャパンで運営委員としてお手伝いをさせてもらっています。その中で患者の相談に乗ることもあるのですが、つくづく思うのは、海外での移植を迫られるという状況がいかに大変であるかということです。

いまも海外で移植を受けるとなると、莫大な資金が必要です。自費にしろ、募金にしろ大変な負担を強いられます。親は子どもを助けるためだったら、できることは何でもしたいと思うものです。私たちも、移植後に元気になった正を見て、あのとき移植をやってよかったと心から思いました。34歳という世間ではあまりに早い死であっても、正は移植後の人生を有意義に生きることができたと満足しています。いまも生体肝移植にしろ脳死肝移植にしろ、それを行うことで元気になれる可能性があるのであれば、ぜひ進めるべきだと考えています。

一方、医者も移植という言葉を口にするのに、どのタイミングで言うべきか判断に非常に悩むようです。外科医には移植についての認識がある程度あっても、内科医にはあまりないため、結局ぎりぎりの段階で移植という選択肢を提示されることも稀ではありません。そうなると、患者側にとってみれば当然、「なんでもっと早く言ってくれなかったのか」となります。判断を迫られる医者も過酷ですが、それでもやはり、ふさわしいタイミングで提示してほしいものです。

しかし渡航移植にかかる費用を考えると、その莫大さに親は悩み、苦しまないわけにはいきません。もしこれが、日本で保険適用で行えるようになれば、どれだけ負担が軽減されるでしょうか。

そういうことを考えたときに、現在（2006年）日本では脳死からの移植が年間たった5例しか行われていないという状況は、患者本人にとっても家族にとっても非常に残酷であるというのがいまの率直な気持ちです。私自身、いろいろなことを考え合わせると、正が脳死肝移植を受けられたことは大変ありがたいことです。「命の大切さ」、「人の優しさ」を実感できましたし、この気持ちは感謝という言葉だけではとても表すことはできません。

いずれにしろ、外国での脳死移植に頼らなければならない今の状況は、日本人として情けないことだと思います。早く日本での脳死移植が定着し、外国に行かなくて済むような時代がくればよいと思います。そのための活動を地道に続けていきたいと考えています。

19年間生きられて

青木　和子
東京都八王子市　72歳

移植後19年目の夏

「移植手術をしてから何年経ちますかね？」――週一度、通院時に主治医長尾桓先生に訊かれ、「19年目になります」と遠い日を辿りながら答えました。

「そんなに長生きしている方はいないのではないかな、これからも元気でいきましょう」。朗らかな先生の声に、馴染みの看護師たちの温かな笑顔に包まれて夫と私も笑いました。能天気な2人ですが、今年（2006年）の夏はさすがに声が出ないほど弱っていました。

夫は、電解質の異常で体のバランスが崩れており、どうしようもない倦怠感で1日半昏睡の状態となり、食欲もなく、ネジを巻き忘れた人形のような毎日でした。朝10錠、昼3錠、夕食後5錠、間に2包と服用する薬があります。これでもずいぶん少なくなったのです。

移植後3年を過ぎた頃の出来事

１９８９年、渡米してカリフォルニア州立大学サンフランシスコ病院で肝臓移植手術を受け、成功して日本に帰る前日、手術をしてくださったアッシャー先生から「この病気は手術で治ったのではなく、今日から治療が始まるのです」と強く念を押されました。しかしそのときは、「助けてもらった、もう大丈夫」という気持ちが先走り、先生の言うネガティブなことは真剣に聞こうとしませんでした。

移植後は薬との闘いがあることは覚悟していましたが、現実に悪い肝臓を取り除き、新しい肝臓（生命）をいただき、もうこれからは元気に生きるのだと一生飲み続ける薬のことは気にもしませんでした。いずれ肝臓は生着し、薬も少なくなり副作用も消えてしまうだろう、と。

しかし、現実は当然そう単純にはいきませんでした。夫は「薬もご飯も一緒。ご飯を食べるのを忘れないように、薬も同じように考えればいい」と言っていましたが、管理や金銭面において、薬を呑み続けることがこれほど大変だとは思いもしませんでした。もちろん、術前にもリスクは聞かされていましたが、そのときは、それを投げ打ってでもいくという意識しかありませんでした。自分たちがそれをなぞっていくとは実感できず、「何とかなるわ」と楽観していたのです。

生存率については、手術時85パーセント、1年目65パーセント、3年目、5年目は各人の生命力だと聞かされました。容態により再・再々手術も多々あるということも。

私たちは、1年間細心の注意を払って無事に過ごし、生存率50パーセントと言われた3年目も越すことができました。手術時に移植手術の可能年齢は60歳までと言われましたが（現在は違うと思いますが）、夫は58歳でした。

61歳も越え、元気で生活しているときでした。年金が支給されるとの通知が来て、その手続きに役所に出かけていきました。65歳まで待てば百パーセント支給されるが、61歳では35パーセントカットされて不利だからおやめなさいと窓口の人が助言してくれたそうです。彼は、自分はあと5年生きるかどうかわからないから、いま生きている証として受けたいと受給を決めて来たと言いました。

「馬鹿なことを、どうして私に相談もしてくれないで」と声を荒げてしまいました。しかし夫は、「自分の足の踵《かかと》は涯っぷちに出ている」と言い、譲りませんでした。

やはり、夫の胸中の時計はあの手術の日から時を刻み続け、私にも理解できない死との隣り合せにいまもいることに気づかされました。

後ろめたい思い

帰国して、生活のリズムも一変しました。時計の針にたとえれば、短針はこれからの生活方向（暮らしのことなど）であり、長針にあたるのは移植した体、移植者の立場をいつも頭に入れて時間を過ごすことでした。

事実、ある種の緊張と昂揚の毎日でした。薬の管理や、感染症を恐れるあまりの孫たちとの接し方等々、そこまで神経質にしなくてもいいのではないかと長女に言われたものです。現実に、タオルは使用せず、すべて使い捨てタオルを利用していました。

昂揚した気持ちとは、移植して生活している人すべてに言えると思うのですが、人さまのお蔭で生かされているというある種の後ろめたさでした。今度は他の人のためお役に立たなければ、いや立ちたいという気持ちは強いものでした。

移植者の会トリオ・ジャパンでの活動も、そういう心づもりで取り組んでいましたし、長く地道にボランティアをさせてもらっているのは会員、事務局荒波夫妻の努力のお蔭ということは明白です。

セミナーなどでドナーの家族の人々にお会いし、最愛の人との突然の別れ、亡くなった人をいつまでも忘れられずずっとより添って生きていきたい等々、切々とお話しなさるのを何度も聞いているのは正直、辛いものでした。しかし、当時アメリカでは一切ドナーの存在を知らされることはなく、亡くなった人の代わりに生かされているという感覚はありませんでした。現実的な問題として、これから治療が始まるということのほうがよほど大変だったからです。

生着した臓器は、誰それの代わりに生かされているのだということを感じるにはあまりに重いものです。10年以上経ちますと、もう自然に忘れてしまうものです。そばにいる家族にとっても、いつまでもその思いを引きずられて、うつうつとされるほうが辛い。いままで家族としてやってきたことが否定されるような気になってしまうからです。感謝の気持ちが前提にあってのことですが、忘れたいのです。

立場を変えますと、自分の子どもは誰かの中で立派に生き続けている、たとえば貴方の体の中ですよ、とドナーのご家族ならば言いたいお気持ちはよくわかります。その一方で、レシピエント（移植を受けた側、移植者）としては一日も早く体の中で生着してほしい、自分のものになっている臓器は人さまからいただいたものだということを忘れたいと思うのかもしれません。こんな感覚を持つなんて、都合の良い勝手者だと非難を受けるかもしれませんが。

10年目を過ぎた頃

「大将には負けなかったけれど、雑兵には足を蹴飛ばされたり、掬《すく》われるものだ、気をつけねば」というのが夫の口ぐせでした。

事実、移植手術は成功したけれど、日常生活で転んで肋骨を折ったり、感染症で目を痛めたりしました。トリオ・ジャパンの会員の方からも食事などで失敗する話も聞きましたが、10年も生きているともう大丈夫だと油断も出てくるのを夫なりに自戒していました。

思いがけず、移植のときに付き添ってサンフランシスコまで来てくださった敬愛する伊原邦行先生が腎不全になられ、移植する道を選ばれました。夫は今度はお世話をしたいと張り切って渡米しました。手術は成功し喜んで、ついでにシスコの街歩きを楽しみ、旧知の先生方とも旧交を温めてきて、あちらに住んでもいいなあなんて、勝手なことを並べていました。

しかしサンフランシスコに行ったことが影響したのでしょうか、その頃より、肝臓・腎臓の数値が高くなり、おまけに、冬の雪道で転び骨折をしました。そうすると次々と体に不具合が出てきてしまいました。

夫は生に対して執念を抱いています。「病気に関してはお父さんほどしつこい人はいない」と子どもたちもよく言うように、体を守るためには持てる力の限りを尽くします。でもそれは、医師の言うことを守って、まじめに過ごすというのとは少し違うのです。動物的勘とでもいうのでしょうか、「こうしたらいいかな」ということについては、ものすごく果敢に挑戦していきます。

このときも、私であれば、前から面倒を見ていただいていた八王子医療センターの長尾先生に診てもらえばいいと思うところですが、彼は肝臓の大家である岐阜の松波英寿先生に診てもらおうと、あくる日に出発することになったのです。

「快復は大変難しい、もう移植もできませんしね」。松波先生の言葉は厳しいものでした。だが、全力を尽くしましょうと言ってくださり、血漿交換《けっしょうこうかん》をやり、骨折も少しよくなり、3カ月の入院でやっと退院できることになりました。

退院後は、長尾先生にまたお願いして通院することになりました。普通ならば自分のもとを離れ、他の医師のところへ行った患者など、戻ってきても診たくないと思うのが医師の心情でしょう。しかも私たちは、長尾先生に相談もなしに松波先生のところへ行ったのですから。ところが、「また先生にお世話になりたい」と言うと、長尾先生は嫌な顔ひとつせず、快く引き受けてくださいました。しかし、川崎市の自宅より乗り換えを重ねて2時間の通院はあまりにも辛いものでした。

近所の吉松クリニックには移植前からのかかりつけの好意でよく診ていただき、松波先生の指図の通りの治療をやっていただいていましたが、「青木さん、岐阜の先生はあまりにも遠距離すぎます。急に何か起こったらどう対処していいかわかりません」と、あるとき不安を訴えられました。

手術以来、10年たっても少しも周りの状態は変わっておらず、神奈川県でも移植手術の後のケアをしてくれる医療機関はありませんでした。八王子医療センターは唯一、腎臓移植、生体部分肝移植の専門の科がある病院でした。私たちは長尾先生に頼るしかないのです。

そんな中、検査の数値が悪く、1カ月半ほど八王子医療センターに入院したことがありました。そのとき夫が「そろそろ通院も大変になってきた」と漏らしたのを覚えています。すると、主治医の長尾先生が、「青木さんは、どこで死ぬおつもりですか」とずばりおっしゃいました。私たちもそれまでの、不安に思いながらも流されたままの暮らしから、これから生きる時間をじっくりと考えざるをえませんでした。

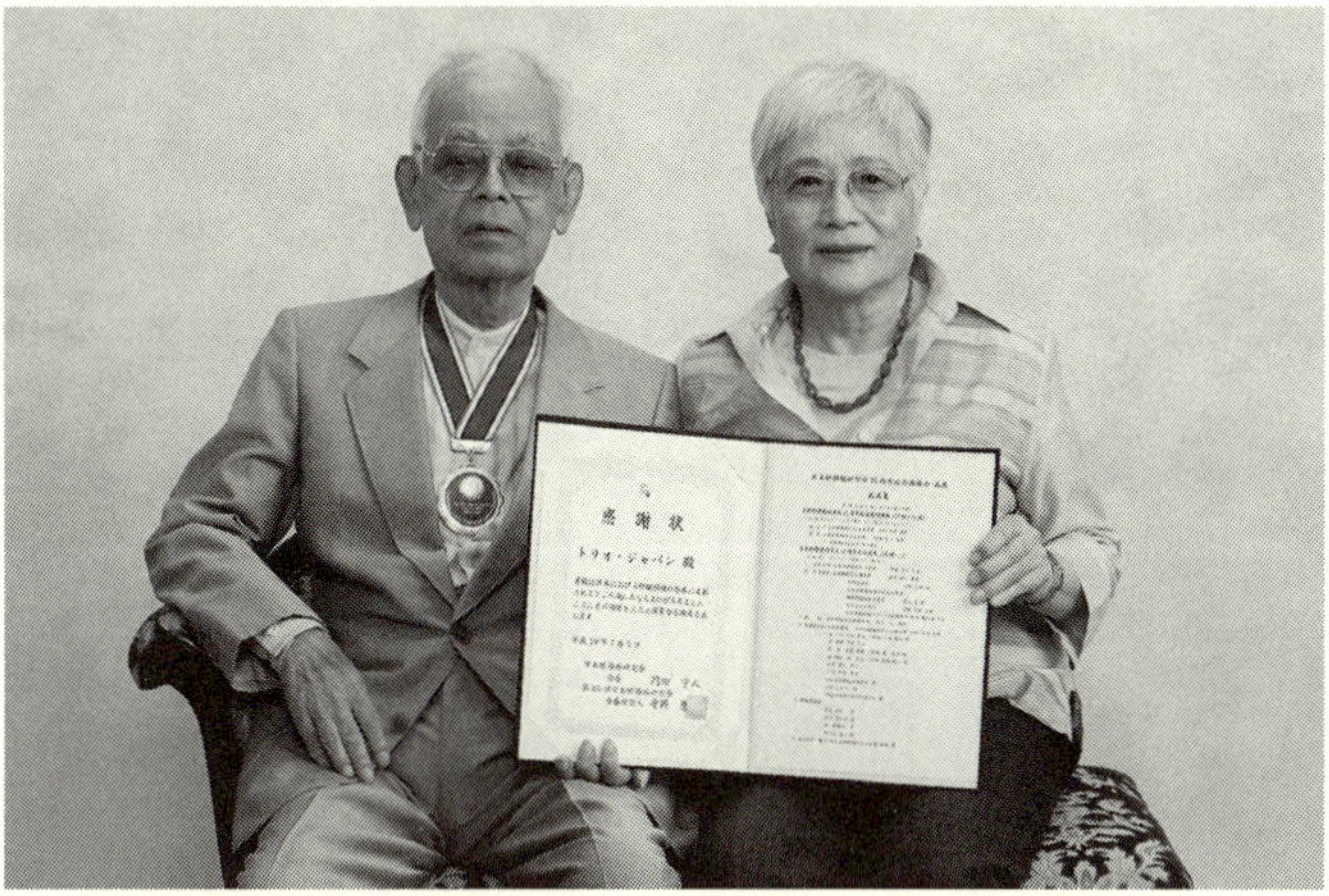

第25回日本肝移植研究会にて肝移植の発展に貢献したことを理由に表彰を受ける
――これが青木会長が公の場に出た最後になった　(2007年7月5日)

その後、長男家族もニューヨークに転勤し、2人だけの暮らしになったのを機に、家を処分し、川崎市から八王子市に転居して病院の前に引越しをしました。

「えっ、ここに引っ越したの？　じゃ私も頑張らなくちゃ」と長尾先生も驚かれたものです。4年前（2002年）の3月でした。

愛があれば……

初めに書きましたように、今年は夫の体調がよくありません。体のバランスが崩れたとかで、嘔吐、めまい、半昏睡と続く日が多くなり、目に見えて衰えが目立ち始めました。老化現象か薬の副作用か、はっきりしない夫を見ていますと、ついに認知症の始まりかとマイナス思考になる毎日でした。

幸い内科で甲状線ホルモン分泌の低下が原因

であることを発見していただき、治療が始まるとめきめきとよくなりホッとしております。これも長尾先生が各科のワクを越えて、検査、内診に回してくださったお蔭だと思います。アメリカでの医療は、外科、内科、精神科、麻酔科とブレーンが一チームになり治療にあたっていたことを思い出します。

支えてきた家族として改めて思うのは、移植はよく「愛があれば乗り越えられる」などと言いますが、決してそういうものではないということです。条件がすべて揃っているのに、自分の決断力がないために、移植ができないという人も当然います。もし、いま私に移植が必要となっても、借金をして、こんなに周りの人たちに大変な思いをさせるなら、いくら条件が整っていてもしないほうを選ぶでしょう。

しかし、夫は自分の家族に甘えられる性格でした。手はずは自分が考えるから、私たちは手足になってくれと。そういう性格だから、移植手術の決断ができたのだと思います。

いま、夫のもとには移植を受けたいという相談者が訪れて来ます。そんなとき夫は私を指して、「こんなふうに自分を捨てて、このばか亭主を支えるんだという人がいないとだめなんだ」とよく言っています。当の私はといえば、移植をしてしまったのだから、あとはどんなに大変だろうともうサポートしていくしかないという心境だったのですが。

一方、子どもたちは、「お父さんは新しいものに挑戦するにはもってこいの人だから、移植もやるだろう」と、両親の選択に対し、批判をすることはありませんでした。移植のときも全面的に協力してくれました。

　あの当時、アメリカでは移植の症例は1000件を超え、移植医療は通常の医療だと聞かされたものです。日本も10年も経てばそうなるだろうと考えていました。現在は、脳死の定義も確立され、法律が整備されてから10年が経ちましたが、しかしながら脳死ドナーからの臓器提供は50例（2006年12月現在）ということです。

　役所・薬局の窓口に忘れられたようにドナーカードが積んである現実が日本社会です。私もドナーカードを持って提供者にさせてもらうつもりで財布にしっかり入れておりますが、年齢からして角膜ぐらいしかお役に立たないでしょう。

　昨年は私も体調を崩し、S字結腸ガンと診断され、八王子医療センターのお馴染みの移植外科に入院しました。ベッドにいる私を見て「あれ、どうしたの」とナースに言われ、「選手交代」と冗談を言いました。夫には腸の病気と言っていましたが、さすがにガンと伝えたときはショックを受けたようでした。

　入院してわかったことは、20年間、この病院では移植が熱心に続けられ、同室の患者さんのうち移植患者が多くを占めるようにもなっていたということです。驚きましたし、ここでは通常医療として根付いている移植手術を改めて実感し、勇気づけられました。

残された日々を自然体で

私のお墓の前で
泣かないでください
そこに私はいません
眠ってなんかいません
千の風に
千の風になって
あの大きな空を
吹きわたっています

――（新井満『千の風になって』講談社）

この詩を知ったとき、深く共感しました。私もそう願っているからです。私は死んだら草になりたい、冬に輝くラクダ色の草、春に芽生える名もない草に。それはずーっと若い頃より思っていることでした。

50年一緒に暮らしていても、夫とは人生観も死生観も違うのです。

瀕死の病から生へと這い上がった人として、精一杯いまを生きたい、いまのこの時間を楽しみましょう。これが夫の生き方です。

「もう駄目かな」と言っていた夏を過ぎ、秋から冬にかかると病名もわかり、治療していただくとみるみる回復して、肝臓という相棒と生き返ったようです。私も一日一日彼らしく、たとえ空元気であっても元気になるのを見ているのは嬉しいものです。無為の中にいまのまま、あるがまま、自然に生きる、良寛さんの生き方が2人にも納得できる暮らしでもあります。

おわりに――移植医療の現実とトリオ・ジャパンの活動

国際移植者組織トリオ・ジャパン事務局長
荒波 嘉男

35年余の活動

気が付いてみると、私の年齢はすでに66歳になっていました。思えば「胆道閉鎖症《たんどうへいさしょう》の子供を守る会」設立時は31歳であったのですから、時間の経過を感慨深く思い起こします。「トリオ・ジャパン」に移ってからも18年目に入りましたが、今日まで生かしていただいた私の人生の源は、病気の娘「里子」が与えられたことによるものであり、命について深く教えさせられることとなりました。

開かなかった日本の肝臓移植の扉

里子が15歳8カ月の若さで天国に旅立って行ったのは、私が「胆道閉鎖症の子供を守る会」

の3代目の代表をさせていただいている最中のことでした。長女の里子は、生後間もなく胆道閉鎖症が判明し、生後2カ月ほど経ったときに「葛西《かさい》の手術」を受けたものの、術後の経過は思わしくありませんでした。入退院を繰り返しつつ成長する中で、病状は肝硬変《かんこうへん》へと進み、ついには肝臓移植以外に救命できないところまで来てしまいました。

1986年6月に、一昼夜苦しんだ後の朝、大量下血となりました。腸壁のどこかで静脈瘤《じょうみゃくりゅう》が破裂したようでした。浦和市立病院（現・さいたま市立病院）に緊急入院し、輸血や絶食療法を試みたものの、5カ月後の11月にこの世を去ったのでした。

当時としては肝臓移植そのものへの理解が浅く、この年の3月に、胆道閉鎖症の高橋美加ちゃん（当時8歳）が、日本人として初めて、米国のウィスコンシン州立マジソン大学病院で肝臓移植を行っているに過ぎませんでした。

里子が入院をしたとき、肝臓移植以外に助かる方法がないことは明白でした。私と家内は、米国で肝臓移植を受けて、見違えるように元気になって帰国したばかりの美加ちゃんの両親・高橋さんご夫妻を訪ねて、里子の状況を説明し、私たちは何としても里子に日本での肝臓移植を実現させたいことを話したのでした。

ご夫妻は、「できることなら日本でという思いは私たちにもありました。でも、美加は8歳で、日本ではまずドナーが出ないことから米国へ行きました。15歳とはいえ、里子ちゃんも日本では難しいと思います」と言いつつ、美加ちゃんの肝臓移植にアドバイスをされた鎌田直司医師を紹介してくださいました。

私と家内は早速八王子医療センターを訪問して、移植外科部長（当時）の鎌田医師に「何としても里子に日本で肝臓移植をしてほしい」と訴えて、その時期を待ったのでした。しかしながら鎌田医師の努力もむなしく、日本での肝臓移植の扉を開くことはできませんでした。

その年の11月16日、私と家内が早朝、病院に駆け付けたときには、すでに里子の意識はなく、私の手を握り返す力が、里子から徐々に消えていきました。「おかあさんありがとう」と赤い色鉛筆での走り書きを残して、娘は天国へ旅立って行ったのでした。

このとき私は、家内とともに、日本での移植医療が必ず実現できるようにと創造主なる神に祈り、活動を継続し続けることを誓いました。日本で待つことは死に直結することを、わが娘をもって痛感したことから、海外渡航肝臓移植を望む家族には積極的に支援を行うことにしたのです。

国内での肝臓移植の動き

大阪大学医学部第2外科教室では、毎年12月に「近畿肝移植検討会」を開催して、この1年の肝臓移植への研究や取組みを発表していましたが、１９８７年12月のこの会に、「胆道閉鎖症の子供を守る会」から事務局長の藤原秀さんと運営委員の荒波よしが出席しました。胆道閉鎖症の子どもたちの実状を、この席上で話してほしいとの依頼があったのです。森武貞教授（当時）、門田守人助教授（同）らが中心メンバーで、日本における肝臓移植の研究では先を走っていたことから、この検討会への期待は大きいものでした。

ここに、平井国夫さんという若い医師がいました。彼はイギリスのケンブリッジ大学病院で、この年の8月に肝臓移植を受けて帰国し、社会復帰を果たしておりました。

この「近畿肝移植検討会」の席上で、荒波よしは願いを込めて「先生方、日本で肝臓移植をして、子どもたちを助けてください」と全身で叫んだと聞きます。最愛のわが子を亡くした母親として、また同じ病の多くの子どもたちの死を、「胆道閉鎖症の子供を守る会」が創設されてから14年余り見続けてきた者として、必死の思いでした。

年が明けて１９８８年5月、「脳死ドナーからの臓器移植が行われないことの理由のひとつに、殺人罪による告発がある。脳死が人の死であることが広く認められるために、このことが国会で話し合われるように、署名を持って国会に請願したい」という平井医師の提案を受けて、東京からは「甦った生命・友の会」代表の高橋貞就さんと「胆道閉鎖症の子供を守る会」代表の私が出席して、大阪で会議を開き、「肝臓移植を求める患者・家族の会」が発足しました。

代表に原発性胆汁性肝硬変《げんぱつせいたんじゅうせいかんこうへん》（ＰＢＣ）のお母様（運動中に死亡）を持つ下村正明さんが選ばれ、早速署名運動を展開して、国会へ請願をすることになりました。このときの請願（臓器移植の促進に関する請願）は、大阪の中山太郎議員の紹介により、衆議院において5月25日に採択され、内閣送付となりました。この国会請願から1年10カ月後に、「臨時脳死及び臓器移植調査会」

（「脳死臨調」）がスタートすることになったのでした。

大阪大学医学部附属病院の平井国夫医師は、多くの日本人が肝臓移植を受けられずに亡くなっていく中で、自らが肝臓移植者であり、医師であることから、大きな責任を感じていたように思いました。

日本を早く肝臓移植ができる国にしなくてはと、移植後それほど経っていない身でありながら、国会に行くために何回か上京してくださいました。１９８８年の夏頃から、平井先生との連絡が途絶えました。疲れが出てしまったのではと心配をしていたのですが、無念にも感染症に倒れ、肝臓移植後わずか1年余、国会請願の「実」を見ないままに、帰らぬ人となってしまいました。

この年の5月に、東京のキリスト教会「巣鴨ときわ教会」で行われた「この生命ありがとう」肝臓移植アピールギターコンサートに参加されたときの平井医師のお話で、「私がもしも明日死ぬようなことがあっても、肝臓移植をしたことに悔いはありません」と言われた言葉を忘れることはできません。

青木慎治会長との出会い

１９８９年９月、神奈川県横浜市にある医師会館で行われた講演会に行きました。この講演会の演者、青木慎治さんは、米国で肝臓移植を受けて帰国されており、移植以前はある著名な政治家の秘書をされていました。

日本の移植医療を進めるためには、大人の肝臓移植体験者が堂々と身体を張って前面に出て活動をすることが必要だと、私は強く感じておりました。日本の移植医療の先行きが見えない中にいた私は、できれば会場で直接会って、お話をしたかったのです。

会場における青木さんの肝臓移植体験のお話は、面白おかしく、時間の経過も忘れるほどでした。肝臓移植前の経歴からしても、この人なら日本の移植医療に何かをしてくださるのではないかと、期待が先立つ思いでした。しかし、無理にお願いすることなど到底できないことは、平井国夫医師の経験で実感しておりました。

私は名刺の裏に一言書き添えて、受付に残し、会場を後にしました。

トリオ・ジャパン生みの親・北嘉昭医師

1988年11月、奈良県立医科大学大学祭（白橿祭）で、臓器移植のシンポジウムが行われました。腎臓移植で岡島英五郎教授、肝臓移植で中野博重教授、心臓移植で北村惣一郎教授（いずれも当時）らといった錚々《そうそう》たるメンバーと医学生の前で、シンポジストの一人として、私は胆道閉鎖症の子どもと肝臓移植のことをお話ししました。

会の中で、北村惣一郎先生が会場の医学生に、「医学を志してここで学んでいる者が、臓器提供を理解できないようでは困る。ドナーカードを持てないような学生は、いますぐここを出て行ってくださって結構」と言われたことは、私にとって大変新鮮であり、大きな感動を覚えて、この先生のことは一生忘れまいと強く心に留めました。当時、移植医療推進の炎は、関東より関西の方が熱く燃えていたように思います。

終了後、当時国立循環器病センター研究所部長だった雨宮浩先生が、笑顔で私のところに来て、「紹介したい医学生がいるから会ってみませんか、彼は移植医療に大変熱心です」と、北嘉昭医師を紹介してくださいました。北医師は、翌年、日米医学医療交流財団の奨学金を受けてピッツバーグ大学に2年間の留学をしますが、このとき、米国ＴＲＩＯ《トリオ》の活動を知り、このような活動が日本でもできたらとの思いを強くされたということです。

世の中、時には思ってもいなかったことが起こります。医師会館での講演会で青木慎治さんのお話を聞いて、この人なら日本の移植医療を動かす何かができるのではと思い続けていましたが、北医師はすでに青木さんとは連絡がとれていて、肝臓移植後のアドバイスなどもされていたことが後でわかりました。トリオ・ジャパンの責任者としてふさわしいと、青木慎治さんの力量を見抜くや、ただちに行動に出たものと思います。

一方、青木さんは日本の移植医療の遅れを自ら体験し、「米国で肝臓移植を受けて助けられた者として、何かをせずにはいられない気持ちになっていた」ことから、両者の思いはひとつになりました。北医師は日米医学医療交流財団のバックアップをも取り付けて、着々とトリオ・ジャパン発足のレールを敷いたのです。

北医師の性格は、とにかく思い立ったら即実行型で、この性格が人の生命を救う医師として存分に役立っていると思います。以前、ある重症の患者さんの肝臓移植の紹介状を突然お願いした際も、お願いした翌朝には「紹介状を書きましたよ。後は教授が見てサインをするだけです」と連絡があり、その手際の良さに驚き、また、深い感謝とともに、感動したものです。

トリオ・ジャパン発足

1991年1月、一通の案内状が「胆道閉鎖症の子供を守る会」に届きました。2月9日にトリオ・ジャパンの発足式を行うので、代表の荒波に一言挨拶をしてほしいとの内容のものでした。後でわかりましたが、青木慎治会長は、神奈川県下の講演会で受付に残してきた私の名刺を受け取ってくださり、心に留めていてくださったのです。

この頃私は、「胆道閉鎖症の子供を守る会」の中での肝臓移植推進運動に限界を感じておりました。会員の中から「荒波夫婦は『胆道閉鎖症の子供を守る会』を、肝臓移植の会にしてしまおうとしている」というような批判的な声が聞こえてきました。

確かに胆道閉鎖症の子どもを持つ親にとって、肝臓移植は受け入れ難いものです。医師から「あなたのお子さんは肝臓移植が必要です」と言われることは、「あなたのお子さんは肝臓移植をしなければ死にます」と言われているのと同じです。かといって海外渡航をして、肝臓移植を受けることが、どんなに大変なことか。わが子にだけはそのようになってほしくないという気持ちになるのは当然のことでしょう。

移植医療の推進活動はそれを目的とする会で行うのがよいとの思いを強くした私は、この年の5月、「胆道閉鎖症の子供を守る会」の総会にあたる全国支部長会をもって代表を辞任し、18年間に及ぶこの会での活動を終了したのでした。早速、青木会長に「トリオ・ジャパンの雑用からさせていただきたいので、家内と2人で入会をさせてほしい」とお願いをしたところ、快く了解くださり、晴れて会員になることができました。

トリオ・ジャパンの発足は、日米医学医療交流財団の多大な支援があってのことですが、発足から数年間、同財団の理事長の本多憲児先生、事務局長の太田晶子さんには、大変にお世話になりました。

相次ぐ子どもたちの渡航肝臓移植

トリオ・ジャパン発足から1年ほど前の1990年3月10日、私は「胆道閉鎖症の子供を守る会」の事務局で、名古屋から上京された水谷比呂志さんと会うことになっていました。水谷さんの長女で胆道閉鎖症の公香《きみか》ちゃん（当時2歳8カ月）は、生後間もなく「葛西の手術」を受けましたが、経過が思わしくなく、再手術を行ったものの状況は好転せず、肝臓移植以外に救命できない状態にまでなっていました。そのため、親として何とか肝臓移植をして助けたいとの相談がありました。

このときすでに、高橋美加ちゃんから数えて46人の胆道閉鎖症の子どもたちが、肝臓移植のために海外に渡っておりました。そしてこのうちの23人が公開募金をしていたのです。

行き先はアメリカ、カナダ、イギリス、オーストラリア、西ドイツの5カ国で、とくにオーストラリアは全体の70パーセントを占めていました。水谷さんは名古屋に帰り、奥さんの昌子さんとともに、公香ちゃんへの肝臓移植をオーストラリアで受ける決意をされました。

オーストラリアのクイーンズランド・レバー・トランスプラント・サービス（QRTS）はブリスベーン市にあり、プリンセス・アレキサンドラホスピタルとロイヤル・チルドレンズホスピタル（王立子ども病院）の2施設が肝臓移植病院となっていて、まだ幼なかった公香ちゃんは王立子ども病院に入院することになります。

海外渡航移植には高額な費用が必要になりますが、若い2人にとってその負担は重く、公開募金で費用を集めることになりました。ありがたいことに公香ちゃんにも多くの善意が寄せられて、無事オーストラリアに行くことができましたが、残念なことにドナーを待ちきれずに、わずか3歳と23日の命で天国に逝かれました。海外渡航肝臓移植の厳しい現実でした。このことは、後にお母さんの昌子さんが『ブリスベーンの涙――アンパンマンと旅立った公香』（エフエー出版）で、一冊の本にまとめ出版しています。

さらに、水谷さんご夫妻からは、「一日も早く、日本で肝臓移植ができるように」とその思いをトリオ・ジャパンの活動に託して、公香ちゃんの募金残金1500万円の寄付のお申し出

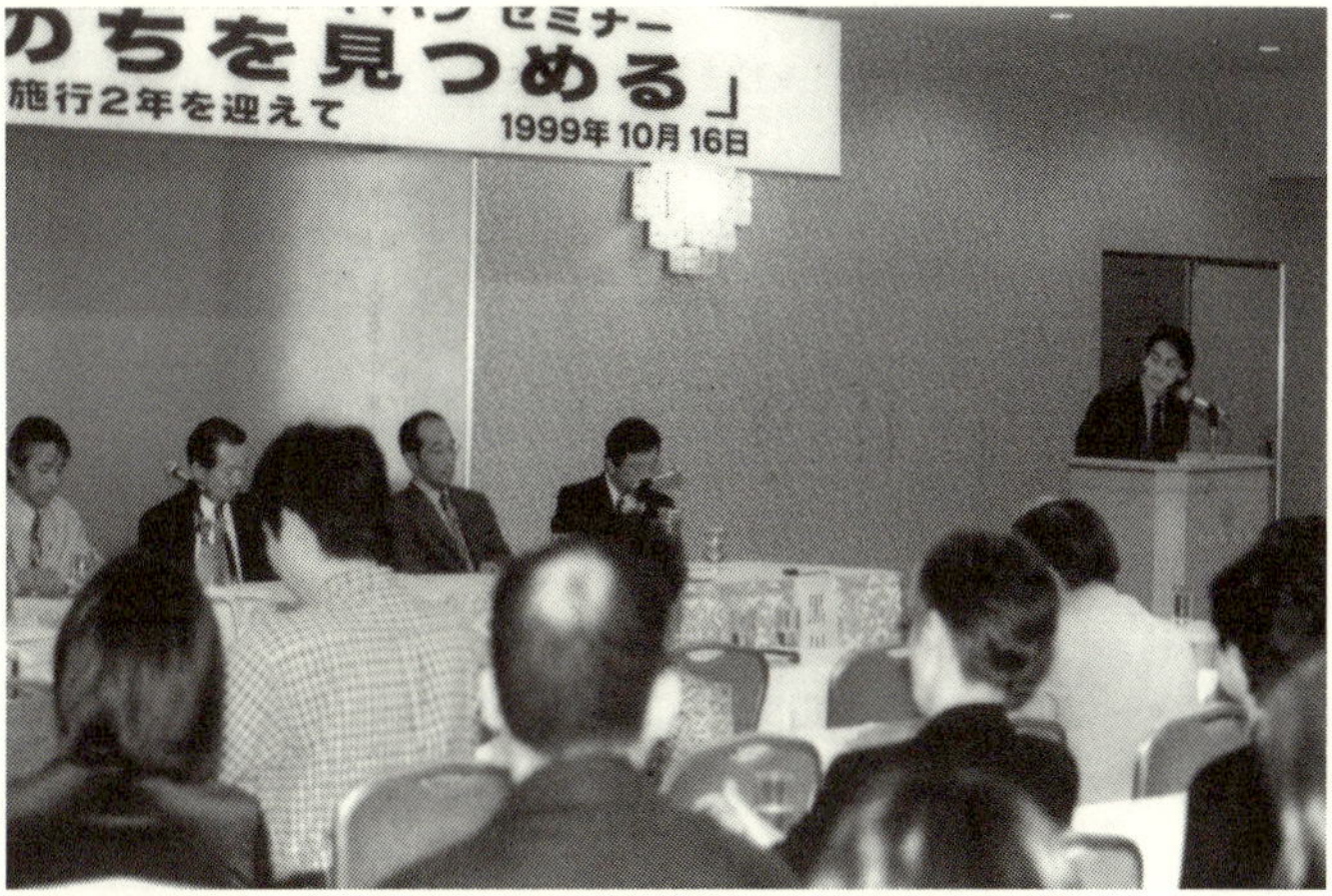

第７回トリオ・ジャパンセミナー「いのちを見つめる」
（1999年10月16日開催、於：キャピトル東急ホテル）にて

をいただきました。１９９１年7月11日には「トリオ・ジャパン公香ちゃん基金」を設立し、水谷さんには副会長になっていただいて、一緒に活動をしていただくことになったのです。この基金がトリオ・ジャパンの活動に大きな弾みをつけてくださり、ますます精力的な活動へと向かいました。

トリオ・ジャパンの活動

トリオ・ジャパン・セミナー

トリオ・ジャパンの活動のひとつにトリオ・ジャパン・セミナーがあります。第1回は、トリオ・ジャパン発足の年である１９９１年11月2日に、日米医学医療交流財団の助成を受けて東京女子医科大学弥生記念講堂で行われました。第1部が「21世紀に向けた医療」、第2部が「ドナーとともに生きるいのち」というもので、こ

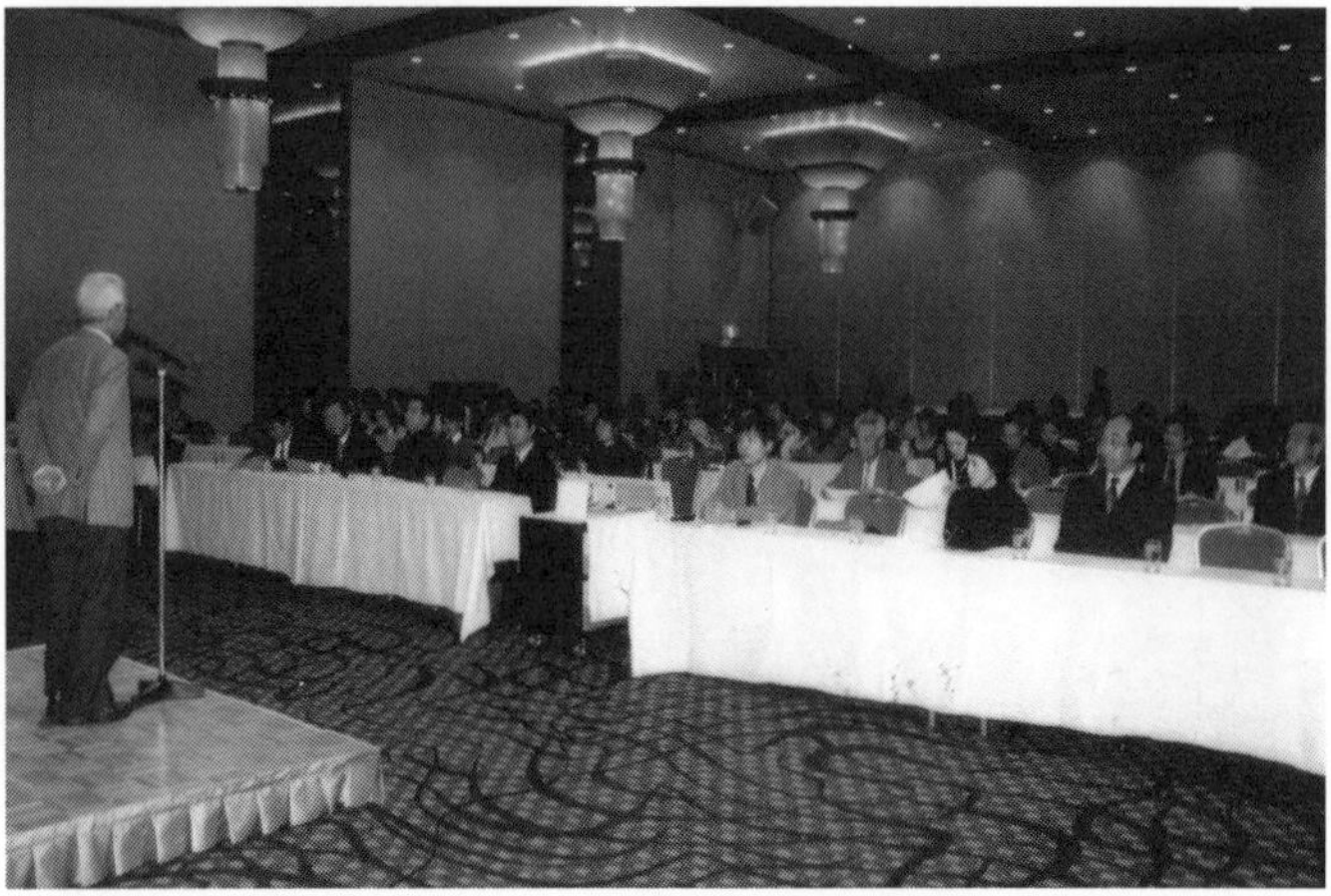

第11回トリオ・ジャパンセミナー「臓器提供—現状と課題（4）心臓移植」
（2003年11月29日開催、於：キャピトル東急ホテル）にて

の内容はトリオ・ジャパン編集による『これからの移植医療——移植者たちからの発信』（はる書房）の中に収録されて、現在も移植医療関係者の間で参考にされております。

トリオ・ジャパン・セミナーは現在第11回まで回を重ねておりますが、2回目と3回目の間に特別企画として、北嘉昭医師がピッツバーグ大学にて師事していたスターズル医師の来日記念講演会「スターズル先生と語ろう」を行っております。スターズル医師（ピッツバーグ大学教授）はこの会の中で、「移植医療は、医師がおのれの責任において実際に努力をして行っていく中で、法律がどのようにして整えられていくかであり、もしその順番を逆にして、実際に行った試行錯誤もなしに、法律的なことをまず決めて、その中を医療が埋めるということになれば、その結果はいま、この日本の社会で起こ

っていることになる」と警告し、医師に勇気を持ちなさいと提言されました。しかし、医師の責任において脳死ドナーからの臓器移植が行われることもなく、このときから4年後に「臓器の移植に関する法律」（臓器移植法）が国会を通過することになりました。

第4回は「世界視野からの肝移植治療」と題して、青木慎治会長の移植手術を行ったナンシー・アッシャー医師（カリフォルニア州立大学教授）、ジョーン・ロバーツ医師（同助教授）をお迎えすることができました。

トリオ・ジャパン談話会

トリオ・ジャパン談話会は、移植医療の勉強と啓発を合わせたものです。20人から30人程度の参加者ですが、その都度テーマを定めて講師を呼び、講演後に自由に意見交換を行います。これまでに19回の談話会が開催されています。

ちなみに第19回は、

「オーストラリアにおける臓器移植の取組みとコーディネーターの活動」

講師　グレーグ・アームストロング氏（QRTS移植コーディネーター）

１９９９年３月11日、於：電通生協会館・中会議室

というものでした。

オーストラリアＱＲＴＳでの日本人肝臓移植の受入れは外国における肝臓移植施設の中で最も多く、１９８７年12月に胆道閉鎖症の子どもを受け入れていただいたのを最初とし、今日に

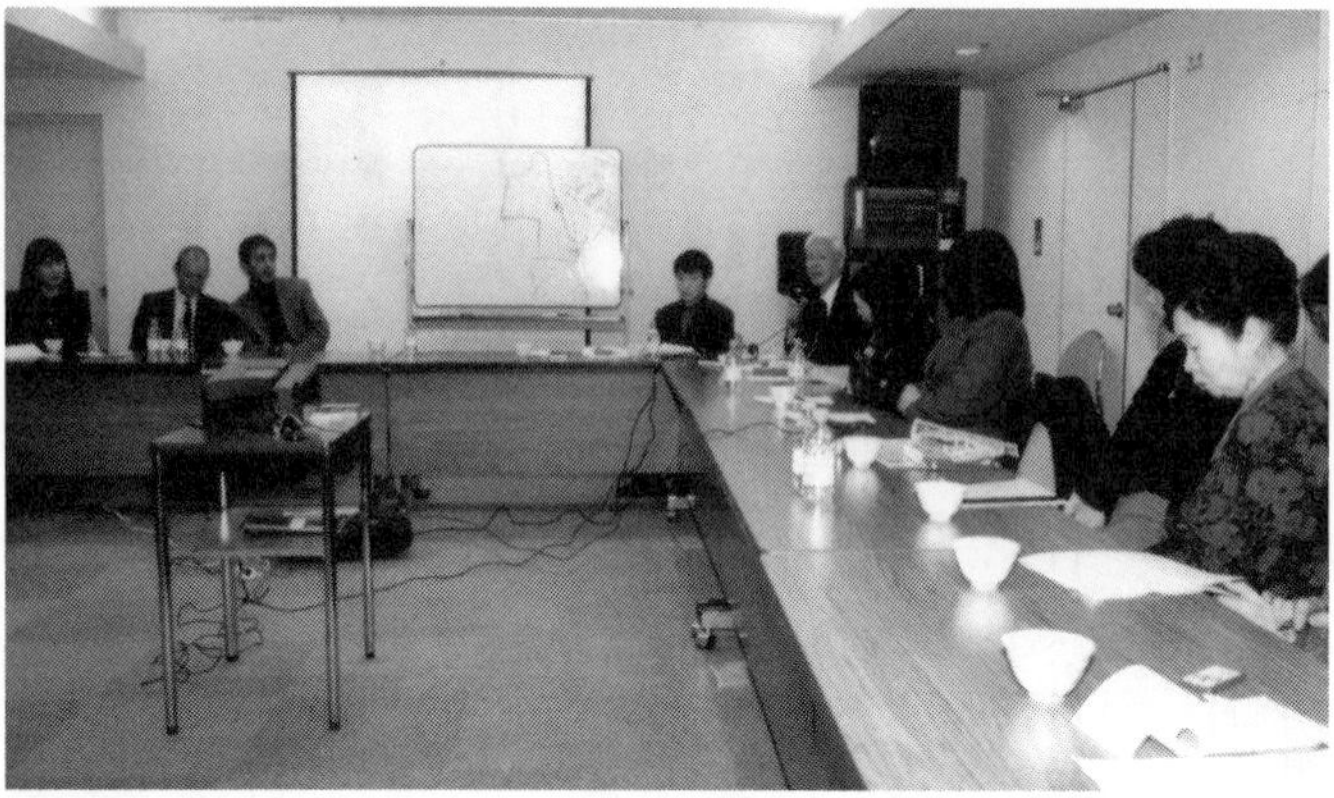

第19回トリオ・ジャパン談話会（1999年3月11日開催）にて

至っています。当日はアームストロング氏との再会を楽しみにして、遠方から会場に足を運んでくださった肝臓移植者の方々もいて、閉会後も話が尽きませんでした。1988年にQRTSで肝臓移植を受けたお嬢さんは、すでに成人されて、どこから見ても健康そのもので、移植医療の素晴らしさを目の当たりにしました。

オーストラリアではドナー不足から現在、日本の患者さんの受け入れは行われていません。

臓器移植法

トリオ・ジャパンの活動の中で、臓器移植法を成立させるための活動を忘れることはできません。本来、臓器移植を行うために、法律は必ずしも必要なものではありません。諸外国での臓器移植の歴史がそうであったように、移植医療が行われていく中で必要に応じて法律が整備されるものなのです。

しかしながら日本の事情はまことに不可解なもの

で、脳死体からの臓器提供にさまざまなかたちで歯止めがかけられてしまい、臓器移植法なくしてはにっちもさっちもいかない状況になってしまいました。これまでに何と多くの患者さんが、移植を受けられずにこの世を去って行ったことでしょうか。もはや臓器移植法の成立以外に、方法はなくなってしまったのでした。

トリオ・ジャパンは臓器移植啓発活動や臓器移植法推進運動を積極的に展開しました。トリオ・ジャパン・セミナー、トリオ・ジャパン談話会、日本移植学会関係の公開シンポジウムや他の臓器移植推進団体と共同での公開シンポジウムなど、青木会長以下、お呼びがかかれば進んで講演に足を運びました。その中で青木会長は、衆議院における臓器移植法審議委員会での意見陳述人の一人に選ばれ、国会で意見を述べることもしました。

残念ながら臓器移植法案は衆議院において、ひとつの大きな修正が加えられました。本人の意思が書面によって明確に残っていない場合であっても、家族が本人の生前の意思を忖度《そんたく》して家族の同意で臓器提供ができるようになっていた原案は、「本人の意思が書面によって明確な場合に限る」と修正されたのです。

この修正によって、臓器提供の機会が大幅に少なくなってしまうことが十分に考えられました。実際、書面による意思の確認が何歳から有効かということが議論となり、民法上の遺言状の有効な年齢に合わせられた結果、15歳未満の子どもたちからの臓器提供の道が閉ざされてしまったのです。この修正後、衆議院では3分の2以上の賛成を得て可決されました。

しかし、次の参議院でさらに2つの大きな修正が入ることになってしまいました。ひとつは「臓器提供の時に限り脳死が人の死である」という不可解なもの、もうひとつは「脳死の判定を受け入れるという意思を書面によって確認する」という不可解なものです。脳死によって臓器提供を行うということは、当然、脳死判定を前提にしたものです。にもかかわらず、改めて脳死の判定を受け入れるか否かの意思の確認を必要とすることは理解し難いものですが、考え方を変えてみれば、それだけ医療不信、医師不信の根が深いということになるのでしょうか。3年後には見直すという約束のもとに、疑問点を残して、とにかく臓器移植法は1997年10月16日に施行されました。

ファミリー・コーディネーター活動

トリオ・ジャパンのスローガンは「今日の命を救うために」です。このことは第3回トリオ・ジャパン・セミナーのテーマにもなっております。臓器移植法ができる前もそうでしたが、法律ができても脳死体からの臓器提供による移植の扉は容易に開きませんでした。

法律ができる以前には、脳死体からの腎臓提供が100例以上はあったと聞きます。しかし、このときも心臓、肝臓、肺などの臓器の提供は、なぜか見送られてきました。このような状況の中で、生体部分肝移植（以下、生体肝移植）による救命が増え続けてきました。初期の生体肝移植は、脳死肝移植ができないがための緊急避難的措置として導入されました。ところが一向に脳死臓器移植が進まなかったために、生体肝移植を望む方々が後を絶たず、いまでは肝臓移植の選択肢のひとつになるほどに、実績が積まれております。

しかし、生体肝移植を選べない患者さん、望まない患者さん、生体間での臓器移植が不可能な心臓移植が必要な患者さん、生体移植はあるものの、2人の生体ドナーが必要で、適合条件が厳しい肺移植が必要な患者さん、15歳未満の脳死ドナーがない小児の心臓移植、これらの患者さんたちが助かるためには海外に行くしか方法がないのですが、それも容易なものではありません。

移植が必要な患者さんとそのご家族は、医師から移植以外に助かる方法がないことを聞くと、頭の中が真っ白になってしまい、パニック状態に陥ります。即座に移植を決断できる人などおそらくいないでしょう。悩み、迷い、どうしたらよいかわからない。トリオ・ジャパンにはそのような方々から連絡が入ってきます。トリオ・ジャパン・ファミリー・コーディネーター活動は、このような方々を支えるものです。青木会長からの「今日の命を救うために、できることは何でもやるべし」との命を受けて、私たちは活動をして来ました。

今日も事務局の電話が鳴ります。「病院の先生から、娘は心臓移植が必要ですと言われましたが、どうしたらよいかわかりません」。最初は名乗らない方もいますが、そのような場合でも、私たちは無理に名前を聞くようなことはしないで、まずお話を聞くことから始めます。そして必要な情報をお伝えすると、以後、電話がかかってこない場合もあります。逆に、二、三回電話を受ける中で自己紹介をしてくださる場合もあります。さらに実際にお会いしてお話を聞き、抱えている問題をいっしょに考えます。

そのような中で大事なのは、患者さんとご家族が自ら納得して移植の選択ができるということです。納得して移植を受けることがとても重要です。あるいは、納得して移植を受けないこともあります。移植を受けるのも受けないのも、本人、家族の選択なのです。ただ単に、移植を受けて命が助かればそれでよい、ということではなくて、移植を受けて本当によかった、と言えるようになってほしいのです。

海外渡航移植には膨大なお金が必要です。このことも一緒に考え、募金をして皆様方の善意をいただく、募金の支援活動も行っております。移植はできたけれども、多くの借金が残ってしまって移植後の治療や生活に支障を来し、「こんなことなら移植を受けなければよかった」と思うようになってしまっては最悪です。遅れている日本の移植医療の中で、待てないがための海外渡航移植ですから、費用の面でも何らかの形で国としての援助をしてほしいものです。

しかし、このような中で必要に迫られて募金をしますが、感謝すべきことは、3000万円から1億円を超える目標額に対して、本当に多くの方々が善意による援助の手を差し伸べてくださり、その目標額に達することです。私は常々、移植医療そのものは遅れているものの、日本も決して捨てたものではなく、善意の臓器提供についても多くの方々の協力を得られるときが必ず来ると思えてなりません。

先に書きました生体間での臓器移植についても、生体ゆえの問題点を抱えています。本人、

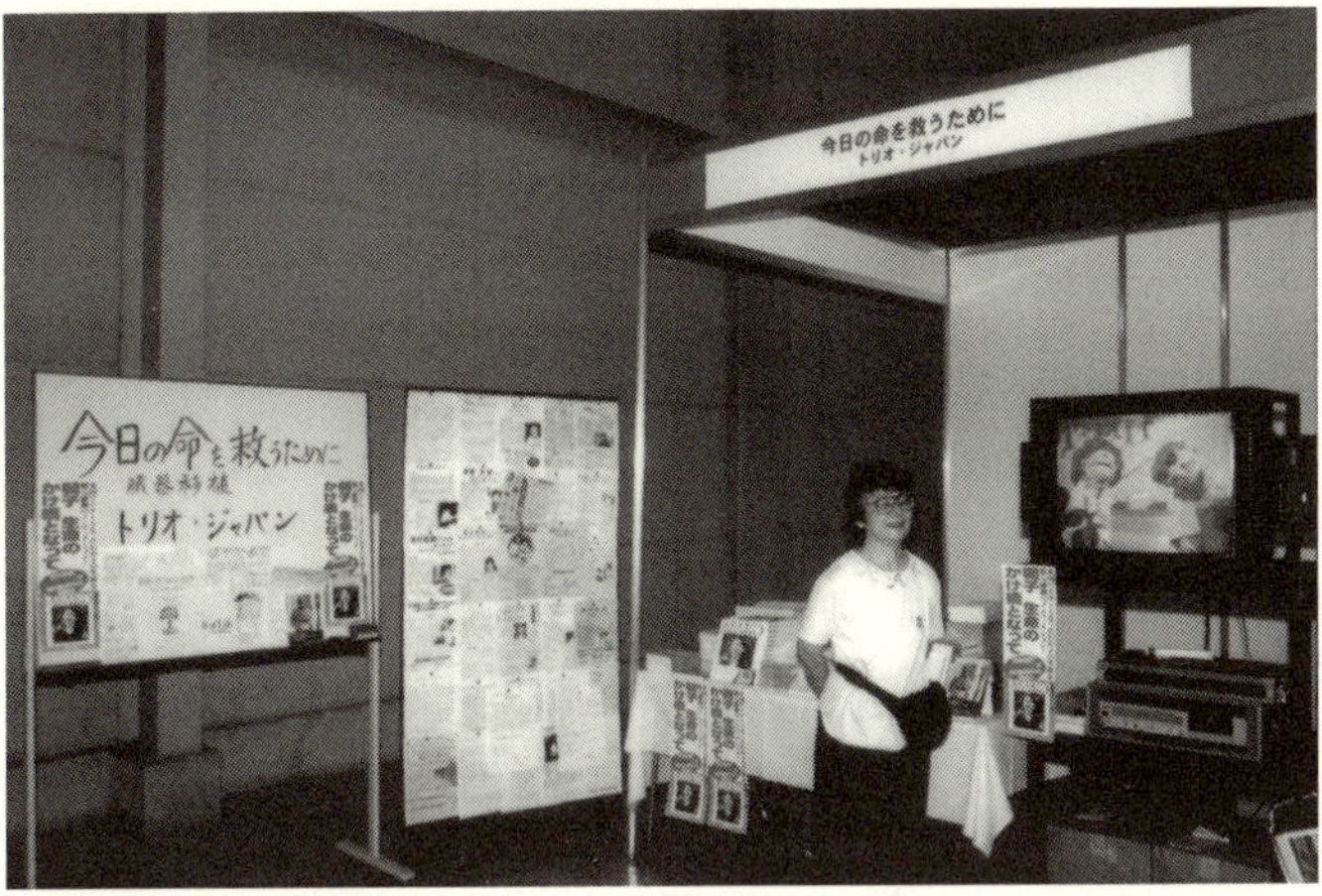

青年会議所の大会で展示を行ったこともあった
(1999年10月16日開催、於：みなとみらいパシフィコ横浜)

家族が納得して選択し、決断していただけるように、求めに応じて一緒に考えさせていただいております。

本来、このような仕事は、欧米のシステムではソーシャルワーカーやレシピエント・コーディネーターが行いますが、日本ではレシピエント・コーディネーター不在(もしくはごく少数)の時代から、この職種の必要性が認められる時代にやっと入ってきたように思います。トリオ・ジャパン・ファミリー・コーディネーター活動は、その先駆け的な思いで活動を始めたのでした。

トリオ・ジャパン副会長の試練

石井直志副会長

石井直志さんは、B型肝炎ウイルスによる肝硬変でフランスのサンタントワーヌ病院で肝臓移植を受け、再移植にまで及びましたが、奇跡的な生還をされた方です。B型肝炎ウイルスの場合、肝臓移植をしても、再発により早い時期に再び悪化する場合が多いことから、移植の対象から外すことが多い時代でしたが、サンタントワーヌ病院では石井さんを受け入れてくれました。

奥さんのスヴェトラーナさんはフランス人で、石井さんがフランス留学中に知り合った方と聞きました。石井さんが日本の病院ではどうすることもできない病状になってしまったとき、奥さんは母国へ連れて帰り、石井さんを助けたのです。

石井さんが帰国後、フォローをしてくださったのは東京女子医科大学病院の寺岡慧医師です。トリオ・ジャパンの荒波よしが、石井さんと出会ったのは、寺岡先生の診察を終えて帰ろうとしているときでした。渡仏中に北嘉昭医師からトリオ・ジャパンの資料が送られてきたということで、石井さんは会のことはすでにご存知で、「ぜひトリオ・ジャパンの会員になって一緒に活動しませんか」との誘いに即座に入会してくださったのでした。

青木会長、石井副会長、そして私の3人で山形県新庄市へ行ったことを思い起こします。新庄市は五十嵐崇史君（当時10歳）の生まれ育ったところです。崇史君は胆道閉鎖症で、ご両親が外国での肝臓移植を決意されたときはすでに門脈閉塞《もんみゃくへいそく》が生じているという検査結果から、オーストラリアのブリスベーンとアデレードでは、受入れを断られてしまいました。崇史君の病状が日に日に悪化する中で困り果てていたとき、石井さんはフランスのサンタントワーヌ病院のアヌーン医師と連絡を取ることを約束してくれました。フランスは愛の国だから、必ず受け入れてくださるに違いないと、石井さんは力強く私たちに語りました。

慌しく募金を開始し、とりあえず借金をして、パリへ飛び立つことが実現しました。アヌーン医師は子どもの肝臓移植に優れているコッシャン病院のウッサン医師に、崇史君を託しました。崇史君は2回の肝臓移植によって奇跡的に一命をとりとめ、歩けるところまで回復をしますが、1年後にコッシャン病院で亡くなられたのでした。ウッサン医師をはじめスタッフの方々が、重症の崇史君を助けようとされた熱心な愛の行為は、アヌーン医師によって助けられた石井直志さんにも受け継がれていたと思います。

山形・新庄を訪れたその日、私たち3人は、崇史君が通った新庄小学校において、崇史君を救うために集められた募金の残金を託されました。この基金は「トリオ・ジャパン五十嵐崇史君基金」と命名され、日本の移植医療推進活動、患者さんの救済などに使われてきました。私たちは崇史君を救うために注がれた、多くの愛の行為を忘れないために、新庄小学校の校庭の片隅で小高くなっている日当たりのよい場所に、白とピンクのハナミズキの若木を2本植えさせていただきました。

石井副会長が脳内出血で突然倒れたのは1995年12月1日でした。石井さんの口癖は「B型肝炎ウイルスによる肝硬変といえども、決してあきらめることはない。肝臓移植の機会を逃さないでほしい」というものでした。

医学の進歩によって、現在はB型肝炎ウイルスからの肝硬変といえども、以前のように恐れるものではない時代に入っています。石井さんの肝臓は元気に働いていたのですが、まさか別の病で倒れ、命を落とされるとはあまりにも無念と言うほかありません。新庄小学校のハナミズキの花を見に行く約束を果たされないままに、47歳の若さで石井副会長は逝ってしまいました。

安田義守副会長

第2回トリオ・ジャパン・セミナーの準備をしていた当時、東京女子医科大学病院に入院中の安田義守さんが、心臓移植のために米国のUCLAメディカルセンターへ渡航する準備をされていました。東京女子医科大学病院からは初めてのケースでした。トリオ・ジャパンも安田さんのサポートに関わらせていただいたのですが、心臓移植は初めてだったこともあり、十分なサポートはできなかったと思います。募金についても東京女子医科大学病院の募金に対する考え方もあって自由にならず、資金面でかなり苦しい準備をせざるをえませんでした。

安田さんはUCLAで待機中に心臓が停止するほどに病態が切迫していましたが、心臓移植によって奇跡的に一命を救われて、帰国することができたのでした。顔が隠れるほどの大きな白いマスクをされた安田さんが、奥さんのあさ子さんとともに巣鴨にあるトリオ・ジャパンの事務局に来てくださったときは、お二人から喜びが溢れ出ていて、まばゆいばかりでした。安田さんはやがて仕事にも復帰し、作業着に地下足袋をはいて高い屋根の上に登り、太陽の下での現場作業で流した汗を拭きながら、取り戻した健康に感謝をするのでした。

トリオ・ジャパン談話会では渡航心臓移植の体験談を、奥様と2人で訥々《とつとつ》と話されました。このときのお話が大変素晴らしく、聞く人に感銘を与えました。「人前で話をするのは大の苦手だ、心臓にも悪い」などと冗談を言いながらも、元気な姿を皆さんに見ていただくことと、体験したことをそのまま話すことが日本における移植啓発のお役に立てるならと、積極的な姿勢に変わっていきました。

1994年の2月11日に、安田さんと初めて遠出をすることにしました。この日は名古屋で神戸市立中央市民病院の薗潤先生が中心になって行われる心臓移植の集会がありました。義守さんにはあさ子夫人がピタリと脇に付かれて、何が起こっても私に任せなさいという姿勢でした。何と言っても、重症な義守さんを米国まで連れて行った迫力を、内に秘めていました。新幹線に乗る前に、義守さんは少々ソワソワしながら、私に小声で言いました。「俺、新幹線に乗るのは生まれて初めてなんだ」。

48歳にして安田さんご夫妻は新婚旅行のような雰囲気で、名古屋への往復を楽しまれました。安田さんの成功によって、東京女子医科大学病院から渡航心臓移植をする方々が後に続きました。皆、安田さんよりは若い人たちでした。安田さんはこの若い後輩たちの面倒をよく見られ、皆からは父親のように慕われておりました。

安田さんは石井直志副会長の後任として、トリオ・ジャパンの副会長になってくださいました。安田さんの体調が崩れ始めたのは1997年の3月に行われたUCLAのラックス先生歓

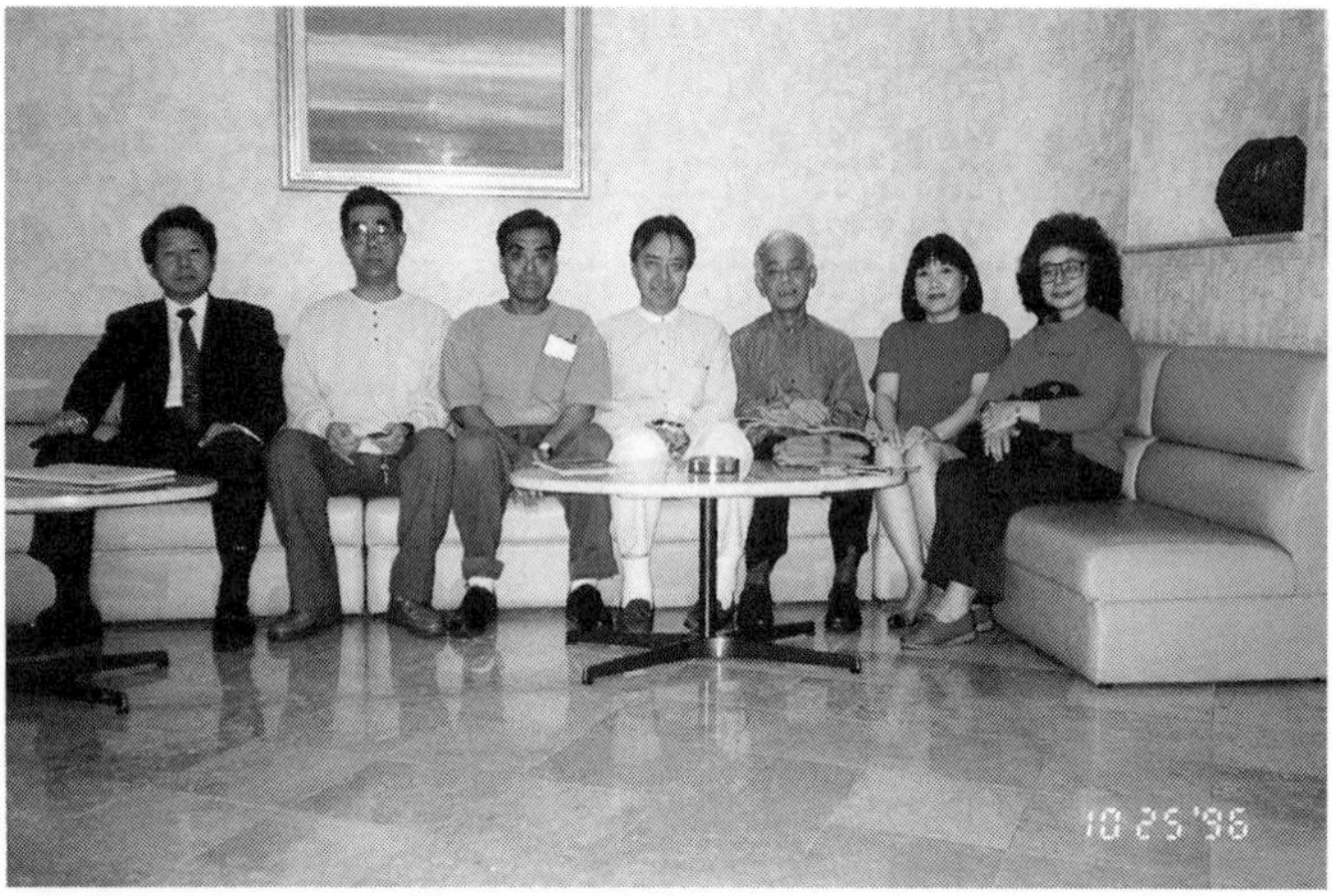

1996年、シンポジウムで沖縄を訪れた際、宿泊先のホテルのロビーにて——
向かって左より３人目が安田さん、その右隣が野村祐之さん、そして青木会長

迎会の後であったように思います。この会の責任者が安田さんで、周到な準備をされました。

やがて安田さんはＢ型肝炎ウイルスによる肝機能の低下により入院、肝機能障害による多《た》臓《ぞう》器《き》不《ふ》全《ぜん》によって、１９９８年8月14日に54歳の生涯を閉じられました。

もうひとつの別れ

トリオ・ジャパン・セミナーのことについては、先ほど触れました。セミナーは移植医療啓発の場として、またトリオ・ジャパンの日頃の活動を広く知ってもらうための大切な催しでした。最後の会合（第11回トリオ・ジャパン・セミナー、４２６頁参照）が開かれたのは今から５年前になります。

セミナーの企画・運営に最も力を発揮してくれたのが、若林正広報・医療情報担当でした。

正さんが北嘉昭医師の紹介でトリオ・ジャパンの会員となったのは、ご自身が東京大学病院での生体部分肝移植第1例として、極めて難しい手術を乗り越えたあとのことです。母親の由美子さんをドナーとした生体肝移植を前に、参考にし得る移植に関する情報になかなか接しられなかったことがあったように聞いています。

ところが移植から1年もたたないうちに、再発が疑われるようになり、結局、その1年後に再移植が必要との結論に達すると、若林さんは米国マイアミ大学病院での脳死肝移植に挑戦しました。1998年4月に渡米、6月に移植になり、9月末に帰国となったのです。

再移植後は、東京大学の医学教育国際協力研究センターで研究をしつつ、トリオ・ジャパンセミナーの企画、各地での講演、移植が必要な患者さんや家族のサポートなど、2度の肝臓移植の経験から、幅広い活動に取り組んでいかれました。

正さんが体調の変化を感じ始めたのは、マイアミでの肝臓移植後6年ほど経過した頃だったと思います。それでも変わらぬ活動を続けました。2003年11月29日に行われた第11回トリオ・ジャパン・セミナーでは、正さんが司会進行をつとめ、講師に南和友医師、南淵明宏医師、心臓移植を受けた島田俊夫さんを迎えました。

会場にはドイツのバード・ユーンハウゼン心臓病センターで心臓移植を受けて奇跡的に生還し、前日に南先生に付き添われて帰国したばかりの石田恵梨佳さんがいました。恵梨佳さんが移植後につづった「『心』と『ハート』」の詩は、このとき俳優の大竹しのぶさんの朗読によって披露されました。

２００５年2月25日、正さんを演者とする講演会が予定されていましたが、正さんは東大病院の病室にいました。私の家内に代わりに行ってほしいといった話もありましたが、家内は「正君が元気になって行くんですよ」と励ましました。しかしすでに、その講演に行くことができないほどに体力を失っていました。

その1週間後の3月4日、父親の滋さんから正さんの容態が悪いとの連絡を受けて、私たち夫婦は午後8時50分に病室（個室）を訪れました。そこには元気になるために厳しい治療に耐えてきた正さんがいました。家内が背中や腰、足をさすると、「看護師さんだけあってさすがに心得てますね」と言ってくれたのです。

私は家内が決して上手ではないことを知っているので、正さんのなかなかの対応に心のうちで感心していました。やがてベッドに起き上がって「荒波さんこれが僕のデータです」と検査データを手渡してくれました。データを見た家内が何も言わず私に渡すと、私は「正君、GOT、GPTが正常値だね」と励ましの意味で言いました。正さんは「僕の今の病態では摩訶不思議なんですよ」と答えました。家内は私をにらみつけているようでした。

私たちの長女の里子は肝硬変で亡くなっています。病態が悪化した末期状態の時にGOT、GPTが正常値に近づいたことを経験していました。このような現象を正さんが知らないはずがありません。しかし、最後までユニークな対応を忘れなかったことに、正さんの優しさを改めて実感したのです。

病室を出るとき、なぜか私は急に振り返って正さんを見ました。正さんはじっと私の目を見ました。私たちが帰るその背中を見続けていたのです。翌朝ご家族から、正さんが会話もできない状態になってしまったのを知らされました。そして3月8日、その若い生涯を閉じられたのです。

自分より若い者、それも孫のような年齢の正さんの死に際して、青木会長がどのような感慨を抱いたかは、今となってはわかりません。青木会長は、その早世を心から惜しみつつ、一方で努めて平静を装っておられました。それはかつて同じ死地をくぐり抜けてきた者同志としての念、気遣いがあったように私の目には映っていました。

最後に、青木会長とのお別れについて書かせていただきます。

1991年2月9日にトリオ・ジャパンが発足してから約17年間、青木さんはご自分の健康に細心の配慮をしつつ、トリオ・ジャパン会長として会を率いてくださいました。

青木さんは肝臓移植を受ける以前、著名な政治家の秘書として国政の現場にいましたが、そこで培った物事を見極める力、直感力が会の運営においても度々発揮されました。また、自称「異色の移植作家」として何冊かの本を出版し、作家として活躍されたのも特筆すべきことかと思います。

ご自身の身体の衰えを感じたとき、主治医をつとめていただいた長尾教授がいらっしゃる八王子医療センターを終の場所と定め、川崎市生田の自宅を処分して医療センターの近くへ転居されたのは、青木さんらしい「行動力」でした。

ドナーからのプレゼントを日々大切に、成人では肝臓移植後最長寿を迎えられた中、2007年12月14日、愛するご家族に看取られ77歳の生涯を閉じられました。公の場所に出たのは2007年7月5日の第25回日本肝移植研究会が最後でした。

石井直志副会長、安田義守副会長、そして若林正さん、青木慎治会長のいずれの方も移植後に与えられた健康によって存分に生活を楽しみ、社会への奉仕を忘れませんでした。4人の方々の姿は、移植医療の素晴らしさと共に私の内にいつまでも記憶されることでしょう。

移植医療の素晴らしさ

このように素晴らしい医療が、わが日本では長い間暗闇の中にありましたが、臓器移植法が施行されてから1年4カ月後の1999年2月28日に、最初の脳死からの臓器提供がありました。大騒ぎする報道の非礼にも動ずることなく、ご家族は信念を貫かれました。このことは多くの患者さんを救ってくださったのみならず、日本の臓器移植医療そのものを救ってくださったと言えます。

現時点（2008年10月）で76例の脳死体からの臓器提供がありましたことは、まことに感謝に堪えません。日本における臓器移植医療が日本の優しさの中で育っていくために、私たちは謙虚に、時には大胆に活動を続けていきたいと思います。

今日の命を救うために

移植医療とわたし——移植支援の活動から

編集
国際移植者組織　トリオ・ジャパン

〒170-0002 東京都豊島区巣鴨 3-2-5-102
Tel.(03)3940-3191
FAX(03)3576-4778

http://www.sepia.dti.ne.jp/trio/

2009年6月25日　初版第1刷発行

発行所　株式会社　はる書房
〒101-0051 東京都千代田区神田神保町1－44 駿河台ビル
TEL・03-3293-8549　FAX・03-3293-8558
振替・00110-6-33327
組版／エディマン　印刷・製本／中央精版印刷
カバーデザイン／吉田葉子

ISBN978-4-89984-102-9 C0047

心からありがとう

心臓移植を希(ねが)った息子にかなえたかったこと　石川優子

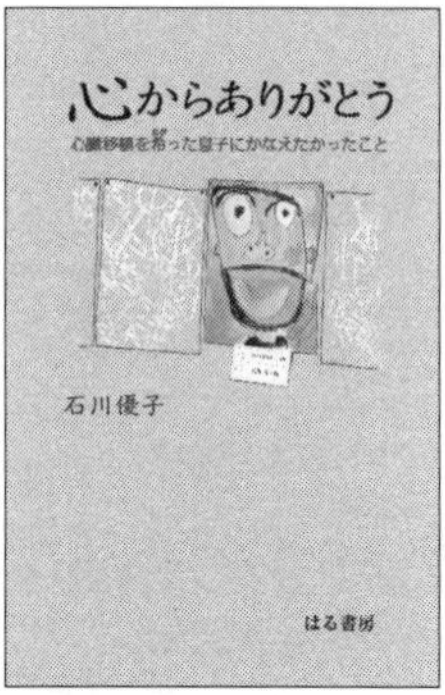

B6 判変形上製／ 144 ページ
定価（税込）1,000 円
ISBN978-4-89984-100-5

9歳の子どもの懸命な「希《ねが》い」が
奇跡の出会いをもたらした──。

「『1 人の子どもの命を救いたい』というとても優しい、あたたかい方々に励まされ、見守られ、本当に幸せだった。

そういう意味では 9 年間という短い人生ではあったが、辛く悲しいばかりの人生ではなかったようにも思う。……」

──戸惑いながらも心臓移植を受け入れ、生きたいと希った丈一郎くんと、日本の現状に立ち上がった両親の必死な姿が胸を打つ。

生きたい！生かしたい！

臓器移植医療の真実　トリオ・ジャパン 編集

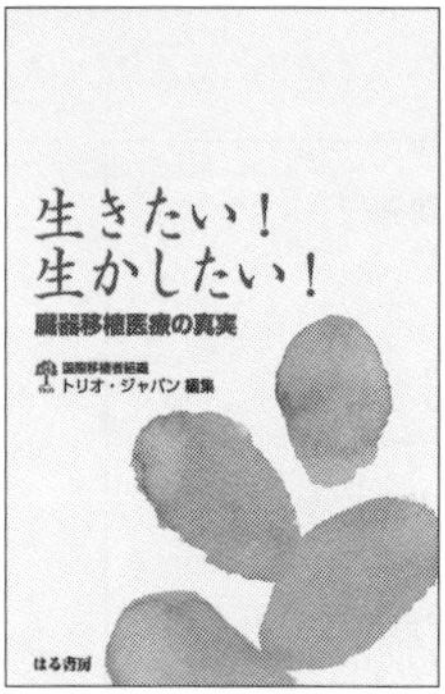

四六判並製／ 240 ページ
定価（税込）1,470 円
ISBN978-489984-092-3

「生きたい！」「生かしたい！」

という必死な闘い

「臓器移植のほかに治療法がない」、重い心臓病や肝臓病などに、あなた自身が、あるいは家族のひとりが倒れたなら、どうしますか？

移植という選択をした患者やその家族が繰り広げる「生きたい!」「生かしたい!」という必死の闘い。

移植を望んだそのとき、彼らが何を感じ、どう行動したかを知ってほしいのです。

好評既刊

移植から10年

肝移植　私は生きている　　青木慎治

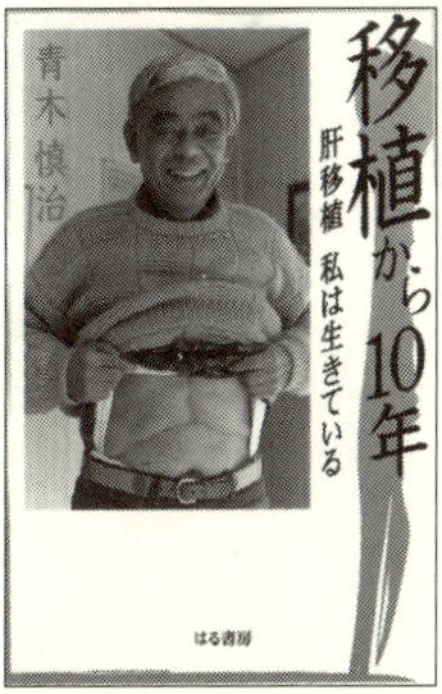

わが国の成人肝移植例では最長寿を達成した著者による移植体験記

正直10年も生きさせていただくとは思いませんでした。……75歳までは大丈夫ではないのか、なんて考えてしまいます。

どうか、ウイルス性の肝炎でおやなみの皆さんも、望みを捨てず、危機脱出の選択肢の一つとして、私の肝移植体験記をお読み下さい。今にきっと、日本でももっともっと何例も移植が可能になる日が、必ず来ると思います。……（「あとがき」より）

四六判並製／248頁
定価（税込）1,260円
ISBN978-4-938133-94-8

[増補新装版]こんな医療でいいですか?

ドイツから日本へ−30余年ぶりの復帰からみえてきた日本の医療とは

南 和友
（日本大学医学部教授・ドイツ・ボッフム大学永代教授／バード・ユーンハウゼン心臓病センター前副施設長）

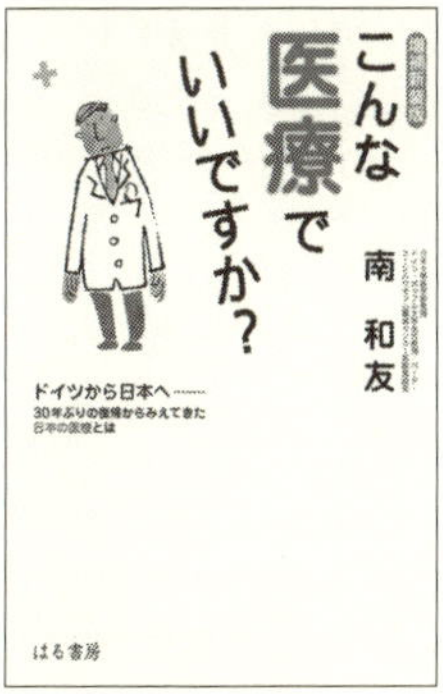

患者も、医師も大切にされていない日本の医療
患者は満足し、医師への信頼も厚いドイツの医療

「医療破壊」とまで言われている、『重症！』な日本の医療への処方箋はあるのか──。

なぜ、救急患者は病院をたらい回しにされるのか！

なぜ、問題のある医者が生まれるのか。

なぜ、日本の医者は学会活動にばかり忙しいのか！

なぜ、患者は専門医や病院のランキングに左右されるのか！……

本書では、多くの「なぜ」という疑問を投げかけ、その解決策を探る。

四六判上製／292頁
定価（税込）1,995円
ISBN978-4-89984-099-2